人工智能

在肿瘤放射治疗中的应用

Artificial Intelligence in Radiation Oncology

主编　〔美〕文圣基（Seong K Mun）
　　　〔美〕索尼娅·迪特里希（Sonja Dieterich）

主审　于金明

主译　巩贯忠　葛　红　薛　洁　王少彬

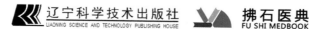

辽宁科学技术出版社
LIAONING SCIENCE AND TECHNOLOGY PUBLISHING HOUSE

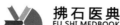

拂石医典
FU SHI MEDBOOK

图书在版编目（ＣＩＰ）数据

人工智能在肿瘤放射治疗中的应用 / (美) 文圣基, (美) 索尼娅·迪特里希主编；巩贯忠等主译. — 沈阳 : 辽宁科学技术出版社, 2024.1
ISBN 978-7-5591-3412-7

Ⅰ. ①人… Ⅱ. ①文… ②索… ③巩… Ⅲ. ①人工智能—应用—肿瘤—放射治疗学—研究 Ⅳ. ①R730.55-39

中国国家版本馆CIP数据核字（2024）第023193号

著作权号 06-2023-264

版权所有　侵权必究

出版发行：辽宁科学技术出版社
　　　　　北京拂石医典图书有限公司
　　　　　地址：北京海淀区车公庄西路华通大厦 B 座 15 层
联系电话：010-57262361/024-23284376
E-mail：fushimedbook@163.com
印刷者：汇昌印刷（天津）有限公司
经销者：各地新华书店

幅面尺寸：185mm×260mm
字　　数：374 千字
出版时间：2024 年 1 月第 1 版

印　张：19
印刷时间：2024 年 1 月第 1 次印刷

责任编辑：李俊卿　陈　颖
封面设计：潇　潇
版式设计：天地鹏博

责任校对：梁晓洁
封面制作：潇　潇
责任印制：丁　艾

如有质量问题，请速与印务部联系

联系电话：010-57262361

定　　价：198.00 元

翻译委员会名单

主　译　巩贯忠　葛　红　薛　洁　王少彬
副主译　杨　波　李　兵　张　云　程　宸
译　者　（按姓氏笔画排序）

王少彬　北京医智影科技有限公司

仇清涛　山东省肿瘤医院

巩贯忠　山东省肿瘤医院

刘　瑞　山东第一医科大学

刘瑞青　河南省人民医院

杜珊珊　西南医科大学

杨　波　北京协和医院

李　兵　河南省肿瘤医院

李振江　山东省肿瘤医院

汪之群　北京协和医院

张　云　江西省肿瘤医院

张鸿雁　山东师范大学

陈　颀　北京医智影科技有限公司

尚玉芬　德州市第二人民医院

孟康宁　山东第一医科大学

赵科旭　山东师范大学

侯立霞　山东第一医科大学

徐　亮　山东省肿瘤医院

郭玉洁　山东省肿瘤医院

龚长飞　江西省肿瘤医院

葛　红　河南省肿瘤医院

程　宸　河南省肿瘤医院

简俊明　江西省肿瘤医院

薛　洁　山东师范大学

主译简介

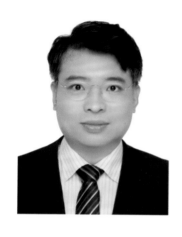

巩贯忠　副主任技师，山东省肿瘤医院放射物理师，放射物理技术科副主任。澳大利亚悉尼大学访问学者，山东第一医科大学医学物理系副主任，中国生物医学工程学会医学物理分会第二届青年委员会副主任委员，主要从事医学图像处理引导肿瘤精确放疗的基础研究及临床应用工作。主持完成国家自然科学基金青年基金项目1项，山东省科技发展计划项目1项；参与国家自然科学基金项目5项，山东省重点研发工程项目2项。以第一作者或通讯作者发表SCI论文19篇，参编（译）论著3部，获科研奖励5项。荣获山东省科技进步二等奖2项，中国抗癌协会科技进步二等奖1项。

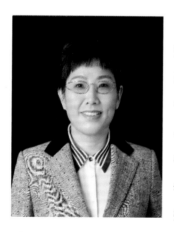

葛　红　二级教授/主任医师，博士生导师。国家卫健委突出贡献中青年专家，享受国务院政府津贴专家、中原名医，河南省肿瘤医院放疗科主任，河南省放射治疗中心主任，中国医师协会放疗分会副会长，河南省肿瘤诊疗质控中心放疗专家委员会主任委员，河南省医学会放疗分会候任主任委员，中华医学会放射治疗学分会委员，中国医师协会多学科诊疗专委会常委，中国抗癌协会多学科诊疗专委会常委，中国抗癌放射防护专委会常委，中国抗癌协会放疗专业委员会委员，国家肿瘤质控中心肺癌质控专家委员会委员，中国北方放疗协作组副组长。

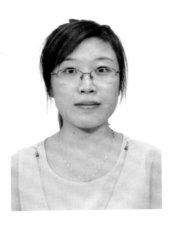

薛　洁　工学博士，山东师范大学特聘教授，博士生导师，东岳学者青年人才，入选山东师范大学青年卓越人才计划。

自2006年起，于山东师范大学进行本硕博连读培养。受国家留学基金委资助，于2017—2018年赴美国北卡罗来纳大学教堂山分校、美国俄勒冈健康与科技大学交流学习。主要从事新型生物启发式计算模型、人工智能算法的研究及其在医学图像管理中的应用，特别是针对脑肿瘤、眼底病变、胰腺癌的临床问题研究。先后提出了单纯复形膜系统等多种新型并行式计算模型，对传统计算模型进行了扩展，补充了后摩尔时代计算框架，设计了基于新型计算模型的机器学习算法，将算法结合临床需求取得了一系列应用研究成果，为AI辅助的个体化精准医学提供理论和实践支持。

以第一作者或通讯作者在相关领域发表SCI期刊论文40余篇，影响因子大于8的11篇。主持国家自然科学基金3项，山东省重大创新工程课题1项，山东省自然科学基金1项，中国博士后面上项目1项。

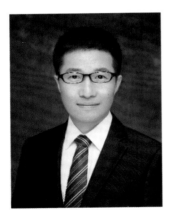

王少彬　北京医智影科技有限公司创始人&总经理。清华大学微创诊疗与三维影像实验室博士，前日本东芝医疗、佳能医疗中国区部长，姑苏创新创业领军人才，中关村医疗人工智能协会副理事长，中国老年保健协会肿瘤多学科诊疗分会常委，中国生物医学工程学会医学物理分会工程物理学组委员，RSNA/ECR/JCR/MICCAI/ISMRM等学会会员，拥有全球发明专利数十项。

原著前言

肿瘤放射治疗作为一个技术密集型医学学科，正在快速革新，其提供了一个丰富的研发平台，使肿瘤放射治疗朝着精准化、个性化的方向发展。人工智能（AI）或深度学习是一项强大的技术，在大数据时代其许多子领域可以解决各类医学问题。AI工具可以在各种临床情境中辅助支持临床决策，提高工作效率，保证治疗精度和安全性，提升专业满意度。

目前已经有了许多非常好的教材用来讲授人工智能的基础知识。关于AI在肿瘤放射治疗中的应用，同行评议的论文数量呈指数级增长。但是，目前尚未有一本教材能够缩小基础教学与前沿研究之间的差距。本书就是针对这个问题而编写的，旨在为肿瘤放射治疗中应用复杂的AI工具奠定基础。

本书编委会希望共同撰写一本教材用于定义AI在肿瘤放射治疗中的应用前景，明确适合应用人工智能的问题，以及引进来自其他领域的AI工具和经验教训，比如医学影像成像，并在肿瘤放射治疗的新学科平台上，使人工智能相关研究及应用成为可能。

在构思本书内容之初，我们尝试平衡AI科学技术的深度与肿瘤放射治疗应用的广度。本书包括对AI在肿瘤放射治疗学科应用的评估、评价和伦理相关知识。一本优秀的教材取决于编者的专业素养。本书的编写团队为来自世界各地的在人工智能、肿瘤放射治疗和相关领域颇有建树的专家。书中的每一个章节都经过了其他领域的同行评议，通过这一过程实现了跨学科的相互融合，大大增强了知识的相关性及可读性。

本书共分为五个部分：前景展望、实施策略、人工智能工具、人工智能应用、评估和结果。

本书是具有高度复杂专业知识背景的专家共同努力的结果，感谢他们在更广阔的肿瘤放射治疗领域分享的专业知识。很幸运能与这样一支来自物理学、自然科学、工程学、临床医学、伦理学、评估科学等领域的30多名世界顶级学术和工程专家组成的团队合作，三人行必有我师，我们相互学习，最终协作出版了这本对肿瘤放射治疗学界具有很高参考价值的教材。

我和Sonja非常荣幸能成为这本肿瘤放射治疗专业教材的主编，也享受令人如此满意的学习和编辑经历。

主译序言

人工智能（Artificial Intelligence，AI）作为21世纪改变人类生活、生产及生存最主要的先进技术之一，已经有了突飞猛进的发展，开始渗透于人类活动的方方面面。

其中，最令广大学者关注的领域之一是AI在医学中的应用。然而，目前AI在临床应用方面仍然面临着诸多困境，主要表现在：不同国家不同地区对AI的认识及接受水平参差不齐，不同团体不同专家之间对AI的研究深度及临床应用广度差别显著，不同病种不同治疗手段对AI的依赖程度不一，以及传统片面化、孤立性研究的临床转化速度慢、精度低、普适性差等的问题短期内难以解决。产生这些困境的关键原因在于目前的研究都是以基于临床需求的碎片化研究及应用为主，而且大家对AI的学习、转化及应用缺乏系统性指导。

放射治疗作为肿瘤治疗的主要手段之一，具有跨学科多、工作流程复杂、治疗过程中受不确定性因素影响大的特点。AI为肿瘤放射治疗精度、效率、安全及疗效提升提供了新思路和新方法。在过去的十几年中，AI在肿瘤放射治疗的病情评估、模拟定位、肿瘤靶区及正常器官勾画、放疗计划设计、放疗计划验证、放疗计划实施、疗效及放射损伤预测、放疗后随访等环节都显现了令人鼓舞的价值。然而绝大部分成果仍然以孤立性、碎片化的探索研究为主。

我们应该如何规划AI在肿瘤放射治疗应用中的未来发展前景，如何选择最合适的模型应用于最合适的工作环节，如何构建AI辅助放射治疗的可持续发展生态体系，如何有效保证AI应用精度及安全，如何避免AI辅助放射治疗中的伦理冲突等问题，都需要认真对待和解决。

Seong K Mun和Sonja Dieterich联合主编的《Artificial Intelligence In Radiation Oncology》为解决上述问题提供了方向与指导。本书共分为五个部分十六个章节，包括：AI在放射治疗中应用方面的2040、2030年展望，AI在放射治疗中应用的基本原理、应用策略及最新模型工具，AI在放射治疗中的应用示例、伦理问题及效果评估等各个方面。

本书是目前已经出版的AI在肿瘤放射治疗中应用的内容最全面、最具有前瞻性的教材之一，为从事该项工作的临床医师、放射物理师、放射治疗技师、研究生及科研人员在肿瘤放射治疗工作中研发和应用AI技术，提供了一本富有启发和指导意义的参考教材。

本书在翻译及出版过程中，受到了中国工程院院士、山东省肿瘤医院院长于金明教授的大力支持与帮助，并亲自为本书作序。相信本书的出版与发行，对推动我国AI肿瘤放射治疗的研究及临床应用前瞻性、规范化的开展具有重要意义。

感谢广大专家及读者对本书翻译及出版的关注与帮助！

2023年11月

主审序言

放射治疗作为肿瘤综合治疗中不可或缺的手段之一，发挥了不可替代的作用。据WHO统计，约有70%的肿瘤患者在治疗的各个阶段需要接受放射治疗。随着设备、技术的进步，放射治疗的精度与疗效不断提升。

自1983年起，我开始从事肿瘤放射治疗工作，目前已经有40年的时间了，亲眼见证了中国肿瘤放射治疗事业的飞速发展，从二维普通放疗、3D-CRT、IMRT、IGRT、VMAT，一直到今天的质子、重离子及中子放疗。我时常在思索，放射治疗物理层面的发展达到瓶颈以后的未来方向在哪里？如何进一步提升放疗的疗效和精度，让更多的肿瘤患者获益？如今快速发展的人工智能技术能否给肿瘤放射治疗带来新的里程碑式的进步？

过去几十年中，得益于计算机科学的进步，现代化的放射治疗事业如日中天。而随着信息科学的发展，AI技术开始渗入肿瘤放射治疗的各个环节，成为了肿瘤放射治疗事业未来快速发展的"推进剂"。

作为一种新兴技术，在AI技术完全成熟应用到临床之前，必然会面临许许多多障碍需要跨越。而在这一方面，尤其是当前在我国AI在肿瘤放射治疗应用中面临的底子薄、基础弱、研究散、发展慢的现实困境下，要实现AI肿瘤放射治疗工作研发、应用在国际同行中的"加速超车"及"全面开花"，就必须让广大从业人员接受全面、系统而又客观的培训。

由我院巩贯忠物理师、河南省肿瘤医院葛红教授、山东师范大学薛洁教授等多位专家联合翻译的Seong K Mun等主编的教材《Artificial Intelligence In Radiation Oncology》，是目前世界上为数不多的专门针对AI肿瘤放射治疗的教科书。本书从AI在肿瘤放射治疗应用的基本知识、基本原理、基本策略、基本应用、先进工具、未来规划及伦理评估等诸多方面进行了全面阐述，为从事肿瘤放射治疗，尤其是未来将依赖更先进的现代化放疗技术的临床医师、放射物理师、放射治疗技师、研究生及科研人员了解、学习及研究AI肿瘤放射治疗的应用，提供了一本集理论性与实用性于一体的教材。相信本书的出版发行将为推动AI肿瘤放射治疗在我国的研究、应用注入新的活力、开拓新的思路、启发新的方向，进一步提升肿瘤放射治疗的精度与疗效，造福更多的肿瘤患者。

2023年12月

原著编委会名单

Michael J. Baine
Department of Radiation Oncology, University of Nebraska Medical Center, Omaha NE, USA

William Bennett
Department of Biomedical Informatics, University of Arkansas for Medical Sciences, Little Rock AR, USA

Ashish Chawla
Inova Schar Cancer Institute, Falls Church VA, USA

Leigh Conroy
Department of Radiation Oncology, University of Toronto, Princess Margaret Cancer Centre, 700 University Ave, Toronto, ON M5G 1X7, Canada

Quan Chen
Radiation Oncology, City of Hope Comprehensive Cancer Center, 1500 E Duarte Rd, Duarte, CA 91010, USA

Joseph O. Deasy
Department of Medical Physics, Memorial Sloan Kettering Cancer Center, New York NY, USA

Parin Dalal
Advanced, AI, Varian Inc, USA

Sonja Dieterich
Radiation Oncology, UC Davis, Sacramento CA, USA

Jiajin Fan
Inova Schar Cancer Institute, Falls Church VA, USA

Xue Feng
Carina Medical LLC, 145 Graham Ave, A168, Lexington, KY 40506, USA

Alexander Hyun
Department of Arts and Humanities, Minerva University, San Francisco CA, USA

Julian C. Hong
Bakar Computational Health Sciences Institute, University of California, San Francisco, San Francisco CA, USA

Department of Radiation Oncology, University of California, San Francisco, San Francisco CA, USA

UCSF-UC Berkeley Joint Program in Computational Precision Health, Berkeley CA, USA

University of California San Francisco Department of Radiation Oncology, San Francisco CA, USA

Megan Hyun
Department of Radiation Oncology, University of Nebraska Medical Center, Omaha NE, USA

Gretchen Purcell Jackson
Associate Professor of Surgery, Pediatrics, and Biomedical Informatics, Vanderbilt University Medical Center, Nashville TN, USA

Intuitive Surgical, Sunnyvale CA, USA

Ed Kline
RadPhysics Services LLC, Albuquerque NM, USA

Sangkyu Lee
Department of Medical Physics, Memorial Sloan Kettering Cancer Center, New York NY, USA

Shih-Chung Lo
Arlington Innovation Center: Health Research, Virginia Tech: Washington DC Region, Arlington VA, USA

Seong K. Mun
Arlington Innovation Center: Health Research, Virginia Tech: Washington DC Region, Arlington VA, USA

Lisa Ni
University of California San Francisco Department of Radiation Oncology, San Francisco CA, USA

Jung Hun Oh
Department of Medical Physics, Memorial Sloan Kettering Cancer Center, New York NY, USA

Christina Phuong
University of California San Francisco Department of Radiation Oncology, San Francisco CA, USA

Dalong Pang
Department of Radiation Medicine, Georgetown University Medical Center, Washington, DC 20007, USA

Fred Prior
Department of Biomedical Informatics, University of Arkansas for Medical Sciences, Little Rock AR, USA

Thomas G. Purdie
Departments of Radiation Oncology and Medical Biophysics, University of Toronto, Princess Margaret Cancer Centre, 700 University Ave, Toronto, ON M5G 1X7, Canada

Agam Sharda
Flash Solutions, Varian, USA

Srijan Sengupta
North Carolina State University, Raleigh NC, USA

Maria Thor
Department of Medical Physics, Memorial Sloan Kettering Cancer Center, New York NY, USA

Gabriel S. Vidal
Department of Radiation Oncology, University of Oklahoma, Oklahoma City OK, USA

Department of Medicine, University of Oklahoma, Oklahoma City OK, USA

Roy Vergis
Associate Partner and Clinical Leader, IBM Healthcare Consulting,
London, UK
Expert in Digital Health, World Health Organization, Geneva
Honorary Consultant in Clinical Oncology, Mount Vernon
Cancer Centre, London, UK

Andrew Wilson
Oncology Informatics Solutions, Elekta, Inc., Sunnyvale CA, USA

Christopher Wardell
Department of Biomedical Informatics,
University of Arkansas for Medical Sciences, Little Rock AR, USA

Kenneth Wong
Arlington Innovation Center: Health Research,
Virginia Tech: Washington DC Region, Arlington VA, USA

Corey Zankowski
Primum Health, New York, USA

Dandan Zheng
University of Rochester Medical Center, Rochester NY, USA

Dongyang Zhang
Oncology Informatics Solutions, Elekta, Inc., Sunnyvale CA, USA

Xiaofeng Zhu
Inova Schar Cancer Institute, Falls Church VA, USA

目　录

第二篇 实施策略

第三篇 AI 工具

第四篇　AI 应用

第五篇　评估和结果

第一篇

前景展望

第 1 章

2040 年的临床肿瘤放射治疗：临床视角下的肿瘤放射治疗的未来

Gabriel S. Vidal[*, †] and Julian C. Hong [‡, §, ¶]

摘要

在过去的10～30年中，通过开发各种新技术提高肿瘤诊疗的个性化和精确性，使肿瘤学治疗取得了巨大进步。人工智能（Artificial Intelligence，AI），更具体地说，机器学习（Machine Learning，ML）具有进一步推动肿瘤诊疗进步的潜力。在接下来的章节中，作者将深入描述AI在促进肿瘤诊疗各个领域的应用及发展。本章将对这些内容进行综述，通过探讨与应用更为广泛的新型计算及统计技术，为AI推动肿瘤放射治疗临床实践制定一个前所未有的"2040年发展愿景"。随着AI技术在临床评估和实践应用的不断深入，获取更加严谨、精细的健康数据（包括许多条件下的临床随机对照试验）将必不可少（James等，2022），但临床试验的实施障碍仍然是一个挑战（Beede等，2020；Kang等，2020；Morse等，2020）。早期临床随机对照试验的数据表明，当面对这些挑战时，AI可以使肿瘤诊疗服务更加安全、高效、经济、普适和合理（Hong等，2020b；McIntosh等，2021）。AI技术将在肿瘤放射治疗临床工作流程中发挥更重要的核心作用。

与其他医学领域一样，肿瘤学的临床实践也面临着每位患者诊疗过程中产生的海量医疗健康数据的挑战。AI有潜力利用这些临床数据，并提供方法来解读这些数据，

---

* Department of Radiation Oncology, University of Oklahoma, Oklahoma City OK, USA

† Department of Medicine, University of Oklahoma, Oklahoma City OK, USA

‡ Department of Radiation Oncology, University of California, San Francisco, San Francisco CA, USA

  Bakar Computational Health Sciences Institute, University of California, San Francisco, San Francisco CA, USA

¶ UCSF–UC Berkeley Joint Program in Computational Precision Health, Berkeley CA, USA

进而在个性化层面提供更好的肿瘤精确诊疗服务。AI为改善肿瘤诊疗效果提供了希望，并且可以在临床实践中提供各种简单易行的系统性诊疗服务。总而言之，这些进展将会改善肿瘤诊疗的各项工作任务，使医生能够更专注于肿瘤治疗中最重要的方面：患者。

本章重点介绍在计算机技术持续进步的大背景下，作者为肿瘤放射治疗工作提出的一个宏伟的"2040年发展愿景"。为了更好地阐述这一点，作者将通过肿瘤学（特别是肿瘤放射治疗）诊疗路径中最具有代表性的工作环节来跟踪患者诊疗过程：肿瘤筛查和诊断、分期和风险分层、临床决策、放射治疗计划设计、放射治疗实施和临床管理等。

1　肿瘤诊断

许多肿瘤可以通过实验室检查、医学影像检查或手术探查等进行筛查、确诊。国家临床指南中常见的可以筛查的肿瘤包括乳腺癌、结直肠癌、肺癌、宫颈癌和前列腺癌（Duffy等，2020；Mottet等，2021；Team，2011；Zauber等，2021）。目前在进行肿瘤筛查时，对一些高发风险因素（如年龄、遗传易感性、暴露等），以及过去的常规检测方法（如结肠镜或影像学检查、用组织涂片检测人类乳头状瘤病毒等）进行了调整。AI有望提高肿瘤筛查的准确性和个性化，并可能提前预测肿瘤的发生。

例如，乳腺癌筛查是AI临床应用中最受关注的领域之一。一个令人深思的问题是，AI技术的所有进步要求科学家们要从以计算机辅助X线影像进行乳腺癌筛查和诊断的应用中吸取教训，尽管该方法在常规临床实践中使用了多年，相关费用也可以进行医疗报销，但最终证明其在乳腺癌筛查和诊断中的效能有限，甚至没有帮助（Lehman等，2015）。新型AI技术为乳腺癌筛查提供了一个非常具有前途的方法，这是因为最近国际上基于X射线检查进行乳腺癌风险评估的模型，被证明能够准确预测未来乳腺癌的患病概率（Yala等，2021）。如果这些方法得到验证，将有可能指导肿瘤早期干预策略的制定，简化筛查流程。

多项随机临床试验已经证实了计算机视觉技术在提高结直肠癌检测和筛查精度方面的优势。因此，AI被认为是经过最严谨临床评估的结直肠癌筛查的有利工具（Gong等，2020；Su等，2020，Wang等，2020；Wu等，2019）。同样，根据Fleischner Society指南（Mac Mahon等，2017），采用计算图像分析方法对肺癌患者进行临床前评估，在改善当前医学影像科医生基于肺结节大小和形态进行风险分层方面表现出了巨大的潜力。目前已经进行了许多关于良性和恶性肺结节特点的研究（Heuvelmans & Oudkerk，2019；van Griethuysen 等，2017）。

2 到2040年，AI可以通过精确预测改善肿瘤的早期检测精度

目前，肿瘤的确诊主要依赖于组织病理学，这是确定肿瘤生物学行为、整体预后和制定最佳治疗策略的关键一步。传统方法上，肿瘤组织学类型是由病理学专家通过大体组织病理学检查来确定，但分子和基因组学生物标志物可以帮助临床医生为乳腺癌和前列腺癌等患者制定个体化治疗方案（Feng 等，2021；Mamounas 等，2020；Rakovitch 等，2021；Solin 等，2013）。值得注意的是，基因组学工具的使用效能已经通过随机临床试验得到了明确证实，并可影响乳腺癌临床诊疗策略的制定与实施（Kalinsky 等，2021；Sparano 等，2018）。作者预测基因组学检查在前列腺癌和其他肿瘤个体化诊疗中也将发挥重要作用。AI驱动的其他许多生物样本分析方法正在不断涌现，并可能会发挥重要作用，包括数字病理学和循环肿瘤DNA检测等。

病理学确诊过程受不同专家之间对结果主观判断的影响而差异性显著（Allsbrook 等，2001a，2001b）。尽管目前已经有了标准化分级指南来减少这种差异性，但是在临床中仍然普遍存在（Ginter 等，2021）。基于AI的数字病理学方法能够减少病理评估中专家对结果判读的差异性（Luchini 等，2022）。而且，AI的另外一个优势是具备能够在组织病理解释基础上提供额外的风险分层的潜力，这为基于风险分层确定治疗方案提供了可靠依据（Takamatsu 等，2022；Yu 等，2016）。

3 到2040年，基于AI的方法将提高病理学结果判读的质量一致性和可及性，并可以通过更大规模的随机数据支持预后和风险分层功能

患者一旦确诊为肿瘤，通常应用肿瘤分期来评估病变范围和风险。为提高风险分层和临床预后精度，传统的肿瘤分期方法通常包括多个变量，重点是解剖学特征。治疗方案会因肿瘤分期不同有显著差异。通过计算机方法界定分期已经在临床实践中取得了良好效果。ICON-S使用国际队列数据进行递归分割分析（Recursive Partition Analysis，RPA）为口咽癌构建了一个非常有意义的分期分类方法（O'Sullivan 等，2016），该项研究结果已被用于界定口咽癌的临床分期系统。

4　到2040年，先进的统计学方法将会推动使用或提供肿瘤分期中的关键特征信息

　　除了基于肿瘤分期的风险分层方法外，患者预后也是首诊时需要考虑的重要变量之一，这对于平衡临床获益和潜在的损伤风险至关重要。这些因素将决定系统治疗方案的选择是否合适，同时也会影响平衡毒性和治疗目标之间的最佳治疗方法的确定。长期以来，AI算法和统计学模型一直以提高临床预后为目标（Avati等，2017；Charlson等，2022；Dosani等，2018；Mojica-Márquez等，2020；Peterson等，2012）。从目前来看，根据临床特征来制定的这些预测模型仍然很不完善。为了保证模型准确性、稳健性和通用性，模型的研发及验证过程在未来几十年里仍然还有很长的路要走（Wu等，2021）。尽管如此，根据乐观预测，临床医生很可能会找到一种行之有效的解决方案（Sborov等，2019）。更重要的是，由于这些工具无法实现随着治疗策略进步而自我调整，因此，人机对话是提供改善姑息治疗和严重疾病诊疗的一个合理途径（Manz等，2020）。

5　到2040年，AI将通过改进决策支持系统，为患者确定合适的个体化治疗方案，推动以患者为中心的诊疗目标的实现

　　最后，AI还有一个重要的应用前景就是在诊疗过程中对会影响临床诊疗决策的数据进行核查。目前，临床医生主要是依靠人工来综合分析海量的医疗数据，并在电子健康记录（Electronic Health Record，EHR）中制定策略和记录文件。许多研究已经开始关注记录医生与EHR互动的基础数据，被称为审查日志。审查日志具有识别诊疗过程中医生痛点问题的巨大潜力，可减轻医生的工作负担和缓解身心疲惫，减少诊疗错误的发生，并可提供改善医疗质量的可能的解决方案（Huilgol等，2022）。

6　到2040年，EHR系统中内置的算法工具将简化审查记录、制定和编制规范化文档的过程

6.1　放射治疗计划设计

　　患者一旦决定接受放射治疗，就需要经历模拟定位、放射治疗计划设计等过程。肿瘤靶区和正常组织的分割仍然是放射治疗中一项最常见的劳动密集型工作任务。在

勾画过程中，特别是临床肿瘤靶区勾画，在不同学者之间存在着显著差异（Michalski 等，2010）。

随着深度学习技术的进步，商业化自动分割产品的研发及推广已经酝酿了很长一段时间。这个研发及推广的过程可以通过 "外包" 数据集的形式获得进一步推进（Mak等，2019）。据预测，在不久的将来，这类产品或将获得广泛使用，特别是在治疗前需要临床医生审查患者大量治疗数据时。然而，未来AI辅助的放射治疗不仅是对已知靶区进行自动分割，还将通过对复发风险区域的预警来改善肿瘤靶区的分割精度，进而实现个体化分割。

同样地，对危及器官的剂量限制仍是放射治疗计划制定的一个重要组成部分。在临床正常组织剂量效应定量分析（Quantitative Analysis of Normal Tissue Effects in The Clinic，QUANTEC）经验基础上，机器学习提供了可以改进具有临床意义剂量目标的新方法，特别是在标准化条件下，这种方法更加有效（Polizzi等，2021）。统计学方法同样能够确定正常组织的剂量限制（Thor等，2021）。

基于先验知识的治疗计划设计（Knowledge-based Treatment Planning，KBP）和其他计划自动设计类似的方法一样，可在不低于当前标准的前提下，有效减少治疗计划设计的整体时间。据预测，未来自动计划设计将成为许多肿瘤放射治疗的标准化操作。目前前瞻性研究已经证明，KBP对多个部位肿瘤放射治疗计划设计的效果并不亚于放射物理师手动设计的计划（Cornell等，2020）。基于机器学习可以产生临床可接受的治疗计划（McIntosh等，2021）。随着时间推移，自动计划设计替代人工的趋势将不断演进，AI在提高放射治疗计划设计效率同时，提高了最佳放射治疗计划设计和选择的能力（Bitterman等，2022；Li等，2021）。这些进展还可使高质量计划设计方法扩展到基础资源较少的放疗机构的临床实践中，进而改善放疗服务效率和精度。

需要注意的是，随着具有在线自适应放疗功能的磁共振成像（Magnetic Resonance Imaging，MRI）引导直线加速器（Linear Accelerator，LINAC）系统的应用，推动了在线自适应放疗剂量传输的重大进展。通过该系统，医生可以在每次治疗前根据患者解剖结构的变化生成新的治疗计划。肿瘤靶区及正常器官的再分割、放射治疗计划的再设计需要充分发挥AI辅助自动分割和自动计划设计方面的优势，进而提高自适应放疗工作效率。

7 到2040年，AI辅助的自动分割和自动计划设计将会成为临床实践常规，可以提高放疗计划设计的质量和速度，这将影响治疗过程监测及治疗策略再规划

7.1 临床管理

系统性诊疗仍然是肿瘤放射治疗工作的核心命题。对于患者来说，无论是与疾病、治疗，还是与其他并发症有关的症状和生活质量，都需要在放射治疗临床实践中进行全面管理。AI可通过集中诊疗的方式来帮助实现诊疗过程标准化和同质化，减轻医生对放射治疗认知的负担，改善临床管理效果。

放射治疗期间工作强度评估系统（System for High Intensity EvaLuation During Radiation Therapy，SHIELD-RT）是杜克大学完成的一项在放射治疗期间实施机器学习指导肿瘤患者临床管理的随机对照研究（Hong等，2018；Hong等，2020b）。在该项研究中，机器学习对正在接受治疗的患者进行准确分类，确定哪些是需要紧急诊疗的高危患者。高危患者在治疗期间被强制性随机分配并进行补充评估，从而将紧急诊疗率及相关费用减少了一半。

放射治疗期间的临床管理也受到新生成的患者健康数据（Patient-Generated Health Data，PGHD）汇入的影响。PGHD包括以电子表格形式获得的检查报告结果（Patient-Reported Outcomes，PROs）以及追踪患者活动和生命体征的穿戴类设备获得的数据（Purswani等，2019）。PROs对临床诊疗过程的影响已经通过肿瘤转移患者化疗后生存率的提高得到了证实。

越来越多的专家希望能通过数字方式展示这些情况，在未来二十年中，全世界将通过搭建共享门户网站，改善患者访问及信息登记体验，减少患者相关诊疗数据录入的差异（Sinha等，2021）。这些门户网站将在大多数医疗保健中心获取PROs方面发挥不可或缺的作用，而这些工作对未来实现和挖掘这些系统的潜力至关重要。

来自穿戴产品等普通消费类设备的健康数据非常有限。Montefiore Einstein肿瘤中心发布的一个较大的临床实践研究证明了通过监测肿瘤患者放化疗期间的运动步数，进而对其活动力进行预测的价值（Ohri等，2017，2019）。这是即将成立的更广泛合作小组NRGF-001（NCT04878952）的合作课题之一，该小组旨在通过监测局部晚期非小细胞肺癌患者同步放化疗期间的每日计步数，来改善支持性诊疗操作的干预，降

低临床不良事件的发生率。

Persist项目是俄克拉荷马大学Stephenson肿瘤中心开展的一项前瞻性单机构试验。这项研究使用一款新型智能手机应用程序来跟踪患者情绪、身体和行为症状以及肿瘤治疗的副作用等信息。患者在放射治疗开始前进行注册登记。所有患者均必须满足的基本条件是：接受至少四周连续放射治疗。患者按照1∶1比例随机分为接受应用程序中焦虑/抑郁症方法治疗组和空白对照组。如果患者没有智能手机，项目组将为患者分发一部手机。

最后，许多医学专家已经应用基于临床文件的自然语言处理（Natural Language Processing，NLP）方法来识别与药物相关的不良事件等先进监测方法。这种方法已经通过使用通用术语标准对国家肿瘤研究所（National Cancer Institute，NCI）放射治疗档案中放射性毒性等不良事件（Common Terminology Criteria for Adverse Events，CTCAE）的识别得到了外部验证（Hong等，2020a）。之前通过人工手动审查患者在门户网站登记信息的方法，发现很多乳腺癌患者早期就中止了激素治疗（Yin等，2018）。人们可以很容易地预见，NLP可以提供服务于监控医生和患者生成文本的自动化机制，以指导肿瘤患者治疗期间的症状管理。

8　到2040年，AI将允许使用多来源数据，帮助医生更好地管理患者的生命质量

在2040年前，大家对AI改变肿瘤放射治疗的应用潜力充满期待。虽然这些方法在进入快速发展和大规模推广之前，还需要大量研究和临床评估工作，但其基本发展轨迹正是现在要讨论的焦点。AI可能会影响肿瘤患者诊疗中的众多要素，系统性评估AI的发展历程和临床实践的获益非常重要。作者已经制定了未来几十年AI在放射治疗领域中发展的宏伟蓝图。可以非常乐观地预期，未来的AI将使临床医生和护理团队摆脱某些繁琐、枯燥的工作任务，专注于提供以患者为中心的个体化诊疗服务。

参考文献

Allsbrook, W. C., Jr, Mangold, K. A., Johnson, M. H., Lane, R. B., Lane, C. G., & Epstein, J. I. (2001). Interobserver reproducibility of Gleason grading of prostatic carcinoma: general pathologist. *Human Pathology*, 32(1), 81–88. https://doi.org/10.1053/hupa.2001.21135

Allsbrook, W. C., Mangold, K. A., Johnson, M. H., Lane, R. B., Lane, C. G., Amin, M. B., Bostwick, D. G., Humphrey, P. A., Jones, E. C., Reuter, V. E., Sakr, W., Sesterhenn, I. A., Troncoso, P., Wheeler, T. M., &

Epstein, J. I. (2001b). Interobserver reproducibility of Gleason grading of prostatic carcinoma: Urologic pathologists. *Human Pathology*, *32*(1), 74–80. https://doi.org/https://doi.org/10.1053/hupa. 2001.21134.

Avati, A., Jung, K., Harman, S., Downing, L., Ng, A., & Shah, N. H. (2017, 13–16 Nov. 2017). Improving palliative care with deep learning. 2017 IEEE International Conference on Bioinformatics and Biomedicine (BIBM).

Beede, E., Baylor, E., Hersch, F., Iurchenko, A., Wilcox, L., Ruamviboonsuk, P., & Vardoulakis, L. M. (2020). A human-centered evaluation of a deep learning system deployed in clinics for the detection of diabetic retinopathy. In *Proceedings of the 2020 CHI Conference on Human Factors in Computing Systems* (pp. 1–12). Association for Computing Machinery. https://doi.org/10.1145/3313831.3376718

Bitterman, D. S., Selesnick, P., Bredfeldt, J., Williams, C. L., Guthier, C., Huynh, E., Kozono, D. E., Lewis, J. H., Cormack, R. A., Carpenter, C. M., Mak, R. H., & Atkins, K. M. (2022). Dosimetric planning tradeoffs to reduce heart dose using machine learning-guided decision support software in patients with lung cancer. *International Journal of Radiation Oncology*Biology*Physics*, *112*(4), 996–1003. https://doi.org/https:// doi.org/10.1016/j.ijrobp.2021.11.009

Charlson, M. E., Carrozzino, D., Guidi, J., & Patierno, C. (2022). Charlson Comorbidity Index: A Critical Review of Clinimetric Properties. *Psychotherapy and Psychosomatics*, *91*(1), 8–35. https://doi. org/10.1159/000521288

Cornell, M., Kaderka, R., Hild, S. J., Ray, X. J., Murphy, J. D., Atwood, T. F., & Moore, K. L. (2020). Noninferiority Study of Automated Knowledge-Based Planning Versus Human-Driven Optimization Across Multiple Disease Sites. *International Journal of Radiation Oncology, Biology, Physics*, *106*(2), 430–439. https://doi.org/10.1016/j.ijrobp.2019.10.036

Dosani, M., Tyldesley, S., Bakos, B., Hamm, J., Kong, T., Lucas, S., Wong, J., Liu, M., & Hamilton, S. (2018). The TEACHH model to predict life expectancy in patients presenting for palliative spine radiotherapy: external validation and comparison with alternate models. *Supportive care in cancer: official journal of the Multinational Association of Supportive Care in Cancer*, *26*(7), 2217–2227. https://doi.org/10.1007/ s00520-018-4064-x

Duffy, S. W., Tabár, L., Yen, A. M., Dean, P. B., Smith, R. A., Jonsson, H., Törnberg, S., Chen, S. L., Chiu, S. Y., Fann, J. C., Ku, M. M., Wu, W. Y., Hsu, C. Y., Chen, Y. C., Svane, G., Azavedo, E., Grundström, H., Sundén, P., Leifland, K., Frodis, E., … Chen, T. H. (2020). Mammography screening reduces rates of advanced and fatal breast cancers: Results in 549,091 women. Cancer, 126(13), 2971–2979. https://doi. org/10.1002/cncr.32859

Feng, F. Y., Huang, H. C., Spratt, D. E., Zhao, S. G., Sandler, H. M., Simko, J. P., Davicioni, E., Nguyen, P. L., Pollack, A., Efstathiou, J. A., Dicker, A. P., Todorovic, T., Margrave, J., Liu, Y. S., Dabbas, B., Thompson, D., Das, R., Dignam, J. J., Sweeney, C., Attard, G., … Tran, P. T. (2021). Validation of a 22-Gene Genomic Classifier in Patients With Recurrent Prostate Cancer: An Ancillary Study of the NRG/RTOG 9601 Randomized Clinical Trial. JAMA oncology, 7(4), 544–552. https://doi.org/10.1001/jamaoncol.2020.7671

Ginter, P. S., Idress, R., D'Alfonso, T. M., Fineberg, S., Jaffer, S., Sattar, A. K., Chagpar, A., Wilson, P., & Harigopal, M. (2021). Histologic grading of breast carcinoma: A multi-institution study of interobserver variation using virtual microscopy. *Modern Pathology*, *34*(4), 701–709. https://doi.org/10.1038/s41379-020-00698-2.

Gong, D., Wu, L., Zhang, J., Mu, G., Shen, L., Liu, J., Wang, Z., Zhou, W., An, P., Huang, X., Jiang, X., Li, Y., Wan, X., Hu, S., Chen, Y., Hu, X., Xu, Y., Zhu, X., Li, S., Yao, L., … Yu, H. (2020). Detection of colorectal adenomas with a real-time computer-aided system (ENDOANGEL): a randomised controlled study. *The lancet. Gastroenterology & hepatology*, *5*(4), 352–361. https://doi.org/10.1016/S2468- 1253(19)30413-3

Heuvelmans, M. A., & Oudkerk, M. (2019). Deep learning to stratify lung nodules on annual follow-up CT. The Lancet. *Digital health*, *1*(7), e324–e325. https://doi.org/10.1016/S2589-7500(19)30156-6

Hong, J. C., Niedzwiecki, D., Palta, M., & Tenenbaum, J. D. (2018). Predicting Emergency Visits and Hospital Admissions During Radiation and Chemoradiation: An Internally Validated Pretreatment Machine Learning Algorithm. JCO clinical cancer informatics, 2, 1–11. https://doi.org/10.1200/CCI.18.00037

Hong, J. C., Fairchild, A. T., Tanksley, J. P., Palta, M., & Tenenbaum, J. D. (2020). Natural language processing for abstraction of cancer treatment toxicities: accuracy versus human experts. *JAMIA open*, 3(4), 513–517. https://doi.org/10.1093/jamiaopen/ooaa064

Hong, J. C., Eclov, N., Dalal, N. H., Thomas, S. M., Stephens, S. J., Malicki, M., Shields, S., Cobb, A., Mowery, Y. M., Niedzwiecki, D., Tenenbaum, J. D., & Palta, M. (2020). System for High-Intensity Evaluation During Radiation Therapy (SHIELD-RT): A Prospective Randomized Study of Machine Learning-Directed Clinical Evaluations During Radiation and Chemoradiation. *Journal of clinical oncology: official journal of the American Society of Clinical Oncology*, 38(31), 3652–3661. https://doi.org/10.1200/JCO.20.01688

Huilgol, Y. S., Adler-Milstein, J., Ivey, S. L., & Hong, J. C. (2022). Opportunities to use electronic health record audit logs to improve cancer care. Cancer medicine, 10.1002/cam4.4690. Advance online publication. https://doi.org/10.1002/cam4.4690

James, C. A., Wachter, R. M., & Woolliscroft, J. O. (2022). Preparing Clinicians for a Clinical World Influenced by Artificial Intelligence. *JAMA*, 327(14), 1333–1334. https://doi.org/10.1001/jama.2022.3580

Kalinsky, K., Barlow, W. E., Gralow, J. R., Meric-Bernstam, F., Albain, K. S., Hayes, D. F., Lin, N. U., Perez, E. A., Goldstein, L. J., Chia, S. K. L., Dhesy-Thind, S., Rastogi, P., Alba, E., Delaloge, S., Martin, M., Kelly, C. M., Ruiz-Borrego, M., Gil-Gil, M., Arce-Salinas, C. H., . . . Hortobagyi, G. N. (2021). 21-gene assay to inform chemotherapy benefit in node-positive breast cancer. *New England Journal of Medicine*, 385(25), 2336–2347. https://doi.org/10.1056/NEJMoa2108873

Kang, J., Morin, O., & Hong, J. C. (2020). Closing the gap between machine learning and clinical cancer care — first steps into a larger world. *JAMA Oncology*, 6(11), 1731–1732. https://doi.org/10.1001/jamaoncol.2020.4314

Lehman, C. D., Wellman, R. D., Buist, D. S. M., Kerlikowske, K., Tosteson, A. N. A., Miglioretti, D. L., & for the Breast Cancer Surveillance, C. (2015). Diagnostic accuracy of digital screening mammography with and without computer-aided detection. *JAMA Internal Medicine*, 175(11), 1828–1837. https://doi.org/10.1001/jamainternmed.2015.5231

Li, X., Wang, C., Sheng, Y., Zhang, J., Wang, W., Yin, F. F., Wu, Q., Wu, Q. J., & Ge, Y. (2021). An artificial intelligence-driven agent for real-time head-and-neck IMRT plan generation using conditional generative adversarial network (cGAN). Medical physics, 48(6), 2714–2723. https://doi.org/10.1002/mp.14770

Luchini, C., Pantanowitz, L., Adsay, V., Asa, S. L., Antonini, P., Girolami, I., Veronese, N., Nottegar, A., Cingarlini, S., Landoni, L., Brosens, L. A., Verschuur, A. V., Mattiolo, P., Pea, A., Mafficini, A., Milella, M., Niazi, M. K., Gurcan, M. N., Eccher, A., Cree, I. A., … Scarpa, A. (2022). Ki-67 assessment of pancreatic neuroendocrine neoplasms: Systematic review and meta-analysis of manual vs. digital pathology scoring. *Modern pathology: an official journal of the United States and Canadian Academy of Pathology, Inc*, 35(6), 712–720. https://doi.org/10.1038/s41379-022-01055-1

MacMahon, H., Naidich, D. P., Goo, J. M., Lee, K. S., Leung, A., Mayo, J. R., Mehta, A. C., Ohno, Y., Powell, C. A., Prokop, M., Rubin, G. D., Schaefer-Prokop, C. M., Travis, W. D., Van Schil, P. E., & Bankier, A. A. (2017). *Guidelines for Management of Incidental Pulmonary Nodules Detected on CT Images: From the Fleischner Society 2017. Radiology*, 284(1), 228–243. https://doi.org/10.1148/radiol.2017161659

Mak, R. H., Endres, M. G., Paik, J. H., Sergeev, R. A., Aerts, H., Williams, C. L., Lakhani, K. R., & Guinan, E. C. (2019). Use of crowd innovation to develop an artificial intelligence–based solution for radiation therapy targeting. *JAMA Oncology*, 5(5), 654–661. https://doi.org/10.1001/jamaoncol.2019.0159

Mamounas, E. P., Mitchell, M. P., & Woodward, W. A. (2020). Molecular predictive and prognostic markers in locoregional management. *Journal of Clinical Oncology*, 38(20), 2310–2320. https://doi.org/10.1200/JCO.19.02905

Manz, C. R., Parikh, R. B., Small, D. S., Evans, C. N., Chivers, C., Regli, S. H., Hanson, C. W., Bekelman, J. E., Rareshide, C. A. L., O'Connor, N., Schuchter, L. M., Shulman, L. N., & Patel, M. S. (2020). Effect of integrating machine learning mortality estimates with behavioral nudges to clinicians on serious illness conversations among patients with cancer: A stepped-wedge cluster randomized clinical trial. *JAMA Oncology*, 6(12), e204759–e204759. https://doi.org/10.1001/jamaoncol.2020.4759

McIntosh, C. A.-O., Conroy, L., Tjong, M. C., Craig, T., Bayley, A., Catton, C., Gospodarowicz, M., Helou, J., Isfahanian, N. A.-O., Kong, V., Lam, T., Raman, S., Warde, P., Chung, P., Berlin, A. A.-O., & Purdie, T. A.-O. (2021). Clinical integration of machine learning for curative-intent radiation treatment of patients with prostate cancer.

Michalski, J. M., Lawton, C., El Naqa, I., Ritter, M., O'Meara, E., Seider, M. J., Lee, W. R., Rosenthal, S. A., Pisansky, T., Catton, C., Valicenti, R. K., Zietman, A. L., Bosch, W. R., Sandler, H., Buyyounouski, M. K., & Ménard, C. (2010). Development of RTOG consensus guidelines for the definition of the clinical target volume for postoperative conformal radiation therapy for prostate cancer. *International journal of radiation oncology, biology, physics*, *76*(2), 361–368. https://doi.org/10.1016/j.ijrobp.2009.02.006

Mojica-Márquez, A. E., Rodríguez-López, J. L., Patel, A. K., Ling, D. C., Rajagopalan, M. S., & Beriwal, S. (2020). External validation of life expectancy prognostic models in patients evaluated for palliative radiotherapy at the end-of-life. *Cancer medicine*, *9*(16), 5781–5787. https://doi.org/10.1002/cam4.3257

Morse, K. E., Bagley, S. C., & Shah, N. H. (2020). Estimate the hidden deployment cost of predictive models to improve patient care. *Nature Medicine*, *26*(1), 18–19. https://doi.org/10.1038/s41591-019-0651-8.

Mottet, N., van den Bergh, R. C. N., Briers, E., Van den Broeck, T., Cumberbatch, M. G., De Santis, M., Fanti, S., Fossati, N., Gandaglia, G., Gillessen, S., Grivas, N., Grummet, J., Henry, A. M., van der Kwast, T. H., Lam, T. B., Lardas, M., Liew, M., Mason, M. D., Moris, L., ... Cornford, P. (2021). EAU-EANM-ESTRO-ESUR-SIOG Guidelines on prostate cancer-2020 update. Part 1: Screening, diagnosis, and local treatment with curative intent.

O'Sullivan, B., Huang, S. H., Su, J., Garden, A. S., Sturgis, E. M., Dahlstrom, K., Lee, N., Riaz, N., Pei, X., Koyfman, S. A., Adelstein, D., Burkey, B. B., Friborg, J., Kristensen, C. A., Gothelf, A. B., Hoebers, F., Kremer, B., Speel, E. J., Bowles, D. W., Raben, D., ... Xu, W. (2016). Development and validation of a staging system for HPV-related oropharyngeal cancer by the International Collaboration on Oropharyngeal cancer Network for Staging (ICON-S): a multicentre cohort study. *The Lancet. Oncology*, *17*(4), 440–451. https://doi.org/10.1016/S1470-2045(15)00560-4

Ohri, N., Kabarriti, R., Bodner, W. R., Mehta, K. J., Shankar, V., Halmos, B., Haigentz, M., Jr., Rapkin, B., Guha, C., Kalnicki, S., & Garg, M. (2017). Continuous activity monitoring during concurrent chemoradiotherapy.

Ohri, N., Halmos, B., Bodner, W. R., Cheng, H., Guha, C., Kalnicki, S., & Garg, M. (2019). Daily step counts: A new prognostic factor in locally advanced non-small cell lung cancer?.

Peterson, J. C., Paget, S. A., Lachs, M. S., Reid, M. C., & Charlson, M. E. (2012). The risk of comorbidity. *Annals of the rheumatic diseases*, *71*(5), 635–637. https://doi.org/10.1136/annrheumdis-2011-200473

Polizzi, M., Watkins, R. W., & Watkins, W. T. (2021). Data-driven dose-volume histogram prediction.

Purswani, J. M., Dicker, A. P., Champ, C. E., Cantor, M., & Ohri, N. (2019). Big Data from small devices: The future of smartphones in oncology.

Rakovitch, E. A.-O., Sutradhar, R., Nofech-Mozes, S., Gu, S., Fong, C., Hanna, W., & Paszat, L. (2021). 21-Gene assay and breast cancer mortality in ductal carcinoma in situ.

Sborov, K., Giaretta, S., Koong, A., Aggarwal, S., Aslakson, R., Gensheimer, M. F., Chang, D. T., & Pollom, E. L. (2019). Impact of accuracy of survival predictions on quality of end-of-life care among patients with metastatic cancer who receive radiation therapy. *Journal of Oncology Practice*, *15*(3), e262–e270. https://doi.org/10.1200/JOP.18.00516

Sinha, S., Garriga, M., Naik, N., McSteen, B. W., Odisho, A. Y., Lin, A., & Hong, J. C. (2021). Disparities in Electronic Health Record Patient Portal Enrollment Among Oncology Patients. *JAMA oncology*, *7*(6), 935–937. https://doi.org/10.1001/jamaoncol.2021.0540

Solin, L. J., Gray, R., Baehner, F. L., Butler, S. M., Hughes, L. L., Yoshizawa, C., Cherbavaz, D. B., Shak, S., Page, D. L., Sledge, G. W., Jr., Davidson, N. E., Ingle, J. N., Perez, E. A., Wood, W. C., Sparano, J. A., & Badve, S. (2013). A multigene expression assay to predict local recurrence risk for ductal carcinoma in situ of the breast. *Journal of the National Cancer Institute*, *105*(10), 701–710. https://doi.org/10.1093/jnci/djt067

Sparano, J. A., Gray, R. J., Makower, D. F., Pritchard, K. I., Albain, K. S., Hayes, D. F., Geyer, C. E., Dees, E. C., Goetz, M. P., Olson, J. A., Lively, T., Badve, S. S., Saphner, T. J., Wagner, L. I., Whelan, T. J., Ellis, M. J., Paik, S., Wood, W. C., Ravdin, P. M., ... Sledge, G. W. (2018). Adjuvant chemotherapy guided by a 21-gene expression assay in breast cancer. *New England Journal of Medicine*, *379*(2), 111–121. https://doi. org/10.1056/NEJMoa1804710

Su, J.-R., Li, Z., Shao, X.-J., Ji, C.-R., Ji, R., Zhou, R.-C., Li, G.-C., Liu, G.-Q., He, Y.-S., Zuo, X.-L., & Li, Y.-Q. (2020). Impact of a real-time automatic quality control system on colorectal polyp and adenoma detection: a prospective randomized controlled study (with videos). *Gastrointestinal Endoscopy*, *91*(2), 415–424.e414. https://doi.org/https://doi.org/10.1016/j.gie.2019.08.026

Takamatsu, M., Yamamoto, N., Kawachi, H., Nakano, K., Saito, S., Fukunaga, Y., & Takeuchi, K. (2022). Prediction of lymph node metastasis in early colorectal cancer based on histologic images by artificial intelligence. *Scientific Reports*, *12*(1), 2963. https://doi.org/10.1038/s41598-022-07038-1

Team, T. N. L. S. T. R. (2011). Reduced lung-cancer mortality with low-dose computed tomographic screening. *New England Journal of Medicine*, *365*(5), 395-409. https://doi.org/10.1056/NEJMoa1102873

Thor, M., Iyer, A., Jiang, J., Apte, A., Veeraraghavan, H., Allgood, N. B., Kouri, J. A., Zhou, Y., LoCastro, E., Elguindi, S., Hong, L., Hunt, M., Cerviño, L., Aristophanous, M., Zarepisheh, M., & Deasy, J. O. (2021). Deep learning auto-segmentation and automated treatment planning for trismus risk reduction in head and neck cancer radiotherapy. *Physics and Imaging in Radiation Oncology*, *19*, 96–101. https://doi. org/10.1016/j.phro.2021.07.009

van Griethuysen, J. J. M., Fedorov, A., Parmar, C., Hosny, A., Aucoin, N., Narayan, V., Beets-Tan, R. G. H., Fillion-Robin, J. C., Pieper, S., & Aerts, H. (2017). Computational radiomics system to decode the radiographic phenotype. *Cancer Res*, *77*(21), e104–e107. https://doi.org/10.1158/0008-5472.Can-17-0339

Wang, P., Liu, X., Berzin, T. M., Glissen Brown, J. R., Liu, P., Zhou, C., Lei, L., Li, L., Guo, Z., Lei, S., Xiong, F., Wang, H., Song, Y., Pan, Y., & Zhou, G. (2020). Effect of a deep-learning computer-aided detection system on adenoma detection during colonoscopy (CADe-DB trial): a double-blind randomised study. *The Lancet Gastroenterology & Hepatology*, *5*(4), 343–351. https://doi.org/https://doi.org/10.1016/S2468-1253(19)30411-X

Wu, L., Zhang, J., Zhou, W., An, P., Shen, L., Liu, J., Jiang, X., Huang, X., Mu, G., Wan, X., Lv, X., Gao, J., Cui, N., Hu, S., Chen, Y., Hu, X., Li, J., Chen, D., Gong, D., ... Yu, H. G. (2019). Randomised controlled trial of WISENSE, a real-time quality improving system for monitoring blind spots during esophagogastroduodenoscopy. *Gut*, *68*(12), 2161. https://doi.org/10.1136/gutjnl-2018-317366

Wu, S. Y., Yee, E., Vasudevan, H. N., Fogh, S. E., Boreta, L., Braunstein, S. E., & Hong, J. C. (2021). Risk stratification for imminent risk of death at the time of palliative radiotherapy consultation. *JAMA Network Open*, *4*(7), e2115641–e2115641. https://doi.org/10.1001/jamanetworkopen.2021.15641

Yala, A., Mikhael, P. G., Strand, F., Lin, G., Satuluru, S., Kim, T., Banerjee, I., Gichoya, J., Trivedi, H., Lehman, C. D., Hughes, K., Sheedy, D. J., Matthis, L. M., Karunakaran, B., Hegarty, K. E., Sabino, S., Silva, T. B., Evangelista, M. C., Caron, R. F., ... Barzilay, R. (2021). Multi-institutional validation of a mammography-based breast cancer risk model. *Journal of Clinical Oncology*, JCO.21.01337. https://doi. org/10.1200/JCO.21.01337

Yin, Z., Harrell, M., Warner, J. L., Chen, Q., Fabbri, D., & Malin, B. A. (2018). The therapy is making me sick: How online portal communications between breast cancer patients and physicians indicate medication discontinuation. *Journal of the American Medical Informatics Association: JAMIA*, *25*(11), 1444–1451. https://doi.org/10.1093/jamia/ocy118

Yu, K.-H., Zhang, C., Berry, G. J., Altman, R. B., Ré, C., Rubin, D. L., & Snyder, M. (2016). Predicting non-small cell lung cancer prognosis by fully automated microscopic pathology image features. *Nature Communications*, *7*(1), 12474. https://doi.org/10.1038/ncomms12474

Zauber, A. G., Winawer, S. J., O'Brien, M. J., Lansdorp-Vogelaar, I., van Ballegooijen, M., Hankey, B. F., Shi, W., Bond, J. H., Schapiro, M., Panish, J. F., Stewart, E. T., & Waye, J. D. (2012). Colonoscopic polypectomy and long-term prevention of colorectal-cancer deaths. *The New England journal of medicine*, *366*(8), 687–696. https://doi.org/10.1056/NEJMoa1100370

第 2 章
2030 年肿瘤放射治疗的展望

Sonja Dieterich[*], Parin Dalal[†], Agam Sharda[‡] and Corey Zankowski[§]

摘要

到2030年，临床医生将常规与人工智能AI（Artificial Intelligence，AI）软件进行更加紧密的互动和协作，AI可以利用连续闭环学习系统扩展放射治疗的应用。AI服务放射治疗的一个主要驱动因素是肿瘤发病率升高和治疗需求的增加将继续超过放射治疗学科自身发展的现实矛盾；另一个因素是随着发达国家接受并推广基于成本的诊疗行为，降低总体医疗成本的压力将持续存在。AI有望进一步推动肿瘤放射治疗工作流程的自动化，以更低成本更快速地制定诊疗计划，并提供更高质量的诊疗服务。

尽管今天的科学技术及技术实现手段都取得了飞速发展，但肿瘤放射治疗仍然是一个基本依靠手动操作的过程，非常依赖于个人专业知识及经验，带有明显的主观性。世界上，在一些学科基础培训和基础设施有限的地区，放射治疗工作几乎无法开展。机器学习工具的早期介入可以明显减少放射治疗工作的可变性，提高工作质量和效率。作者预测未来AI将消除放射治疗应用的许多障碍，大大提高全人类接受高质量放射治疗的机会，从而挽救数百万肿瘤患者的生命。

* Radiation Oncology, UC Davis, Sacramento CA, USA
† Advanced, AI, Varian Inc, USA
‡ Flash Solutions, Varian, USAo CA, USA
§ Primum Health, New York, USA

1　概述

1.1　日益加重的肿瘤负担

肿瘤仍然是全球最大的健康挑战之一。2012年，全世界报告了1410万例肿瘤新发病例的惊人数据；到2030年，这个数字预计将会上升到2460万（Bray等，2012）。全球每6例死亡患者中就有一例死于肿瘤。据世界卫生组织（World Health Organization，WHO）统计，在2018年至少有960万人死于肿瘤。

总体而言，肿瘤是老年病，患者确诊肿瘤的中位年龄为66岁。北卡罗来纳州研究所的数据表明，80~84岁是典型的高发病率年龄组。在危险因素中，年龄增长是最重要的因素。在过去两个世纪，特别是过去五十年，为未来五十年肿瘤负担的增加奠定了基础。1950年以来，作者目睹了全球人口"金字塔式"的增长，再加上当前人口增长率的下降，表明金字塔正在被"填满"——老年人的数量大幅增加（见下页的数字，以供参考）。根据目前人口趋势预测，未来20年，65岁以上人群的复合年增长率预计将是65岁以下人群的近三倍。

该数据显示全球肿瘤发病率将继续上升。发展中国家将基础设施和资源集中于控制和预防传染病上的正确决策，使人群寿命显著延长。肿瘤管理成本效益和社会经济效益不断增长是一个不争的事实，而人口老龄化进一步增加了探索解决这个问题方法的需求。

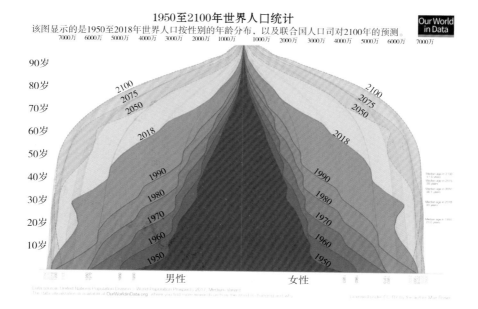

1950至2100年世界人口统计
该图显示的是1950至2018年世界人口按性别的年龄分布，以及联合国人口司对2100年的预测。

柳叶刀肿瘤专业委员会发现放射治疗对于一半以上肿瘤患者的治疗来说是不可或缺的；放射治疗对中低收入国家最常见肿瘤的有效治疗至关重要；并且可以治愈高收入国家一半以上的局部肿瘤患者（Atun等，2015）。然而，全世界肿瘤患者能够获得放射治疗的机会非常低，尤其是在中低收入国家。根据柳叶刀肿瘤专业委员会的数据，如果扩大放射治疗能力，到2035年全球可以挽救2690万生命年（注：生命年是健康经济学指标，指一个人因接受治疗而延长的寿命年），并为各国带来2781亿美元的净经济效益。然而，要增加获得放射治疗的机会需要的不仅仅是安装设备，还需要医生和受过良好教育的工作人员能够安全有效地操作及使用放射治疗设备。

为了增加获得具有"成本-收益"的肿瘤治疗机会，放射治疗的利益攸关者正在尝试同时实现几个目标：简化治疗计划设计及剂量传输，提高诊疗质量，提高治疗效率，降低诊疗总成本。虽然没有任何可以同时有效解决所有这些目标的方案，但鉴于AI这项前景光明的技术正在以指数级速度加速发展，其在放射治疗中的应用可能会为全球肿瘤诊疗工作带来新的希望。

放射治疗技术的创新在两个方面取得了重要进展：提高剂量传输精度（改善了疗效），简化和标准化放射治疗流程和技术（增加了放射治疗流程的顺畅性和便利性）。

令人鼓舞的是，大多数研究都是在AI和机器学习等技术爆发之前进行的，这些技术显著提升了其他几个行业的系统效率。大规模引进这些技术会给肿瘤放射治疗专业乃至整个肿瘤治疗领域带来什么？本章和我们即将出版的下一本书将试图探索一些可能性。

1.2　日益增长的医疗数据带来的挑战

随着研究人员、临床医生和行业不断开发新的肿瘤诊疗解决方案，给临床医生带来了信息方面的挑战。此外，医疗信息几乎每73天增长1倍（Sharon & Lucivero，2019）。在这种情况下，人们肯定会问，肿瘤学家如何才能整合这些新方案产生的"雪崩式"数据？他们如何快速确定患者的最佳诊疗策略？当诊疗团队淹没在大量数据中时，大量宝贵的时间浪费在决定如何管理患者时，新的解决方案已经变得无关紧要。AI已经被证明是解决数据挑战的有利工具，其可以帮助诊疗团队更快、更明智地做出决策。

2　对未来的展望

AI要帮助应对全球肿瘤诊断的挑战，其可能会经历三个发展阶段：工作流程自动化、增强人类专业技能、放大人类能力。每个阶段都涉及人员、数据和技术的结合。

2.1　实现工作流程自动化

自动化是AI应用的最初级阶段，其强调如何更快速地完成工作任务，最终的结果是节省了肿瘤学家大量做其他琐碎工作的时间。自动化的一个重要优势在于通过消除发生人为错误的概率来降低诊疗过程的可变性。在自动化阶段，算法会自动执行重复且容易出错的人工劳动，例如在医学图像上勾画类似肝脏或心脏等健康器官的轮廓。

许多AI自动化工作流程可以安全地引入到人力驱动的质量保证过程中。随着AI收集数据的性能与临床医生相媲美，AI自动化工具会被引入到主要的工作流程中，成为有助于加速诊疗流程的有力工具。

2.2　增强人类专业技能

第二个阶段是提高人类专业技能。这个阶段允许医务人员解决高阶问题。AI可能会扩展个人的能力，例如，通过扫描大量数据，为每位患者确定最佳诊疗方案。提高人类专业技能表现为应用AI探索多种可能的治疗方案，每种方案都基于不同技术可以实现的最佳治疗策略。在新兴市场，人类技能的提高可能会使医务人员提供高质量治疗的能力提高，这可以使技术水平相对较低的人员能够为每位患者提供先进的治疗方式，例如通过图像自动分割实现的IMRT技术。同样地，在发达国家市场，AI推动的人类技能进步可能会提高普通医生的专业知识，或提高基础较差的员工的技能。

2.3　放大人类能力

在这个阶段，AI赋予了医务人员"超人"的能力。例如，能够识别和确定哪些患者会对某种治疗方法有反应。如果没有AI算法帮助，即使是肿瘤学专家也很难发现这些蛛丝马迹。但是，这些线索一旦被发现，就会很容易被筛查出来。不管患者所在地区的情况如何，通过识别这些线索有时可以决定患者个体治疗的效果。

AI最终会被集成于放射治疗设备中，实时调整治疗方案（"闪电"般的快速智能算法会重塑射束形状，将射线集中在远离健康组织的肿瘤上，甚至可能改变处方剂量）。

AI可以实现工作流程自动化，具有增强和放大工作流程的处理能力，使诊疗团队专家可以更专注于制定最佳诊疗策略所需复杂知识的准备。在整个放射治疗过程中，AI可以通过在已知临床背景图像上自动勾画健康和肿瘤组织，将新影像自动配准到既往的影像中，形成患者的影像纵向模型，即数字孪生患者。数字孪生可以量化和可视化患者解剖、生理和新陈代谢随时间的变化。AI将考虑患者在治疗间期或治疗过程中的变化，自动调整放射治疗计划设计，确定量化数字孪生患者的最佳治疗剂量。以这种方式记录的剂量将通过更方便、更舒适的方式使放射治疗过程更精确，疗效更确切，给患者带来更高的生命质量。

在新兴及发展中国家，护士和技术人员可能会使用AI来提高技能，这样他们在肿瘤学专家稀缺的情况下仍可为患者提供诊疗服务。在发达国家，相同的算法将通过加快诊疗过程来降低诊疗成本。随着AI不断提高医生及工作人员的能力及治疗过程的效率，将有利于实现"基于价值"的医学三个特征——以更低的成本提高医疗质量、改善患者疗效。

AI的使用可以使放射治疗标准化，无论患者在什么地方接受治疗，都可以获得同等质量的诊疗。总之，AI有扩大患者获得高质量放射治疗机会的潜力，在降低诊疗差异性的同时提高质量，降低成本。

3　肿瘤放射治疗中常用的AI工具包

3.1　训练和学习模式

监督学习模型是假设输入数据符合独立、同分布（i，i，d）的特点，标签x_i数据集与y_i数据集匹配。与任何统计学习方法一样，需要选择或设计适合的工作任务训练范式，以实现训练参数的平衡稳定，由x预测y，或者更一般地预测概率分布p（$y_i|x_i$）。这个标准通常根据x_i和y_i数据集来评估，以衡量模型的可推广性，并会有确保不会过度训练的算法。

无监督学习模型是挖掘一组未标记样本x_i的本质特征或潜在空间信息规律的方法，然后可以将这种学习的结果用于以后的监督学习工作任务中。无监督学习通常可以将高维度的输入空间简化为较低维度的特征空间，以保留结果重建以及适合未来任务的一些理想特性。例如，自动编码器（Auto-encoder，AE）和各种类型的变分自动编码器（Variational Auto-encoders，VAEs），如流行的矢量量化变分自动编码器（Vector Quantized Variational Auto-encoder，VQ-VAE），以及可以训练用于多种目的的潜在应用场景，例如迁移学习（在下文中解释）中压缩、目标特征与对象特征分开，以及异常值检测等。

在半监督学习中，一小部分数据被标记或认为标签是可信的，而较大数据库是未标记的，或者标签是不可信的。半监督学习试图训练未标记数据的特征以迁移学习，并利用输入数据的概率先验x_i，并根据标记数据进行微调。

在主动学习中，为了提高学习效率，实施者决定何时要求人工标记特定样本，因此主动学习总是在人工查询成本和模型广义准确性之间进行权衡。目前已完成的研究发现，主动学习会减少非医学类图像分割所需标记的样本量；然而，人体信息具有很强的个体差异性、图像和图像标签中具有多重对应关系的事实阻碍了在放射治疗中进行类似的消化吸收和应用。主动学习也可以指具体探索——利用已经获得的知识进行权衡，并试图通过可能失败的结果来获取新的知识。

当机器学习模型中只存在未标记数据时，自监督学习本质上是通过一系列"游戏"规则来监督机器学习的模型。在没有标记数据的图像中，可以尝试从图像中创建随机重建孔洞，或者寻求从低分辨率子采样数据中提取全分辨率数据。这些游戏规则使机器学习模型能够快速学习数据集的显著特征，尤其是当模型参数量非常大时，比如Transformer。一种非常流行的自我监督学习形式创建了嵌入式模型：例如，word2vec（以及最近的data2vec），将单词转换为表示它们之间关系的张量对象，并压缩数据输入的维度。

自我进化是一种可以在没有比较情况下训练模型的现代式自我监督学习的方法。在这些模型中，一个教师和一个学生或"孪生数据"互相训练，要非常小心的是不要"破坏"他们之间的训练关系。这些技术在监督集上训练之前，利用了未标记样本的许多优势，形成了现代式深度学习技术。

生成模型试图通过预测输入空间和标签$p(x_i, y_i)$的联合概率，以便从相同分布中生成新的样本。其可以通过将随意生成的新样本与真实样本区分开来的对抗训练来强化这些样本。生成模型能够为正则化神经网络提供有效手段，从而实现更高维度的可推广性，并且对抗模型可以探究不同预测网络的鲁棒性。

医学数据通常涉及患者各种类型的病例信息和治疗方式，这可能会给单一的统计学训练方法带来许多混淆因素。这些数据被称为"长尾"数据，这意味着即使有非常大的样本量，但具有相同背景的样本越来越少。在这些情况下，人们经常使用多任务学习，以便在训练中共享某些参数，完成独立于混杂因素的学习；然而某些特定任务的参数将继续预测情境化。元学习是指基于先前背景数据训练后、快速学习新环境下数据的能力。

强化深度学习已经有50多年的历史了，但最近随着神经网络的出现，深度学习取得了巨大成功。本质上，强化学习允许产生一个在统计学上有偏差的优化器，作为针对不同场景的训练输出，样本集由预测目的决定。如果样本不是i.i.d.，则需要非常小心，以确保预测模型与相关训练样本之间关系的稳定性。

在降维过程中，高维输入空间被转换为低维特征流，该特征允许人们关联不同样本。这种关联允许人类或其他机器学习探索可能的试验或确定可能的内在关系。

3.2　AI工具包的选择

AI科学家使用上述工具实现了手头工作流程的自动化，具有增强或提升人类技术能力的性质，可以按照AI中一个或多个典型的作用任务（示例）分类：鉴别诊断（例如良、恶性肿瘤的诊断）、工作流程的改进或嵌入（使用机器学习基于先验知识进行放疗计划设计中的影像特征）、运动预测（如在患者特定呼吸模式和传感器监测下预估器官未来位置）、射束控制（根据患者个体化运动改变放疗射束序列）、疗效模拟评估（根据模拟粒子物理传输或生物疗效来修改治疗计划）、治疗策略推荐（将用户的首选机器置顶于列表）、人机交互（自动完成PTV轮廓勾画）和放疗计划设计（修改治疗计划设计模式，而并非仅是优化目标）。

这可能导致混合型或新型的AI任务类型。与任何统计学习模型一样，需要设计适合的训练任务，以在已知训练数据集、测试数据集和验证数据集之间获得平衡稳定的训练效能。

神经网络的归纳偏差描述了初始架构如何在统计数据中发现问题。例如，当前流行的卷积神经网络在卷积学习函数滤波器中利用了真实世界3D对象统计的空间关系；而基于Transformer的神经网络则利用了特定元素高维输入的注意力和关联性。一般而言，学习网络的设计必须能够反映放射治疗工作流程中已知的偏差，例如粒子传输偏差、解剖特征偏差、日常偏差的介入方式，偏差的允许方式，以及常规的权衡策略。

当一个问题需要通过足够多的数据域实现自动化时，迁移学习则允许用更少的数据快速发现新的问题。在放射治疗背景下，迁移学习提供了一种快速学习方法，可以在患者已知的既往背景下解析新患者的解剖结构，在先验知识指导下实现新的诊疗过程自动化，或者在之前的建议下快速学习推荐新的设置。迁移学习在机器学习中无处不在，因为其源于统计学习理论的基础。工程术语中的计划执行干预可以被认为是控制理论：在闭环中感知或诊断、推理、执行，然后再感知等。之前的决策控制理论在为新决策提供帮助方面的效果不尽如人意。强化学习（Reinforcement Learning，RL）带来了控制训练算法的能力，这些算法在统计上学习或训练以前的控制回路信息，以优化新回路速度和减少训练时间。

不可避免的是，由于缺乏建模和前瞻性随机临床对照试验数据，某些控制体系无法在RL算法实时训练库中得到表达。因果推断是指估计一系列事件或时间序列数据之间的因果关系概率，可以进一步提出支持这些说法所需的最小实验。通过Perl因果关系、Granger因果关系、定向信息、合成控制分析等方式来实现。这种分析可以在新的前瞻性试验中完善纳入标准和排除标准，并且在缺乏大规模随机对照试验的情况下为美国FDA奠定了真实世界证据（Real-world Evidence，RWE）的基础。

4　进入2030年AI工具的发展轨迹

目前，放射治疗中选择的AI工具包括肿瘤与危及器官的自动分割、基于先验知识的计划设计、运动管理和特定的迁移学习。到2030年，这些都将发生巨大改变。当设想在放射治疗中使用AI技术时，需要区分哪些解决方案可以在未来3～5年内实现，哪些解决方案需经更多的研发才能在主流研究机构之外的机构安全使用。在不久的将来，通过扩展现有方法来提高日常工作流程的自动化AI工具最有可能成功，并可以实现稳定的临床应用。

从患者第一次接受放射治疗咨询到最后一天治疗结束，诊疗过程非常复杂，需要有多个交互式反馈回路。虽然美国医学物理学家学会（American Association of Physicists in Medicine，AAPM）的TG-100报告中描述了放射治疗典型工作流程的一般步骤，并且在不同放疗部门之间的应用十分相似；但世界各地放射治疗机构之间却存在显著差异。在自动化和AI临床实践中，AI工具必须区分可能使患者个体获益的预期变化和可能降低放射治疗质量及安全性的非预期变化。下文将描述可能损害放射治疗过程的非预期变化来源，以及AI如何改善临床过程。

患者准确的分期是循证医学治疗计划设计的首要基础条件。随着更多肿瘤遗传学的发现，这些新信息会影响肿瘤分期。肿瘤分期随着科学发展而进步。为了实施循证医学，肿瘤放射治疗专家必须记住基于患者病理类型、肿瘤分期、年龄、并发症和其他因素的数百条治疗建议（Hansen & Roach，2010）。许多研究表明，随着新的临床试验结果公布，新的最佳建议在转化到临床常规实践时面临很多挑战，并存在滞后多年的困境（Grol & Grimshaw，2003；Ploeg 等，2007；Szulanski，1996）。例如，在美国，超过30%的N2/N3分期的女性乳腺癌患者在乳腺切除后，仍然没有接受指南建议的放射治疗，使患者局部复发率增加了20%～27%，总体生存率降低了8%～9%（Chu 等）。发展中国家的临床医生在应用新证据方面面临着更多障碍，因为他们通常无法及时获取同行评议的文献资源或参加更新的临床专业知识学术会议。

基于电子病历智能协作（CI）使用NLP的决策支持软件将帮助医生对患者准确分期，解决循证治疗实施延迟和经验不足的问题。基于NLP和网络信息自动抓取相结合的智能协作CI软件正在开发中（Saiz 等，2021），以帮助医生进行文献综述和制定治疗计划。依据患者相关电子病历数据，智能协作CI决策支持软件将匹配合适的专业学会建议和临床试验结果，并采用用户体验良好的图形界面（Graphical User Interface，GUI）来显示由此产生的治疗建议。

放射治疗中肿瘤靶区及危及器官轮廓的自动勾画是最有利于患者的临床实例之一。肿瘤靶区及危及器官的勾画是一项耗时、耗力且不断重复的工作任务，而这正是AI实现工作流程自动化的优势所在。有大量文献证实了人工勾画时不同观察者之间的巨大差异，甚至在危及器官（Organ-At-Risk，OAR）和肿瘤靶区勾画方面的专家之间也是如此。早期研究表明，基于AI的肿瘤靶区及危及器官的勾画工具可以显著降低专家之间的差异。相比于AI的其他应用，肿瘤靶区及危及器官的自动分割是放射治疗学科中一个发展良好的子领域，其研发及临床应用也相对成熟。在影像诊断中使用的基于AI的自动分割、结构标记的记录方式和经验可以直接应用到肿瘤放射治疗工作流程中。

除了减少肿瘤靶区和危及器官勾画的差异性、节省临床医生时间外，基于AI的自动分割在未来十年中还可以对三个主要领域产生重大影响。

首先，AI自动分割工具可以根据AAPM TG-263发布并被临床试验小组采用的建议，促进器官及结构标准化命名的推广。这反过来又可以通过减少数据预处理需求来促进基于大数据放射治疗的科学研究。

其次，基于AI算法可以支持不同医疗机构更快地采用临床试验小组发布的危及器官与肿瘤靶区分割图谱和指南。目前，医生和放射物理师（剂量师）需要付出很多努力才能找到这些指南并应用于临床实践中。AI工具可以将更新后的肿瘤靶区和危及器官分割建议集成到未来的软件版本中，在医生需要的时候和地方主动将这些标准推送出来。

第三，也是最重要的一点，基于AI分割算法可以成为一种训练工具。与世界上肿瘤靶区和危及器官分割资源丰富地区的诊所类似，AI软件可以指导用户和临床医生实现2D普通放疗转向基于3D立体定向放射治疗，并使指导策略适应当地临床条件：

- 不同诊所拥有的设备不同。一些大型放射治疗中心常规提供自适应放射治疗、SBRT、MR引导的模拟定位和放射治疗、复杂的近距离插植放射治疗等服务，这些与设备陈旧的诊所工作流程显著不同。
- 各专业人员配置的数量不同。每周聘用物理学家进行几天咨询的小型诊疗机构可能会为剂量师和治疗师分配放射物理师相关的任务，而大一些的医疗机构则会将工作任务分配给放射物理学家。在如日本一些国家，医学物理学是一门新兴专业，而在另一些国家则有公认的专业地位。
- 地方法规和报销政策也将引导工作流程发生一些变化。例如，基于第三方设备测量的IMRT质量保证和常规体内剂量测定的报销差异会影响分配给安全和质量保证工作的资源配比。

放射治疗计划设计的实时优化：当前，放射治疗计划设计可能是一个非常耗时的工作，尤其是对于复杂病例，如头颈部肿瘤。不能深入理解临床医生语言的优化算法和必须学习临床医生语言的优化算法之间的基本迭代往往会产生较差的结果。临床上实施的放射治疗计划设计通常是那些在规定时间内相关指标被视为是可接受的计划。在未来，机器学习将提供几乎是即时优化的放射治疗计划设计。这将依赖于基于云空间的可扩展分布式GPU计算，以及利用强化学习模型产生的先验策略推理算法，而不是基于标准差和字典权重的绝对优先级排序的先验知识进行简单的放射治疗计划设计优化。

基于因果推理的放射治疗计划设计：今天的放射治疗计划设计标准包括格式和既往经验。这在很大程度上是由于基于数据分析的结果与严格的前瞻性临床试验之间存在不断扩大的差距。未来，所有这些纵向数据都将以电子形式记录，并能够检测在没有肿瘤放射治疗专家或医学物理学专家的个人习惯和系统培训的情况下，如何基于解剖学、亚解剖学和生物学直接优化产生的结果。使用因果推理进行计划设计时，可以消除那些原本被信号所掩盖的混杂因素。

放疗日程合理安排对患者及时获得医疗服务、有效利用工作人员及设备资源至关重要。排队理论通常应用于运营管理、交通控制和人员配置模式，以改善客户服务体验，但尚未在医疗机构中常规应用。肿瘤患者的放射治疗疗程一般超过4~6周，这是测试高级调度算法软件在临床实践中应用的一个重要场景。

肿瘤放射治疗日程自动安排的优势主要体现在两个不同方面：①自动化日程安排可以使放疗机构受益，因为从患者开始咨询到模拟定位等各项劳动密集型工作任务，都需要质量保证授权及肿瘤临床等多方面的协调支持。②放射治疗疗程安排需要根据单次治疗时长、患者喜好和工作人员配备等情况来优化直线加速器时间安排。

对于第一方面，在初始调度阶段，AI支持的调度可以减少前端人员认知工作和任务检测的工作量。无监督学习算法可以承担起诸如发起保险授权请求以及与肿瘤科、营养师和社会服务支持等其他部门联合调整安排放疗日程等任务。对于常规调度，ML软件通过评估包括患者年龄和行动力等参数，可以检测乳腺癌或头颈部肿瘤等不同放射治疗类别实际所需直线加速器的时间。基于类似程序所需的大时间数据集优化机器时间表可优化放疗机器日程及患者分布，AI可以根据患者喜好调整放疗日程，并快速调整设备停机后的放疗日程，以增加资源使用率，减少等待时间，提高患者满意度。

为了实现上述AI在医疗机构中的应用，还需要描述AI成功实施所必须具备的条件。可从影像诊断学、IBM Watson项目以及目前肿瘤放射治疗领域中小规模商用的AI解决方案采用率中吸收经验。

首先，AI的实施需要IT硬件资源和技术支持。目前，许多医院的IT系统的结构严重限制了诊所和外部实体之间数据互访。这些限制主要源于维护网络安全和遵守HIPAA法律的考虑。在这些限制条件下，AI的实施将需要建立基于云计算的访问策略，为依赖大数据的共享软件提供符合HIPAA的数据，并确立开源软件的研发框架。除了IT基础设施外，还需要人力资源来授权、实施和维护AI工具。与硬件解决方案安装和持续维护一样，软件和流程也需要持续维护和改进。

其次，鉴于大多数医疗机构面临的限制，供应商应致力于构建可在常规临床中采用的AI工具。为了在2030年前实现这一目标，供应商需要了解当前的障碍和缺陷所在，以及在产品设计中如何构建抵御故障的稳健措施。供应商面临的主要挑战是如何将这些障碍从临床流程中移除。除非产品经理和软件设计师深入到医疗机构中，否则很难掌握哪些产品存在与临床医务工作者没有很好地融合的关键节点。技术在这方面提供了一个可行解决方案：自动化、工作流程监控软件可以学会标记流程中与理想的偏差大于预期的地方，进而可以召集供应商/临床医生团队集中参与诊断及解决问题。供应商面临的另一个挑战是，目前AI工具的开发和实施主要由资源丰富的医疗机构来推动。与供应商合作进行临床实践的多数机构很少包括小型或资源不足的医疗中心。为了在2030年前实现AI的广泛采用，减少患者健康保障措施之间的差距，供应商和资源匮乏的医疗机构需要找到一种协调各方需求的解决方案。

5　结论

总之，作者预测，在未来十年，AI工具在临床实践中的应用速度将不断加快。随着构建出既满足当地需求，又在数据蠕变时保持鲁棒性的算法，这些算法的安全使用将惠及资源有限的医疗机构。随着工作流程逐步实现自动化、医务人员专业技能的增强和临床医生工作能力的进步，肿瘤放射治疗领域AI工具的应用将增加肿瘤诊疗的可及性，并降低目前尚未得到充分服务的患者群体的成本。

参考文献

Atun, R. *et al.* (2015). Expanding global access to radiotherapy. *The Lancet Oncology*, 16(10), 1153–1186.

Bray, F. *et al.* (2012). Global cancer transitions according to the Human Development Index (2008–2030): A population-based study. *The Lancet Oncology*, 13(8), 790–801.

Chu, Q. D. *et al.* (2015). Postmastectomy radiation for N2/N3 breast cancer: Factors associated with low compliance rate. *Journal of the American College of Surgeons*, 220(4), 659–669.

Grol, R. and Grimshaw, J. J. T. I. (2003). From best evidence to best practice: Effective implementation of change in patients' care. *The Lancet Oncology*, 362(9391), 1225–1230.

Hansen, E. K. and Roach, M. (2010). *Handbook of Evidence-based Radiation Oncology*. Vol. 4. Cham: Springer.

National Cancer Institute (Webpage). Available from: https://www.cancer.gov/about-cancer/causes-prevention/risk/age.

Ploeg, J. *et al.* (2007). Factors influencing best-practice guideline implementation: Lessons learned from administrators, nursing staff, and project leaders. *Worldview of Evidence-Based Nursing*, 4(4), 210–219.

Saiz, F. S. *et al.* (2021). Artificial intelligence clinical evidence engine for automatic identification, prioritization, and extraction of relevant clinical oncology research. *JCO Clinical Cancer Informatics*, 5, 102–111.

Sharon, T. and Lucivero, F. (2019). *Introduction to the Special Theme: The Expansion of the Health Data Ecosystem — Rethinking Data Ethics and Governance*. London, England: SAGE Publications Sage UK, p. 2053951719852969.

Szulanski, G. J. S. M. J. (1996). Exploring internal stickiness: Impediments to the transfer of best practice within the firm. *Strategic Management Journal*, 17(S2), 27–43.

第二篇

实施策略

第 3 章
在医学影像学中应用人工智能的经验教训及其对肿瘤放射治疗的启示

Seong K. Mun，Shih-Chung Lo and Kenneth Wong

摘要

人工智能（AI）为所有行业带来了巨大变革，新兴行业应运而生，现有行业需要通过数字化转型以满足未来需求。过去50年中，AI的发展经历了充满希望和多次失望的阶段。与此同时，AI科学和技术的发展速度正在不断加快。AI从业者和用户群体都了解一些对其期望过高的风险。AI是一套强大工具，可以解决数据丰富且混乱的医疗系统中会出现的问题。医学影像学是第一个积极开发AI工具的医疗领域。然而，在经过超过25年的研发，产生了许多经FDA批准的产品后，医学影像学领域中这些AI工具的应用仍处于初级阶段。本章回顾了医学影像学中应用AI的经验教训，并为AI在肿瘤放射治疗学领域的发展提供一些启示和建议，以有效实现AI整体的智能化。我们习惯于从技术推动的角度思考问题，但AI策略应该是需求驱动的，并将AI工具与可持续解决的重要问题相匹配。成功的数字化转型必须通过提高整个服务链工作效率来关注价值创造。

1 人工智能生态系统的演变

1.1 人工智能的"期望与失望"

机器学习的想法始于McCullouch–Pitts生物神经元数学模型的概念（McCullouch &

Arlington Innovation Center: Health Research, Virginia Tech: Washington DC Region, Arlington VA, USA

Pitts，1943）。直到近年来的大数据时代，其发展主要限于学术界。简而言之，人工智能（AI）是一个广泛术语，用于描述设计模式识别并做出决策的软件系统，无需人类干预。机器学习（ML）是AI的一个子领域，包括更高级的模型和技术，其程序可以从示例中学习。深度学习（DL）是基于多层人工神经网络机器学习的进化。

在人工智能演进中，有两个重要概念：

（1）将AI作为符号表示和形式逻辑表达的专家系统以及一系列高级计算机编程语言的发展，例如LISP，成为20世纪60年代AI常用的编程语言。

（2）模拟大脑中神经元的概念和数学框架，演变为人工神经网络的技术。

在20世纪六七十年代，一些成功的AI应用，都是以专家系统的形式出现，引发了行业的快速发展。但是相关领域的专家很快意识到，早期在解决结构良好的狭义问题方面取得的成功，并不能推广到更广泛的应用领域或提供更有操作价值的系统。这一时期通常被称为AI发展的寒冬期。

在人工智能的寒冬期，计算机科学、概率论、数学和人工智能等多个学科共同努力，克服了人工智能初期的失败。特别是，概率论、信号处理和优化等技术被纳入到人工智能架构中，形成了被称为机器学习（ML）的领域。流行的机器学习技术包括随机森林、Boosting、支持向量机和人工神经网络。大约在2010年左右，人工智能迎来了全球性的重大复兴，这在很大程度上得益于谷歌和亚马逊等互联网行业的推动，人工智能成为政府、工业界和学术界的核心投资领域。图1显示了自1950年以来人工智能的发展和应用时间轴，包括人工智能两次寒冬期（Kaul等，2020）。

近年来，人工卷积神经网络（CNN）通过解决医学中神经网络的计算问题和所需训练数据的可用性，在机器学习领域占了主导地位。由此产生的系统被称为深度学习（DL）系统，并在性能上有了显著进步，超越了前几代算法。这引发了下一个炒作周期。尽管我们正在走出人工智能的寒冬期，但我们必须保持客观的态度，不应夸大其用途。基于发展和战略部署的规律，保持谨慎乐观的态度十分明智，因为人工智能在包括医疗保健在内的许多行业中的发展及应用过程都会经历起伏（West & Allen，2018）。

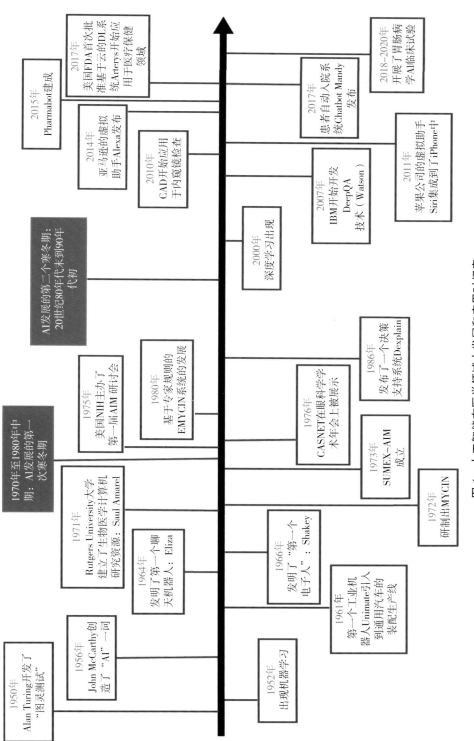

图 1　人工智能在医学领域中发展和应用时间表

1.2 促进人工智能研发的技术生态系统

人工智能研究和开发工作蓬勃发展主要有四个原因。

（1）大规模的可用数据集：

机器学习算法需要大量训练数据来生成高性能的人工智能模型。例如，现在一些人脸识别的人工智能系统的准确率通常可以胜过人类。但是，为了做到这一点，需要数以万计或数百万张标记过的人脸图像数据用于训练。来自许多行业越来越多的数据用以开发与实际运营情况相匹配的训练和测试数据集。

（2）计算机算力的增强：

机器学习系统需要超强计算能力来处理、存储和管理数据。一种新的计算机架构：图形处理单元（GPU），在2010年左右为人工智能建模所需的大规模并行计算处理而开发出来。GPU系统可以将人工智能训练过程提速20倍，而不再需要超级计算机。

云计算的发展对推动人工智能发展也很有好处，因为研发者可以随需要快速获取大规模的计算资源，并且仅在需要时购买所需的算力。

（3）改进的机器学习算法：

最早的机器学习算法已有几十年历史，其中一些几十年前的算法仍然有用。然而，近年来研究人员开发了许多新算法，加速了人工智能技术能力的进步。这些新算法使机器学习模型更加灵活、强大，可解决不同类型的问题。

（4）开源代码库：

长时间以来，机器学习一直是计算机科学中的一个专业领域。开发机器学习系统需要许多具备特定的专业知识和可以定制开发软件的科研人员，只有少数组织或机构能够负担得起。然而，现在有许多开源代码库和开发工具，允许构建和使用外部领域的工作。因此，今天没有团队或组织必须从零开始。此外，即使是非专家类的初学者，只要他们能够获取高质量数据，也可以创建出有用的人工智能工具。根据人工智能的具体应用，特别是在医学影像领域，其中一些开源代码需要进一步开发以达到最佳性能。开源系统的一个关键优势在于允许用户方便地合作，这在人工智能工具开发和测试中非常重要。

2 不同类型的机器学习工具

随着机器学习领域的发展，出现了越来越多不同类型的机器学习方法。然而，较

为常见的机器学习算法有以下几种:

2.1　监督学习系统

监督学习使用的是由人类"监督员"标记的示例数据。监督学习具有出色的性能,但获取足够数量的标记数据可能会很困难,耗时且昂贵。

2.2　无监督学习系统

无监督学习也使用数据,但不需要对数据进行标记。因此,在许多应用中的性能低于监督学习,但它可以解决监督学习无法处理的问题。

2.3　强化学习系统

强化学习涉及人工智能自主代理收集数据,并根据与场境的试错交互来改进模型。通过不断试错,人工智能代理学习如何完成任务。代理通过数百万次尝试找到最佳解决方案。一旦成功,其将获得奖励。强化学习方法在视频游戏中击败人类的成绩令人瞩目。这是一项热门的基础研究课题,但尚未被广泛应用于实际问题。

图2显示了三种主要类型的机器学习方法及可能的应用。

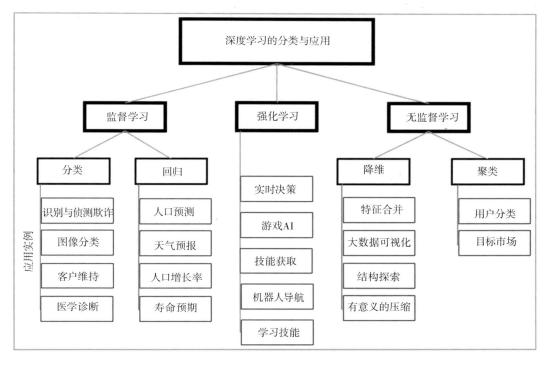

图 2　机器学习的三种类别及其应用

3   医学影像学的数字化转型和计算机辅助诊断（CAD）

医学影像学是第一个采用数字技术的医疗专业之一，数字技术是一切人工智能应用的基础。自20世纪70年代以来，医学影像学采用了许多新的数字成像技术，如计算机断层扫描（CT）、磁共振成像（MRI）、正电子发射断层扫描（PET）、单光子发射计算机断层扫描（SPECT）、数字超声、数字乳腺X线摄影等。这些数字影像最初是通过打印胶片进行解读、共享和存档。计算机放射摄影（CR）取代了传统基于胶片的X线图像（又称伦琴图像）。随着数据采集、存储、图像显示和数字传输技术的改进，医学影像学操作在20世纪末转向了无胶片的数字化时代。今天，X线胶片已经基本消失，图像存档与通信系统（Picture Archiving and Communication System PACS）管理所有的数字化医学影像学图像。这些数字图像开启了图像处理在诊断医学影像学以外各个专业领域应用的时代。肿瘤放射治疗学是一个专门领域，数字化成像，尤其是CT和MRI等断层成像技术的进步，已经彻底改变了整个治疗过程。

3.1   计算机辅助诊断

随着数字化医学影像学图像的增多，医学影像学界开始探索将卷积神经网络用于图像模式识别的概念。一些人开始开发计算机辅助诊断（Computer-Aided Diagnosis，CAD）作为医学影像医师的辅助。与此同时，计算机科学领域也在探索与开发计算机视觉技术。计算机视觉是计算机科学的一个领域，旨在复制人类的视觉过程。软件被开发用于对静态和动态图像中的对象进行分割、识别和跟踪。计算机视觉和医学影像科医师对医学影像学图像的解释似乎可以在技术工具和实际应用方面相辅相成。

医学影像学中CAD研究的概念演变为两个不同的临床应用：计算机辅助诊断（Computer-Aided Diagnosis，CADx）和计算机辅助检测（Computer-Aided Detection，CADe）。CADx意味着计算机根据需要为医生提供诊断。另一方面，CADe意味着计算机标记出值得关注的区域（如肿瘤），以进行进一步的诊断评估，但不提供诊断。例如，CADe可以对无症状的高风险人群进行肺癌或乳腺癌筛查。如果在筛查中怀疑有肿瘤，患者将进行额外的精准诊断研究。CADe作为检测算法，主要基于分割、模式识别、正常结构识别和特征分析来识别异常。CADx作为分类算法，将侧重于图像模式识别、特征差异以及患者信息来对疾病的严重程度或预后进行分类。在许多情况下，特定的低分辨率单一成像模式，甚至高分辨率图像并不具备足够的信息来开发临床可行的CADx算法。

此外，医学影像学的计算机辅助分流和通知（Computer Aided Triage and Notification，CADt）软件旨在帮助优先排序和分流医学影像学检查。根据计算机辅助图像分析，可以及时通知指定的临床医生查看急需评估的医学影像，这对及时完成影像诊断非常有用。CADt可能不在原始图像中提供标记、突出或引导用户特别注意的位置。值得注意的是，FDA最近将CADt定义为II类软件。

推动人们在对医学影像中应用AI投资和兴趣的一系列CAD工具之一是计算机辅助乳腺X射线摄影筛查。20世纪90年代，由于政府对妇女健康的关注，导致对乳腺癌筛查具有巨大的临床需求，医生需要读取大量的乳腺筛查X线摄影图像。因此，美国政府允许对计算机辅助乳腺筛查X线摄影比传统手动方法获得更高的报销比例，以提高临床服务能力和筛查服务质量。这种财务激励机制增加了美国各地在临床上采用CADe工具的数量。乳腺X线摄影筛查中应用AI的成功激发了AI研究领域的兴趣，并推动了许多新的医学影像学AI产品的研发。在公众媒体上，有人猜测机器人有可能很快取代医学影像医师。

然而，在2003年1月至2009年12月期间进行的一项涉及271名医学影像医师和32373名女性的重大研究，比较了有无CADe乳腺X线摄影判断的结果。研究表明，CADe并没有提高乳腺X线摄影诊断的准确性，但增加了假阳性结果。Schaffter和同事最近进行了一项关于数字化乳腺X线摄影应用深度学习的多中心试验，涉及来自美国和瑞典的30万个乳腺X线摄影数据。该项目包含来自44个国家的126个团队，以测试AI能否达到或超过医学影像医师的表现。他们得出的结论是，AI工具并没有比无AI工具的医学影像医师表现得更好。

医学影像学中应用AI成功的例子之一是肺癌筛查。使用CADe对低剂量CT影像进行肺癌筛查可以提高敏感性，同时将医学影像科医师的阅片速度提高了30%。在肺癌筛查CT判读中，AI工具可以减少血管干扰，提高CT影像解读速度。这种工作效率的显著改进是临床应用的重要推动因素。

经过十多年的大力研究和开发，以及100多个经FDA批准的医学影像AI产品的问世，这些工具的临床应用仍进展缓慢。尽管具备庞大的数字基础设施，但AI总体上对医学影像学并没有产生重大影响。因此，医学影像学专业的一些专家将当前情况看作是AI的"寒冬"，类似于过去50年来机器视觉领域所经历的情况。

在医学影像学中可能不允许对使用AI工具进行额外报销，因此工作效率改进（如肺癌筛查）和成本节约可能成为临床采用AI工具的主要动力。有许多机会可以利用AI

来优化工作流程，实现自动化，以提高整体工作效率。

3.2   从医学影像学AI应用中学到的技术教训

医学影像学中AI应用一直以前文提到的监督学习模型为主。然而，这个模型有几个方面需要进一步改进。

3.2.1   卷积神经网络（CNN）的局限性

基于多层感知机制的神经网络是深度学习概念的一部分。CNN由一系列卷积层组合而成，每层都有一组庞大内核。CNN作为基于空间特征的特征学习模型，具有多个通道。最初，它是为识别手写字母数字而开发的。一般图像模式识别依赖于图形的基本模式特征（例如边缘）、方向和大小。然而，医学图像模式识别更依赖于灰度强度分布和大小，而不依赖于方向（Lo 等，2018）。传统CNN方法在医学成像中的常见困难可归为三类：

（ⅰ）无法区分出以前的正常结构和模糊不清的异常结构；

（ⅱ）无法区分疾病模式，尤其是在广泛正常结构内识别微小病灶；

（ⅲ）无法在组合模型和分解模型之间建立集成系统。

需要进一步在CNN领域的研发，以改善CNN在医学成像应用中的表现，尤其是在CADx方面。CNN的优势在于能够自动学习特征，涉及数百万个卷积，关联了短距离和长距离的像素关系（张量），只要提供足够数量的样本，而不是有限数量的定义公式。这就像我们在CAD领域中使用影像组学的方法一样，是一种传统方法。

3.2.2   数据质量和预处理

在任何数据科学研究项目中，都需要花费大量时间、精力来"清洗"数据，医学领域也不例外。数据必须具备足够高的质量，并由统一参数获得，以验证其结论。在患者诊疗环境中，图像质量可能会因成像时间、成像协议、成像系统设置、患者情况和不同科室临床实践标准不同而有所变化。尽管人类视觉可以适应阅读不同质量的图像，但AI工具通常无法做到这一点。为了实现AI系统化处理图像的功能，一个重要的任务是图像预处理，包括优化图像质量、减少或去除噪声和对于区分的基本特征进行增强。此外，还有越来越多的AI工具用于实现图像质量的标准化。

因此，用于疾病筛查或诊断的医学影像学AI工具包括以下几个组成部分：

（ⅰ）预处理，如图像归一化；

（ii）图像分割或感兴趣区域（ROI）提取；

（iii）潜在疾病模式的识别和分类。

图像分割在进行医学影像学和肿瘤放射治疗学的对比时尤为重要，因为在肿瘤放射治疗学中，分割和识别的作用更加突出。对于许多医学影像学检查，不需要进行分割，或者仅限于测量肿瘤的大小和形状，对最终诊断的影响可能不大。相比之下，肿瘤放射治疗学中的分割通常涉及多个相邻或重叠的器官和治疗靶区，这些部位的体积对评估治疗方案的质量至关重要。

3.2.3　数据量和数据混合

工具研发中存在两个数据问题：获取足够数量及多样性的数据，以代表临床和操作环境中的实际病例组合（Yamashita，2018）。

与非医学应用相比，医学影像学中的成像数据需求相对较低，每种疾病类别少于10 000例。例如，最近针对肺癌筛查的AI工具开发，大约需要2000例病例，包括300 000张CT图像，就足以用于训练。其中在约300例、45 000张图像中约有20%为微小病变的病例，由十多名医学影像科医生进行FDA指定的临床试验（Lo 等，2018a）。对于不同疾病类型和成像方式，这些数字要求会有所不同。如果临床问题具有许多微小特征，则所需数据量可能更大。

AI中的偏差可以被视为一种特定类型的泛化问题，尽管这种问题更为隐蔽，因为如果AI系统的偏差与人类从业者的偏差同步的话，这种偏差是无法被发现的，因为没有人会注意到。此外，由于在标记或解释这些图像数据时经常需要依赖人类专家，人类的偏见可以在基础层面上固化到AI系统中，使其很难消除。偏差问题还受到医疗保健获取数据的结构性不平等的影响。

3.2.4　专家标注和策划

在医学影像学成像中，监督学习方法是最常用的工具，它需要标记的数据进行训练和验证（Lo 等，2018a）。医学影像科专家必须对图像进行手动标注。这个过程非常耗时费力。此外，图像的真实结果是通过3名医学影像科医生中有2名达成一致的诊断和临床判定来确定的。非专家无法进行这种真实性标注。

3.3　医学影像学中AI工具的临床应用效果不佳的教训

自20世纪90年代初期，在人工智能（AI）引发了医学和其他行业从业者的无限期望之前，医学影像学专业领域就非常活跃地开发了计算机辅助诊断（CAD）工具。如今，在美国已经有100多个获得FDA批准的医学影像AI应用产品，但是这些产品在临床应用中采纳的速度非常缓慢。

对传统CAD实施AI的一些障碍（Strohm，2020）包括：

- AI算法技术性能不一致（误报和漏报）；
- 缺乏AI实施的规划和监测；
- 缺乏关于AI应用对医学影像学工作流程影响的经验证据；
- 由于缺乏效益证据，未来收益不确定；
- 接受度和信任度差异明显；
- 法律和监管问题。

医学影像学中传统CAD的努力主要集中在由医学影像科医师进行的诊断解读。然而，现在CAD不仅是辅助医学影像科医生进行诊断解读，而是必须解决整个工作流程中的问题。

正如前面所提到的，AI是一组强大工具，具有多种超越模式识别的能力。目前在医学影像成像AI方面的研究中有三个并行的研究领域，如图3所示：

（1）下一代CAD：提高传统CAD的技术性能；

（2）影像组学：通过定量分析医学影像（也称为影像组学）创造新的知识；

（3）工作效率：通过预测、分析、优化工作流程，提高整体工作效率。

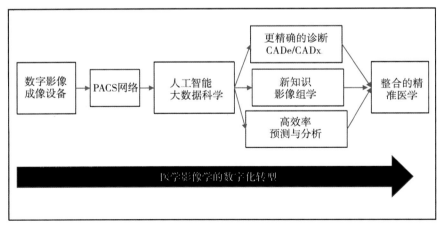

图3   在医学影像学服务中采用人工智能的三种潜在途径

尽管出于历史原因，CAD和影像组学被分别提及，但影像组学的研究将会提高CAD性能。因此，本章的其余部分将讨论如何将影像组学用于新知识创造和工作效率提高，而工作流程优化将被视为医学影像学和肿瘤放射治疗学中AI应用的两个重要目标领域。

4 医学影像学和肿瘤放射治疗学的比较

在考虑AI应用时，对比肿瘤放射治疗学和医学影像学的差异会有更多的帮助。乍一看，AI在医学影像学和肿瘤放射治疗学的应用似乎非常相似。这两个领域都广泛使用医学影像为主要数据来源，因此，具有可以快速访问数据的大型影像数据库至关重要。由于需要训练有素的专家进行影像数据标注和管理，这一过程极具有挑战性，因为这些专家的日常工作非常繁忙。

然而，这两个领域之间也存在显著差异。表1展示了这两个领域的多个参数对比情况。

表1 医学影像学和肿瘤放射治疗学之间主要差异的对比。这些差异应该为人工智能算法在各自领域的发展及应用提供指导

医学影像学	肿瘤放射治疗学
强调检测和诊断	强调治疗和疗效
必须识别广泛的潜在疾病状态	相对局限的疾病状态范围
筛查无症状患者是重要目标	暂不处理无症状患者
患者与医务人员见面时间通常很短，只需要一次	患者需在数天或数周内接受治疗
诊断成像遵循特定协议，患者间差异相对较小	针对一个特定病人，治疗计划高度个性化，并在治疗过程中可能会改变
工作流程更简单，人员更少	涉及多人的复杂工作流程
图像生成和解释通常不依赖于计算机优化	使用计算方法进行治疗方案优化的时间较长

一个与部门工作流程相关的显著差异是在患者诊疗过程中所涉及的设备数量。一般情况下，在医学影像学中，每项研究只涉及一个成像设备。而在肿瘤放射治疗学中，许多重要组件必须协同工作。以下是常见组件：放射治疗模拟定位机、治疗计划系统、计划验证系统、放射治疗实施系统和信息管理系统。在治疗过程中，某些系统会被多次用于同一患者。这些与企业相关的问题将在后面的章节中进一步讨论。

5　医学影像定量分析：新的量化分析工具

医学影像学和肿瘤放射治疗学之间的共同研究兴趣之一是影像的定量分析，也称为影像组学（Kuhl和Truhn，2020）。

影像定量分析从医学影像学中提取特征，这些特征可能被医学影像科医生看到或忽略。其旨在以高通量自动化的方式量化异常、疾病相对于正常组织的状态或严重程度，基于表型的特征或张量特征。在感兴趣区域分割方面，影像定量分析需要半自动操作。有人假设这种分析方法可以帮助预测疗效，并评估潜在疾病组织（包括病变的良恶性）的图像。

影像组学中应用AI的价值有两个方面。

首先，人工智能可以用于图像大规模的自动分析，能够快速评估假设的影像组学特征。而人类医学影像科医生参与的比较研究，应考虑人体工程学和认知能力的影响（例如所需专家数量或在同一图像不同特征读取之间需要时间），影像组学算法的比较仅受到计算速度和计算能力限制。类似地，新的特征分析模型可以轻松地针对现有数据集进行测试。

其次，无监督学习方法可以用于搜索人类专家可能注意不到的新的影像组学特征。实质上，人工智能可以承担探索和发现者的角色，并从现有数据中提取新的有价值的模式。

影像组学可以客观分析存在于图像中的对于人类观察者来说过于微小或存在困难、过于耗时的特征或特性。但是，在这方面，目前只有少数方法取得了一些突破。医学影像定量分析方法目前面临的一个问题是，仍然无法完全识别专家观察者确定的模式/特征，特别是当图像中包含大量结构或非结构性的混杂噪声时。

在众多技术问题中，为了使影像组学技术有效且可扩展，迫切需要在定量分析过程中标准化各种因素。图像生物标志物标准化倡议（IBSI）（IBSI，2022）是一项在标准化高通量影像分析中提取的图像生物标志物的独立国际合作，该倡议主要关注以下多个领域的问题：

- 标准化命名和确定常见影像组学特征；
- 影像组学图像处理方案；
- 提供验证和校准的数据集；

● 提供指南原则。

IBSI影像组学协议定义了174个常用影像组学特征，用于量化形态特征，并定义了用于明确定量信息的许多其他特征。此外，该协议正试图对数据转换、后续处理、分割、插值、掩模等图像处理步骤进行标准化。预计这种标准化最终将使影像组学在医学影像学和肿瘤放射治疗学成像的应用中具有临床实用性和可扩展性。

影像组学可以通过探索肿瘤异质性和生物学特征等更精细的成像特性，提供无创诊断的能力（Vaugier等，2020）。

6　工作流程优化和工作效率改善

在医学影像学中，大部分人工智能工作都集中在诊断决策支持方面。然而，从整个医学影像学和肿瘤放射治疗学运营的角度来看，人工智能在医学影像学中的潜在应用超越了图像分析和分类，变得越来越重要，涉及到医学影像科医生、放射治疗师、技术人员、管理人员、转诊医生和患者。图4显示了典型的医学影像学工作流程，涵盖了从医学影像检查预约到结算的各环节的工作。

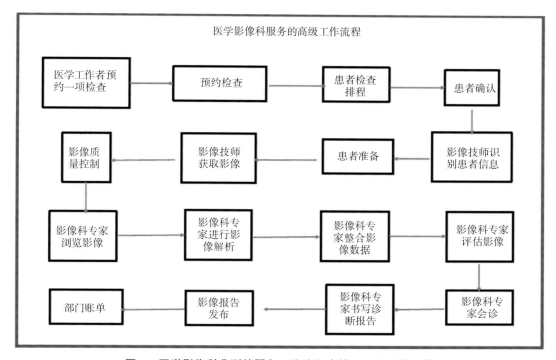

图 4　医学影像科典型的服务工作流程中的一系列活动环节

医学影像学服务正在从传统"读取图像"的概念转变为更加准确、快速、低成本地创建、组织和传递相关医学影像信息。整个部门的问题和端到端的工作流程应该是一个充满问题的环境，这可以促进人工智能创新。

在医学影像学中，人工智能大部分的工作主要集中在医学影像科医生在确立诊断方面的努力上，而这只是整个部门工作流程的一小部分。流程中有许多阶段性的工作，信息从一个子系统转向下一个子系统。提高工作效率很少成为受欢迎的学术研究领域。与提高疾病诊断和治疗的研究课题相比，改善医学影像服务运营效率和工作效率问题的研究文献相对有限。然而，从人工智能的角度来看，越来越多的人开始关注使用人工智能来改善工作流程（Choy等，2018；Letourneau等，2020）。已经确定了以下具有人工智能应用的五个潜在环节：

- 影像检查或操作之前；
- 影像检查或操作过程中；
- 影像检查或操作之后；
- 影像检查解释过程；
- 影像检查结果发布之后，包括医疗费用结算。

最近的一篇论文（Huynh，2020）提出在肿瘤放射治疗整个流程中使用人工智能的六个部分：

- 治疗决策，使用决策支持工具整合所有相关的临床信息；
- 模拟定位，通过改善图像质量来降低患者剂量；
- 治疗计划设计，使用自动分割和最佳剂量预测方案，提高效率；
- 计划批准和质量保证，能够检测误差以节省计划批准和质量保证时间；
- 放射治疗实施，具有增强的图像引导、运动管理、临床疗效和患者转归预测；
- 随访及后续诊疗，可更准确地预测反应和管理不良反应。

付费模式的变化和对医疗质量的提升将成为在工作流程中优化工作效率及提高质量的强大驱动力，这将是肿瘤放射治疗学中未来人工智能应用的一个热点领域。目前，医疗保险制度按项目付费的模式对肿瘤放射治疗服务来说存在一些不足和差异。这些包括基于治疗实施实际情况设置的不同支付系统，即在放射治疗中心与医院门诊部之间的支付差异。与此同时，当前按项目付费的制度鼓励服务数量的改变而不是服务价值，这可能会阻碍基于现代技术的低剂量分次放疗模式等一些基于证据的实践被广泛采纳。医疗服务中心开始制定一种替代的付费模式来解决当前这些不足（Meeks 等，2021）。专家所提议的基于治疗阶段的付费系统具有前瞻性，且与场地无关，不受治疗模态的影响，从而实现高价值的肿瘤放射治疗服务。当然，一些专家担心这种新模式可能会导致医保报销减少。

随着新付费模式的讨论越来越激烈，肿瘤放射治疗服务的工作效率将成为管理肿瘤放射治疗实践的一个重要问题。最近的一项调查报告了27个肿瘤学中心特定职位的人员配备、工作效率、收入和支出情况，以及薪资的调查结果（Bourbeau等，2020）。这份报告提供了一个初步框架，用于系统评估肿瘤放射治疗学的工作效率。付费模式的改变，加上肿瘤放射治疗学科学和技术的进步，都将成为成功应用人工智能的丰富数据源。毋庸置疑，成功的人工智能应用需要从肿瘤放射治疗工作流程的多个数据点获得足够多的高质量数据。

7　将AI工具整合到工作流程和新的智能管理系统（IMS）中

工作流程改进将涉及医学影像学部门中的许多系统和环节。这些系统和环节包括医院信息系统、电子健康记录、影像设备、医学影像学信息系统、医学影像学工作站、结算和收款系统、人员配置系统、医学影像学报告系统以及PACS等等。

最终，可能会出现许多针对特定疾病类型的具体AI工具。将这些AI工具与疾病病例、医学影像科医生进行系统整合将需要大量的协调工作，涉及多个供应商。从PACS的应用开始可能是明智的选择，因为PACS管理着大部分的工作流程和从影像派发到阅片工作站的工作。

与医学影像学相比，肿瘤放射治疗学中许多创新AI解决方案的系统整合可能会更具挑战性。如前所述，放射治疗过程涉及更多子系统，并且有些子系统在治疗过程中会多次用于同一患者。在医学影像学中，PACS已被用作全系统工作流程的优化工具。然而，当前PACS是过去几代的集中式架构。为了将AI工具整合到工作流程链中的不同部分，我们需要一个具有类似边缘计算或物联网（IoT）功能的分布式智能管理系统（IMS）。医学影像学的数字化转型需要学术界与行业之间的通力合作，以提供更好的工具及为智能管理提供新的IT平台。与医学影像相比，肿瘤放射治疗的工作流程更加复杂，也将需要一个新的IT平台来管理整个服务链智能化操作。

8   机器学习十项实践原则

医学影像学领域已经积累了大量的人工智能研究和开发的知识及经验（Larson，2021）。美国食品和药品监督管理局（FDA）、加拿大卫生部以及英国医药和医疗产品监督管理局（MHRA）共同确定了十个指导原则，来为高性能的机器学习实践（GMLP）的开发提供指导（FDA，2021）。这些指导原则旨在帮助开发基于人工智能和机器学习（AI/ML）技术的安全、有效和高质量的产品。这些原则尚未作为法规性文件实施。然而，其代表了对AI/ML产品20年评估所积累的经验教训，还为未来AI/ML产品开发和测试提供了技术路线图及指导原则。这十项原则如下：

（1）全过程利用多学科专业知识。

（2）实施良好的软件工程和安全实践。

（3）临床研究参与者和数据集代表预期患者群体。

（4）训练数据集与测试数据集相互独立。

（5）基于最佳可用方法选择的参考数据集。

（6）基于可用数据并反映设备预期使用的设计模型。

（7）重点关注人工智能与人类团队的性能差异。

（8）测试并证明设备在相关临床条件下的性能。

（9）向用户提供清晰、必要的信息。

（10）对部署模型的性能进行监测，并管理重新训练的风险。

这些强大而有效的原则将成为在医学影像学和肿瘤放射治疗学中得到临床认可的人工智能产品开发的路线图及指导原则。

9   结论

医学影像学和肿瘤放射治疗学的工作量正在不断增加，技术也变得更加复杂。精准医学要求更高的准确性和更好的疗效。人们希望这两项服务都可以在更少的资源下完成更多的工作。与此同时，医疗报销限制的压力也一直存在。因此，利用人工智能工具来提高工作效率将成为数字转型的核心功能之一。

从医学影像学的AI应用中可以总结出以下主要经验教训：

- 工作效率。人工智能提供强大的预测分析，可以改善整个临床运营的工作效率。

- 医学影像的定量分析。影像组学的使用提供了对肿瘤的新见解，可以为精准医学做出贡献。

- 为人工智能工具的集成规划新的数字成像平台。

致谢

我们感谢Coleman Rosen女士和Shijir Bayarsaikhan女士为本章的撰写提供了宝贵的建议。同时，我们也要感谢Fred Prior博士对本文的内部审阅。

参考文献

Bourbeau, B., Harter, D., & Towle, E. (2020). Results from the ASCO 2019 survey of oncology practice operations. *JCO Oncology Practice*, *16*(5), 253–262. https://doi.org/10.1200/OP.20.00009.

Choy, G., Khalilzadeh, O., Michalski, M., Do, S., Samir, A. E., Pianykh, O. S., Geis, J. R., Pandharipande, P. V., Brink, J. A., & Dreyer, K. J. (2018). Current applications and future impact of machine learning in radiology. *Radiology*, *288*(2), 318–328. https://doi.org/10.1148/radiol.2018171820.

Doi, K. (2007). Computer-aided diagnosis in medical imaging: Historical review, current status and future potential. *Computerized Medical Imaging and Graphics: The Official Journal of the Computerized Medical Imaging Society*, *31*(4-5), 198–211. https://doi.org/10.1016/j.compmedimag.2007.02.002.

Food and Drug Administration (FDA) USA, Center for Devices and Radiological Health. (2021). Good machine learning practice for medical device development. Retrieved February 1, 2022, from https://www.fda.gov/medical-devices/software-medical-device-samd/good-machine-learning-practice-medical-device-development guiding-principles

Geiger, M. L., Chan, H. P., & Boone, J. (2008). Anniversary paper: History and status of CAD and quantitative image analysis: the role of Medical Physics and AAPM. *Medical Physics, 35*(12), 5799–5820. https://doi.org/10.1118/1.3013555.

Huynh, E., Hosny, A., Guthier, C., Bitterman, D. S., Petit, S. F., Haas-Kogan, D. A., Kann, B., Aerts, H., & Mak, R. H. (2020). Artificial intelligence in radiation oncology. *Nature Reviews. Clinical Oncology*, *17*(12), 771–781. https://doi.org/10.1038/s41571-020-0417-8.

IBSI. (2022). https://theibsi.github.io.

Kaul, V., Enslin, S., & Gross, S. (2020). The history of artificial intelligence in medicine. *Gastrointestinal Endoscopy*, *92*(4). https://doi.org/10.1016/j.gie.2020.06.040.

Kuhl, C. K. & Truhn, D. (2020). The long route to standardized radiomics: Unraveling the knot from the end. *Radiology*, *295*(2), 339–341. https://doi.org/10.1148/radiol.2020200059.

Larson, D. B., Harvey, H., Rubin, D. L., Irani, N., Tse, J. R., & Langlotz, C. P. (2021). Regulatory Frameworks for Development and Evaluation of Artificial Intelligence-Based Diagnostic Imaging Algorithms:

Summary and Recommendations. *Journal of the American College of Radiology*, *18*(3A), 413-424. https:// doi.org/10.1016/j.jacr.2020.09.060

Lehman, C. D., Wellman, R. D., Buist, D. S., Kerlikowske, K., Tosteson, A. N., Miglioretti, D. L., *et al.* (2015). Diagnostic accuracy of digital screening mammography with and without computer-aided detection. *JAMA Internal Medicine*, *175*(11), 1828–1837. https://doi.org/10.1001/jamainternmed.2015.5231.

Lo, S. B., Chan, H.-P., Lin, J.-S., Li, H., Freedman, M. T., & Mun, S. K. (1995). Artificial convolution neural network for medical image pattern recognition. *Neural Networks*, *8*(7–8), 1201–1214. https://doi. org/10.1016/0893-6080(95)00061-5.

Lo, S. B., Freedman, M. T., Gillis, L. B., White, C. S., & Mun, S. K. (2018a). JOURNAL CLUB: Computer-aided detection of lung nodules on CT with a computerized pulmonary vessel suppressed function. *American Journal of Roentgenology*, *210*(3), 480–488. https://doi.org/10.2214/AJR.17.18718.

Lo, S. B., Freedman, M. T., & Mun, S. K. (2018b). Transformationally identical and invariant convolutional neural networks by combining symmetric operations or input vectors. *arXiv preprint arXiv:1807.11156*.

Letourneau-Guillon, L., Camirand, D., Guilbert, F., & Forghani, R. (2020). Artificial Intelligence applications for workflow, process optimization and predictive analytics. *Neuroimaging Clinics of North America*, *30*(4), e1–e15. https://doi.org/10.1016/j.nic.2020.08.008.

McCullouch, W. & Pitts, W. (1943). A logical calculus of the indeas immanent in nervous activity. *Bulletin of Matherical Biophysics*, *5*(1943), P. 115–139.

Meeks, S. L., Mathews, R., Mojica, J., Shah, A. P., Kelly, P., & Dvorak, T. (2021). Impact of radiation oncology alternative payment model on community cancer centers. *JCO Oncology Practice*, *17*(12), e1949–e1957. https://doi.org/10.1200/OP.21.00298.

Mun, S. K., Prior, F., Caramella, D., & Ratib, O. (2007). Guest editorial introduction to the special section on image management in the healthcare enterprise. *IEEE Transactions on Information Technology in Biomedicine*, *11*(1), 1–6.

Mun, S. K., Freedman, M., & Kapur, R. (1993). Image management and communications for radiology. *IEEE Engineering in Medicine and Biology Magazine*, *12*(1), 70–80.

Schaffter, T., Buist, D. S. M., Lee, C. I., Nikulin, Y., Ribli, D., Guan, Y., *et al.* (2020). Evaluation of combined artificial intelligence and radiologist assessment to interpret screening mammograms. *JAMA Netw Open*, *3*(3), e200265. https://doi.org/10.1001/jamanetworkopen.2020.0265.

Strohm, L., Hehakaya, C., Ranschaert, E.R. et al. (2020). Implementation of artificial intelligence (AI) applications in radiology: hindering and facilitating factors. *European Radiology 30*, 5525–5532 (2020). https://doi.org/10.1007/s00330-020-06946-y

Tadavarthi, Y., Vey, B., Krupinski, E., Prater, A., Gichoya, J., Safdar, N., *et al.* (2020). The state of radiology AI: Considerations for purchase decisions and current market offerings. *Radiology: Artificial Intelligence*, *2*(6), e200004.

Vaugier, L., Ferrer, L., Mengue, L., & Jouglar, E. (2020). Radiomics for radiation oncologists: Are we ready to go? *BJR Open*, *2*(1), 20190046. https://doi.org/10.1259/bjro.20190046.

West, D. and Allen J. How artificial intelligence is transforming the world, Brooking Report, April 24, 2018. https://www.brookings.edu/research/how-artificial-intelligence-is-transforming-the-world//.

Yamashita, R., Nishio, M., Do, R.K.G. et al. (2018). Convolutional neural networks: an overview and application in radiology. *Insights Imaging 9*, 611–629. https://doi.org/10.1007/s13244-018-0639-9.

第 4 章
用于人工智能辅助肿瘤放射治疗研究的公开数据库

Fred Prior and William Bennett

摘要

AI算法在提升肿瘤放射治疗工作方面的模型训练、测试和验证需要大量经过精心筛选和标记的高质量数据。为了使算法更具普适性，必须在具有充分代表性人群的样本上进行训练，包括目标疾病人群和健康对照组。标记数据的具体定义取决于所要研究及解决的问题。因此，AI应用在标记数据定义和需求上存在差异。这增加了试图在这些广泛可用数据库进行筛选、数据管理以及查询或语义搜索的需求的复杂性。

支持和遵守公平、置信原则的公开数据库提供了AI应用所需的高质量数据，这对该领域的快速发展至关重要。开放访问受到国际隐私法规差异［如美国的健康保险可携性和责任法案（Health Insurance Portability and Accountability Act，HIPAA）、欧洲的《通用数据保护条例》（General Data Protection Regulation，GDPR）］以及知识产权法规监管要求的限制，这迫使数据必须加以保密处理。基于非共享数据的分布式机器学习方法作为一种替代方案正在开发中。然而，仍然需要保证数据质量和筛选工作的一致性。

大部分肿瘤放射治疗数据是根据DICOM标准进行收集和传输的，该标准还提供了适用于将这些数据进行适当去标识化，以供研究和开放再次利用的配置文件。基于DICOM标准的采集、质量保证、去标识化一级筛选工具对于公开数据库以及将来基于多个存储库数据组合的分布式机器学习方法的成功至关重要，因为在所有情况下都需要且有详细文档记录及管理的可重复利用的数据。

Department of Biomedical Informatics, University of Arkansas for Medical Sciences, Little Rock AR, USA

1　概述

放射治疗学是肿瘤治疗中一种不可或缺的治疗方式，近70%的肿瘤患者在治疗过程中需要放疗。现代放射治疗使用多个影像数据集和放射治疗计划设计平台来构建治疗计划，以满足肿瘤和正常组织目标剂量的限制。因此，肿瘤靶区确定和疗效评估完全基于影像，并且术前和术后影像提供了改善患者诊疗所需的宝贵信息，这些都可以应用于AI技术。

随着数据库验证和分析工具的持续进步和发展，诊疗质量将大大提高。数据库需要全面收集并存储患者特定信息，包括术前诊断结果、解剖和代谢影像以支持肿瘤靶区确定，以及术后图像以支持疗效和正常组织功能评估。提供对正常组织进行分割、分析的工具，并将其应用于剂量体积分析，将极大改善和优化患者的放疗效果。例如，对于胸部和上腹部恶性肿瘤放射治疗来说，心脏是一种非故意的间接放疗区域。通过将正常组织分割剂量与疗效相关联，需要开发具备人工智能平台的工具，以提供心脏亚结构的轮廓，并将剂量体积指标与临床疗效进行关联，通过间接机制来识别损伤。

在靶向放疗和免疫肿瘤学时代，有一个日益增长的需求是优化并确定肿瘤和正常组织的耐受剂量。对于控制肿瘤所需剂量以及与正常组织损伤相关的剂量体积效应的进一步了解，将极大改善患者诊疗。这些问题被越来越多地使用先进的AI技术进行研究及解决，而这些技术需要复杂的放射治疗数据集来进行模型开发、测试和验证。

2　放射治疗和肿瘤影像中的AI

机器学习（ML）在图像定量分析方面有着相对悠久的历史，计算机辅助检测和诊断始于20世纪90年代（Doi，2007；Giger 等，2008；Sahiner 等，2019）。尽管基于ML的影像分割方面取得了长足进展，但这些工具在放射治疗（RT）领域的大规模应用直到最近才开始（Sahiner 等，2019；Thompson 等，2018）。先进的ML技术在RT各个方面迅速得到了广泛应用，包括治疗计划设计、组织轮廓自动分割、质量保证、临床决策支持和自适应放疗（Huynh 等，2020；Kiser 等，2019；Thompson 等，2018；Wang 等，2019）。在ML所有这些活跃的研究领域中，一个关键的限制因素是数据可用性。

　　AI模型的准确性取决于训练数据的质量和数量。一般而言，对模型准确性和泛化能力的影响，更多是由训练数据而不是模型细节所决定（Kiser 等，2019）。数据必须要具有足够高的质量，并且以一致的参数标准获取，才能用于训练和验证监督式ML模型。为了使经过训练的模型具有泛化能力，数据必须代表人群中的适当变异性、目标疾病的表现、治疗系统、方案和治疗计划以及影像系统、影像方案等（Prior 等，2020）。现有文献中的许多数据并不能准确代表人类群体，这是由于地理多样性的局限和缺乏健康对照组。

　　积累大规模数据面临着重大挑战。迎接这一挑战有两种方法：建立开放获取式数据库和构建分布式或联邦式机器学习方法。

3　开放获取式数据库

　　Vincente–Saez和Martinez–Fuentes将开放科学定义为"通过合作网络共享和发展的可访问的透明知识"（Vicente-Saez & Martinez-Fuentes，2018）。开放科学的一个关键组成部分是对数据和分析结果的开放访问，这有助于创建研究领域并增强研究的可重复性（F. W. Prior，2013）。为了互相共享，开放获取的数据库必须符合数据管理策略和原则的FAIR原则，以实现数据可以发现、访问、互操作的一级重复使用（Jacobsen 等，2020；Wilkinson 等，2016）。为了真正发展一个研究领域，存储库必须可靠且可持续，这些因素被纳入数字存储库的TRUST原则中：透明、义务、用户关注、可持续性和技术（Lin 等，2020）。

　　FAIR由Findabilty（可查找），Accessibility（可访问），Interoperability（可互操作）和Reuse（可重复用）四个单词的首字母组成，代表了FAIR原则的四项基本原则，即可查找、可访问、可互操作、可重复用。

　　美国国家癌症研究所（NCI）一直是公开提供DICOM图像支持研究和教育的领导者。自2011年以来，癌症影像档案（TCIA）通过获取、整理、托管和发布多模态影像信息的集合来支持癌症的开放科学研究（Kenneth Clark 等，2013；Prior 等，2020，2017；Prior，2013）。TCIA对越来越多的放射治疗数据集合（包括来自4284名研究参与者的23个数据集）支持FAIR和TRUST兼容的访问，这些数据集来自已完成的临床试验和研究项目。不幸的是，现存数据库，包括TCIA，往往只关注患者人群数据，而不包括健康对照组，而且没有任何单一的数据库可以代表足够的地理多样性。

尽管有越来越多的肿瘤影像数据库资源可以开放获取〔特别是在美国（Fedorov 等，2021；Giger，2021；Grossberg 等，2018；Prior 等，2020）〕，但对患者隐私问题的担忧还是导致了公开数据库受到严格的限制〔特别是在欧洲（Minssen 等，2020）〕。这些顾虑引发了对分布式或联邦式机器学习方法研发的需求，这些方法允许数据保存在创建数据的机构管理框架下。

4   无需数据共享的分布式机器学习

美国的人类受试者法规要求患者同意共享数据（Menikoff 等，2017）。患者隐私法规要求基础研究所使用的数据在离开创建机构之前进行去标识化处理（Freymann 等，2012）。欧洲GDPR 扩大了患者隐私权利（Minssen 等，2020），从而使得与欧洲个人相关的数据很难或不可能出于研究目的而共享。与美国HIPAA 不同，欧洲 GDPR没有关于匿名化的标准，并要求个人可以随时选择不允许使用其数据。这些数据隐私问题使得在每个数据生成地点（例如医院或诊所）所应用的分析技术方式非常重要，只能共享基于该分析获得的模型或算法参数。

分布式机器学习框架将分析软件发送到数据上，因此不需要共享数据（Field等，2021）。已经开发了各种训练技术，其中一种方法是使用中央服务器收集和合并基于每个站点训练的模型参数，或者将参数从一个站点传递到下一个站点，使得模型从每个站点数据中积累所学到的知识（Chang等，2018）。尽管这些技术已经成功应用于放射治疗的许多应用研究中（例如，Field等，2021；Lustberg等，2017），但其存在两个关键问题。这种方法假设每个站点都应用了一致的数据质量和策略管理流程，并且每个参与机构都具备合适的计算资源来运行软件。缺乏一致的策略管理和质量保证流程对其结果的影响最大，因为这会导致训练数据的巨大差异。

5   数据获取、策略管理和质量

Talburt（2011）将信息质量定义为在数据使用中可以创造价值并满足用户需求。尽管可以提取常见的质量标准〔例如 MRQy（Sadri 等，2020）〕，但图像质量很难概括，因为其取决于用户所在地区的不断发展和多样化的需求以及肿瘤治疗研究的快速进展。然而，可以确定一组基本的质量标准：

（1）完整性——将数据元素的缺失最小化并捕获代表研究集合的完整数据集；

（2）正确性——数据符合标准格式并保证该标准在语法上正确；

（3）无伪影——发现伪影的存在和相对严重程度，并清除低质量数据；

（4）适用性——针对特定目的提供质量指标。

临床试验的数据通常以在质量保证办公室进行某种类型的质量评估作为数据收集的一部分。具体过程因试验而异，但通常涉及基本数据质量、图像分割（如果适用还包括图像配准）和剂量计划评估。过去，分割（轮廓）的质量保证通常由人工专家（主要是医生）执行，但现在越来越多地采用自动分割方法。评估结果有时以赋分的形式进行报告，指示特定受试者数据是否（a）符合方案、（b）存在可接受的变异或（c）偏离方案。

在大多数临床试验和患者登记表中获得的数据可能无法完全反映向患者传输的放射治疗剂量。关于实际治疗实施的信息一般通过从肿瘤学信息系统/治疗管理系统转录到病例报告表中手动获得。这在自适应放疗中尤其具有挑战性，因为其过程会使用多个治疗计划。这导致了一个重要的质量问题：使用了哪些计划，向患者施加了多少剂量？总会有一些不符合治疗方案的情况，而能够检测出这些情况将具有很好的临床价值。要实现这一点，需要新的工具通过评估与方案要求相关的剂量标准来进行自动评分（Kalet 等，2020）。

DICOM（ISO 12052：2017） 是用于数字图像和相关信息交换的国际标准（DICOM，2022）。治疗计划数据以DICOM的形式从治疗计划系统导出对象，包括CT图像、RT结构集、RT计划和RT剂量。DICOM RT治疗记录是患者治疗方式的真实记录，然而，其包含的信息通常无法从临床试验中以结构化形式获取。

在数据生成机构导出数据之前，根据HIPAA规定的两个原则之一，需要对数据进行去标识化处理。去标识化是保证数据效用兼顾保护患者隐私的一种有效手段。DICOM 标准 PS3.15 2016a – 安全性和系统管理配置文件 （DICOM，2016） 定义了如何正确对DICOM对象进行去标识化，包含可以用于为特定应用修改而配置的机密性文件和选项。

过去十年来，数据去标识化、完整性和正确性一直是TCIA数据策略管理的指导原则。在此期间，基于DICOM标准开源的Posda工具支持可扩展的工作流程，用于将

DICOM对象发布到TCIA之前的策略管理检查（Bennett等，2018）。TCIA过程包括多个自动化和手动操作步骤，以确保公开可用数据的完整性，而不包含受保护的健康信息/个人身份信息（Protected Health Information/Personal Identification Information，PHI/PII），同时保留与图像相关的科学数据。TCIA策略管理团队验证收到的集合的完整性，完全删除所有PHI，正确标记所有信息以便检索，并正确连接集合的各个环节（Bennett等，2018；Clark，2013；Moore等，2015）。

　　Posda套件最初是为支持RT数据获取和质量保证而开发的（Bennett等，2010），而Posda在获取和策略管理RT数据方面的功能不断进步，以满足TCIA为肿瘤研究领域提供服务的需求。目前，结合TCIA策略管理程序，Posda工具支持以下功能：

- 去标识化。
- DICOM符合性验证。
- 对RT数据集的完整性和一致性进行系统检查。
- 对象间引用的完整性（特别是RT数据）。
- 基于多个参考框架的空间配准。
- 剂量−体积直方图计算。

　　尽管Posda不是RT数据去标识化、策略管理和质量保证的完整套件，但提供了基于标准的最佳实践解决方案，适用于数据发布和临床试验使用（例如，Bekelman等，2019）。

6　注释和标记数据

　　自从引入图像存档、通信系统以及数字成像工作站以来，医学影像科医生一直使用注释和标记（Channin等，2010）来突出图像中的重要特征。监督式机器学习算法是在数据集上进行训练和测试的，这些数据集已经经过增强，包含了确定的标签或结构标记，用于标识每个数据所属的类别。这些标签可以来自图像注释，也可以来自其他各种信息（Bera等，2021；Willemink等，2020）。

　　标签取决于机器学习算法要研究解决的问题。因此，一个适当的标签可以是二元结果（肿瘤/非肿瘤），病变位置（边界范围），病变分割，或是临床参数、病理结果和图像注释的复杂组合。在某些情况下，新研究所需的标签可能是先前影像组学或分割分析的结果。

标记数据是由人工专家手动创建的，因此成本高昂，且高质量训练（和测试）数据集的数量有限。众包可以用于扩大标注者的数量并生成误差估计（Prior 等，2020）。由于标记数据既复杂又昂贵，数据共享十分必要。现在虽然图像在遵循FAIR原则共享方面已经成为常规做法，但与之相关的标签并不易找到或获取。

7　其他挑战

不断变化的国际监管环境对于全球数据共享构成了重大挑战，特别是创建以反映人群和目标疾病差异的开放式数据库。即使在创建地方和国家级的数据库时，能够同时考虑到不同监管要求的跨数据库查询工具大部分仍是缺乏的。在足够大规模数据库上进行医学影像/病理学/临床/组学数据的交叉链接和语义整合对于满足先进AI应用的需求至关重要。这种交叉链接极大地加剧了患者隐私保护问题的疑虑（Prosperi 等，2018）。

越来越多的文献表明，通过MRI和CT图像生成的人脸三维（3D）重建与照片等效，用于识别被成像的个人（Prior 等，2008； Schwarz 等，2019）。随着三维重建和面部识别免费软件的出现，以及互联网上的大量可用照片，这成为了一个独特的隐私问题。在基于MRI的神经影像学中存在一种保留关键科学数据而不产生失真图像的遮蔽算法（例如，Schwarz 等，2021），但这些算法并不能推广到用于肿瘤诊断和治疗的其他成像方式。对于头颈部肿瘤放射治疗计划而言，现有方法无法在扭曲或隐藏患者面部信息的同时又不破坏数据的科学价值。

数据标识、管理、评估和共享的标准和标准操作流程还处于早期开发阶段。在跨数据库中识别带有标签的数据或确定若干可用注释中哪个最适合特定问题的机制基本上不存在。这些限制严重影响了我们创建真正可泛化AI应用的能力。

在放射治疗中，结构化报告、分割、呈现方式、键值对象和关联图像集之间的关系非常复杂。这些关系通常不作为临床或研究标准工作流程的一部分进行捕捉。为了供决策人员快速审查，呈现这些对象之间的关系是一个重大技术挑战。数据决策工具与临床实践所需的可视化工具之间存在根本区别。决策工具需要对整个数据集进行简单、整体的可视化，按病人或集合进行分类。这些视图具有用最少控制变量呈现方式的选项，但可以使决策人员轻松区分哪些数据可能需要详细关注，哪些数据可以保持原样。

尽管有越来越多用于影像和放射治疗数据的匿名化工具（Robinson，2014），但验证此类工具是否符合监管要求的数据和程序仍在开发中（Rutherford 等，2021）。自动化匿名的方法仍然缺乏，这一过程目前需要以近似零缺陷的手动审核来实现，以符合监管要求。同样缺乏的是数据提交者获取、整合和正确匿名化临床数据、注释和其他形式带标签数据的工具。用于衡量注释、标签和图像衍生特征的质量标准和工具正在缓慢发展，就像用于图像质量的工具和标准一样。

8　结论

用于提升放射治疗工作效率和精度的机器学习算法需要大量高质量的关联数据标签或标记进行训练和测试。为了使算法能够泛化，必须在一个具有代表性的样本上进行训练，包括目标疾病和健康对照组的不同表现形式。开放访问的信息数据库和分布式机器学习方法正在尝试解决这个问题，但面临着来自不同隐私规定和缺乏保证数据质量一致性的工具的阻碍。基于DICOM标准的数据获取、质量保证、去识别和决策工具选择对于机器学习方法的成功至关重要，因为其促进了数据的重复使用和多来源数据的结合。

参考文献

Bekelman, J. E., Lu, H., Pugh, S., Baker, K., Berg, C. D., De Gonzalez, A. B., Braunstein, L. Z., Bosch, W., Chauhan, C., & Ellenberg, S. (2019). Pragmatic randomized clinical trial of proton versus photon therapy for patients with non-metastatic breast cancer: The Radiotherapy Comparative Effectiveness (RadComp) Consortium trial protocol. *BMJ Open*, 9(10), e025556.

Bennett, W., Matthews, J., & Bosch, W. (2010). SU-GG-T-262: Open-source tool for assessing variability in DICOM data. *Medical Physics*, 37(6Part19), 3245.

Bennett, W., Smith, K., Jarosz, Q., Nolan, T., & Bosch, W. (2018). Reengineering workflow for curation of DICOM datasets. *Journal of Digital Imaging*, 31(6), 783–791.

Bera, K., Braman, N., Gupta, A., Velcheti, V., & Madabhushi, A. (2022). Predicting cancer outcomes with radiomics and artificial intelligence in radiology. *Nature Reviews Clinical Oncology*, 19(2), 132–146.

Chang, K., Balachandar, N., Lam, C., Yi, D., Brown, J., Beers, A., Rosen, B., Rubin, D. L., & Kalpathy-Cramer, J. (2018). Distributed deep learning networks among institutions for medical imaging. *Journal of the American Medical Informatics Association*, 25(8), 945–954. https://doi.org/10.1093/jamia/ocy017.

Channin, D. S., Mongkolwat, P., Kleper, V., Sepukar, K., & Rubin, D. L. (2010). The caBIG™ annotation and image markup project. *Journal of Digital Imaging*, 23(2), 217–225.

Clark, K., Vendt, B., Smith, K., Freymann, J., Kirby, J., Koppel, P., Moore, S., Phillips, S., Maffitt, D., Pringle, M., Tarbox, L., & Prior, F. (2013). The Cancer Imaging Archive (TCIA): Maintaining and operating a public information repository. *Journal of Digital Imaging*, *26*(6), 1045–1057. https://doi.org/10.1007/s10278-013-9622-7.

DICOM. (2016). Digital Imaging and Communications in Medicine (DICOM). In *PS3.15 2016a — Security and System Management Profiles*. Rosslyn, VA: NEMA.

DICOM. (2022). Digital Imaging and Communications in Medicine (DICOM). In Rosslyn, VA: NEMA.

Doi, K. (2007). Computer-aided diagnosis in medical imaging: historical review, current status and future potential. *Computerized Medical Imaging and Graphics*, *31*(4–5), 198–211.

Fedorov, A., Longabaugh, W. J., Pot, D., Clunie, D. A., Pieper, S., Aerts, H. J., Homeyer, A., Lewis, R., Akbarzadeh, A., & Bontempi, D. (2021). NCI imaging data commons. *Cancer Research*, *81*(16), 4188–4193.

Field, M., Hardcastle, N., Jameson, M., Aherne, N., & Holloway, L. (2021). Machine learning applications in radiation oncology. *Physics and Imaging in Radiation Oncology*, *19*, 13–24.

Freymann, J. B., Kirby, J. S., Perry, J. H., Clunie, D. A., & Jaffe, C. C. (2012). Image data sharing for biomedical research — meeting HIPAA requirements for de-identification. *Journal of Digital Imaging*, *25*(1), 14–24.

Giger, M. (2021). Medical imaging of COVID-19. *Journal of Medical Imaging (Bellingham, Wash.)*, *8*(Suppl 1), 010101–010101. https://doi.org/10.1117/1.JMI.8.S1.010101.

Giger, M. L., Chan, H. P., & Boone, J. (2008). Anniversary paper: History and status of CAD and quantitative image analysis: The role of Medical Physics and AAPM. *Medical Physics*, *35*(12), 5799–5820.

Grossberg, A. J., Mohamed, A. S., Elhalawani, H., Bennett, W. C., Smith, K. E., Nolan, T. S., Williams, B., Chamchod, S., Heukelom, J., & Kantor, M. E. (2018). Imaging and clinical data archive for head and neck squamous cell carcinoma patients treated with radiotherapy. *Scientific Data*, *5*, 180173.

Huynh, E., Hosny, A., Guthier, C., Bitterman, D. S., Petit, S. F., Haas-Kogan, D. A., Kann, B., Aerts, H. J. W. L., & Mak, R. H. (2020). Artificial intelligence in radiation oncology. *Nature Reviews Clinical Oncology*, *17*(12), 771–781. https://doi.org/10.1038/s41571-020-0417-8.

Jacobsen, A., de Miranda Azevedo, R., Juty, N., Batista, D., Coles, S., Cornet, R., Courtot, M., Crosas, M., Dumontier, M., & Evelo, C. T. (2020). *FAIR Principles: Interpretations and Implementation Considerations*. Cambridge, MA: MIT Press.

Kalet, A. M., Luk, S. M., & Phillips, M. H. (2020). Radiation therapy quality assurance tasks and tools: The many roles of machine learning. *Medical Physics*, *47*(5), e168–e177.

Kiser, K. J., Fuller, C. D., & Reed, V. K. (2019). Artificial intelligence in radiation oncology treatment planning: A brief overview. *Journal of Medical Artificial Intelligence*, *2*(9).

Lin, D., Crabtree, J., Dillo, I., Downs, R. R., Edmunds, R., Giaretta, D., De Giusti, M., L'Hours, H., Hugo, W., & Jenkyns, R. (2020). The TRUST principles for digital repositories. *Scientific Data*, *7*(1), 1–5.

Lustberg, T., van Soest, J., Jochems, A., Deist, T., van Wijk, Y., Walsh, S., Lambin, P., & Dekker, A. (2017). Big Data in radiation therapy: Challenges and opportunities. *The British Journal of Radiology*, *90*(1069), 20160689.

Menikoff, J., Kaneshiro, J., & Pritchard, I. (2017). The common rule, updated. *The New England Journal of Medicine*, *376*(7), 613–615.

Minssen, T., Rajam, N., & Bogers, M. (2020). Clinical trial data transparency and GDPR compliance: Implications for data sharing and open innovation. *Science and Public Policy*, *47*(5), 616–626. https://doi.org/10.1093/scipol/scaa014.

Moore, S. M., Maffitt, D. R., Smith, K. E., Kirby, J. S., Clark, K. W., Freymann, J. B., Vendt, B. A., Tarbox, L. R., & Prior, F. W. (2015). De-identification of medical images with retention of scientific research value. *RadioGraphics*, *35*(3), 727–735. https://doi.org/10.1148/rg.2015140244.

Prior, F., Almeida, J., Kathiravelu, P., Kurc, T., Smith, K., Fitzgerald, T. J., & Saltz, J. (2020). Open access image repositories: High-quality data to enable machine learning research. *Clinical Radiology*, *75*(1), 7–12. https://doi.org/10.1016/j.crad.2019.04.002.

Prior, F., Smith, K., Sharma, A., Kirby, J., Tarbox, L., Clark, K., Bennett, W., Nolan, T., & Freymann, J. (2017). The public cancer radiology imaging collections of The Cancer Imaging Archive. *Scientific Data*, *4*, 170124. https://doi.org/10.1038/sdata.2017.124.

Prior, F. W., Brunsden, B., Hildebolt, C., Nolan, T. S., Pringle, M., Vaishnavi, S. N., & Larson-Prior, L. J. (2008). Facial recognition from volume-rendered magnetic resonance imaging data. *IEEE Transactions on Information Technology in Biomedicine*, 13(1), 5–9.

Prior, F. W., Clark, K., Commean, P., Freymann, J., Jaffe, C., Kirby, J., Moore, S., Smith, K., Tarbox, L., Vendt, B., & Marquez, G. (2013). TCIA: An information resource to enable open science. *Annual International Conference of the IEEE Engineering in Medicine and Biology Society. IEEE Engineering in Medicine and Biology Society. Annual International Conference*, pp. 1282–1285. https://doi.org/10.1109/EMBC.2013.6609742.

Prosperi, M., Min, J. S., Bian, J., & Modave, F. (2018). Big Data hurdles in precision medicine and precision public health. *BMC Medical Informatics and Decision Making*, 18(1), 1–15.

Robinson, J. D. (2014). Beyond the DICOM header: Additional issues in deidentification. *American Journal of Roentgenology*, 203(6), W658–W664. https://doi.org/10.2214/AJR.13.11789.

Rutherford, M., Mun, S. K., Levine, B., Bennett, W., Smith, K., Farmer, P., Jarosz, Q., Wagner, U., Freyman, J., Blake, G., Tarbox, L., Farahani, K., & Prior, F. (2021). A DICOM dataset for evaluation of medical image de-identification. *Scientific Data*, 8(1), 183. https://doi.org/10.1038/s41597-021-00967-y.

Sadri, A. R., Janowczyk, A., Zhou, R., Verma, R., Beig, N., Antunes, J., Madabhushi, A., Tiwari, P., & Viswanath, S. E. (2020). MRQy — An open-source tool for quality control of MR imaging data. *Medical Physics*, 47(12), 6029–6038.

Sahiner, B., Pezeshk, A., Hadjiiski, L. M., Wang, X., Drukker, K., Cha, K. H., Summers, R. M., & Giger, M. L. (2019). Deep learning in medical imaging and radiation therapy. *Medical Physics*, 46(1), e1–e36. https://doi.org/https://doi.org/10.1002/mp.13264.

Schwarz, C. G., Kremers, W. K., Therneau, T. M., Sharp, R. R., Gunter, J. L., Vemuri, P., Arani, A., Spychalla, A. J., Kantarci, K., & Knopman, D. S. (2019). Identification of anonymous MRI research participants with face-recognition software. *New England Journal of Medicine*, 381(17), 1684–1686.

Schwarz, C. G., Kremers, W. K., Wiste, H. J., Gunter, J. L., Vemuri, P., Spychalla, A. J., Kantarci, K., Schultz, A. P., Sperling, R. A., Knopman, D. S., Petersen, R. C., & Jack, C. R. (2021). Changing the face of neuroimaging research: Comparing a new MRI de-facing technique with popular alternatives. *NeuroImage*, 231, 117845. https://doi.org/https://doi.org/10.1016/j.neuroimage.2021.117845.

Talburt, J. R. (2011). *Entity Resolution and Information Quality*. Burlington: Elsevier.

Thompson, R. F., Valdes, G., Fuller, C. D., Carpenter, C. M., Morin, O., Aneja, S., Lindsay, W. D., Aerts, H. J. W. L., Agrimson, B., Deville, C., Rosenthal, S. A., Yu, J. B., & Thomas, C. R. (2018). Artificial intelligence in radiation oncology: A specialty-wide disruptive transformation? *Radiotherapy and Oncology*, 129(3), 421–426. https://doi.org/https://doi.org/10.1016/j.radonc.2018.05.030.

Vicente-Saez, R. & Martinez-Fuentes, C. (2018). Open Science now: A systematic literature review for an integrated definition. *Journal of Business Research*, 88, 428–436.

Wang, C., Zhu, X., Hong, J. C., & Zheng, D. (2019). Artificial intelligence in radiotherapy treatment planning: Present and future. *Technology in Cancer Research & Treatment*, 18, 1533033819873922. https://doi.org/10.1177/1533033819873922.

Wilkinson, M. D., Dumontier, M., Aalbersberg, I. J., Appleton, G., Axton, M., Baak, A., Blomberg, N., Boiten, J.-W., da Silva Santos, L. B., & Bourne, P. E. (2016). The FAIR guiding principles for scientific data management and stewardship. *Scientific Data*, 3(1), 1–9.

Willemink, M. J., Koszek, W. A., Hardell, C., Wu, J., Fleischmann, D., Harvey, H., Folio, L. R., Summers, R. M., Rubin, D. L., & Lungren, M. P. (2020). Preparing medical imaging data for machine learning. *Radiology*, 295(1), 4–15. https://doi.org/10.1148/radiol.2020192224.

第三篇

AI工具

第 5 章
肿瘤放射治疗中的影像组学技术与工具

Christopher Wardell

摘要

影像组学（Radiomics）是一个涵盖面很广的术语，用于定量分析医学影像数据，并且在很大程度上依赖于机器学习。影像组学的核心假设是，通过对影像数据进行深层定量分析，可以揭示影像组学特征与分子或临床特征之间的相关性，而这些相关性是人类正常视觉无法观察到的。在21世纪初，这个领域已经取得了实质性的进展，明确定义了定量分析的概念并补充了所有影像数据用户常规的定量分析操作。本章回顾了影像组学分析中常用的输入项、输出项、方法和软件工具。

1 影像组学的定义和历史

医学影像学最初是一个定性而非定量的学科，原因有二：首先，影像本身往往不言自明；有些病症即使是未经培训的普通人也能看出，例如严重骨折或大体积肿瘤；其次，由于定量分析所需的数学和计算工具尚未被充分发明及应用，只能进行定性分析。

随着X射线的发现和应用，20世纪不仅建立了新的影像成像方式，并且逐步发展和完善了图像的定量分析方法。影像组学这个术语最好的理解是医学影像数据的定

Department of Biomedical Informatics, University of Arkansas for Medical Sciences, Little Rock AR, USA

量分析。

　　这种发展模式在相近学科中也有所体现。如分子生物学在很大程度上由于生物信息学的发展而得到彻底革新，后者将统计学和机器学习方法应用于已有的分子生物学领域。在20世纪70年代末，只需凝胶电泳、足够的工作时间和耐心，就可以轻松完成ΦX174病毒约5000个碱基对的DNA测序（Sanger等，1977），但要分析和绘制30亿个碱基对的人类基因组草图，则需要二十多年的时间，以及大量计算和数十亿美元的投入（Craig Venter等，2001；Lander等，2001）。如今，分子生物学已真正成为数据科学的一个分支，生物信息学几乎是所有研究项目的必备学科。

　　医学影像学的未来预计会出现类似结果。影像科医生不会被机器学习算法取代，但他们的工作将得到算法的辅助，定量分析应用将越来越多。

　　影像组学这个术语本身是2012年由Lambin等首创的新词（Lambin等，2012），当时的趋势是将所有生物数据集都以omics为后缀命名。影像组学这门学科诞生时已经十分完整，随后十年的大部分工作都是在规范该领域。

　　影像组学的核心假设是，医学影像中的深层特征可以用于诊断和预计临床预后。其目标是量化这些特征并实现这一过程的自动化，以提高患者治疗水平和治疗标准。当前影像组学的一个明显特点是使用经过精心选择和标准化的影像组学特征，而不是将原始影像数据输入到机器学习算法中。影像组学研究的常见工作流程如图1所示。

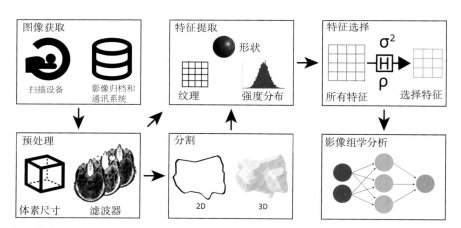

图 1　影像组学常规工作流程。使用标准技术直接从患者获取图像或从影像归档和通讯系统（PACS）数据库检索图像。然后对获取的图像进行预处理，并通过手动或人工智能进行感兴趣区域（ROI）分割。接着从 ROI 中提取影像组学特征，并根据它们的信息内容进行特征选择，最后进行深度分析，将它们与现实世界的变量和结果（如基因突变和预后）关联起来。

影像组学通常是指解剖尺度下的图像数据。对于病理切片和细胞培养中更小结构的定量分析是紧密相关的另一门姊妹学科，称为病理组学或计算病理学。

2 数据输入和预处理

影像组学可以使用任何模态的成像数据作为输入项，但最常使用诸如计算机断层扫描（CT）、正电子发射断层扫描（PET）和磁共振成像（MRI）等3D立体数据，而不是像计算机辅助摄影（CR）那样的二维数字X射线图像。

需要多少输入数据或使用多少样本通常是仅在影像组学分析过程后期才会考虑到的一个关键问题。许多临床试验都会通过事先进行的功效分析来回答这个问题。生物统计学家可以确定临床试验的最佳规模，以确保其具有足够的数据来判断统计学显著性。机器学习方法所需数据量很难确定，简而言之是越多越好。总的来说，最小样本量应该至少是几十个，当然了，合适的数量应该为数百例。由于需要将数据分成训练、验证和测试集，样本数量还需要进一步增加。

数据分类的目标是将全部数据分成小的、不重叠的数据集，用于后续的分析步骤。训练集用于训练模型，验证集用于确认模型产生了可接受的预测结果，最终测试集用于评估模型的性能。常用的方法是收集两个独立的数据集，将较大的一个数据集划分成70%为训练数据和30%为验证数据，然后使用稍小的第二个数据集作为测试集。为了获得最佳性能，数据集（即训练集和验证集）的组成数据分布应当相似；将所有病例分组到训练集中是不可取的，因为验证集及测试集与训练数据分布不同。另一种方法是交叉验证，即其中单个数据集被多次采样生成许多重叠的数据集，该方法尤其适用于稀缺样本。

此外，还应考虑所用数据的来源。大多数研究人员只使用自己所在机构的数据。这会带来一些问题，因为它不仅限制了数据集的规模，还可能引入偏差。更好的方法是纳入来自多个机构的数据，这也能验证研究结果并消除本地数据的内部偏差。最近一项针对医学影像诊断的人工智能分析算法的综述发现，仅有6%的研究进行了外部数据验证（Kim等，2019）。收集多中心数据集需要机构间的合作，或者从肿瘤影像存档（TCIA）等在线数据库（Clark等，2013）下载额外样本。收集多中心的庞大数据集的好处已经在基因组学相关研究（GWAS）中得到了明确证实，这些研究拥有数十万样本数，其统计能力足以剖析复杂性状和疾病的遗传。

数据获取的硬件和软件对图像有很大影响，这包括制造商、型号、软件和参数设置等方面。医学扫描设备和软件通常会提供多种预处理方法，包括校正由呼吸引起的运动以及患者体型和密度等引起的固有信号衰减。其中，只有一部分因素受操作人员影响，如果参与大型或多中心研究，则应跟踪这些变量，即使它们无法被人为控制。由这些非生物因素导致的数据集之间差异通常被称为"批次效应"。

如果在影像组学数据集中观察到批次效应，有相关方法可以帮助减轻该效应的影响。ComBat算法最初是为了应对DNA表达微阵列中的常见批次效应而开发的，最近已经专门针对影像组学进行了相应修改（Da-ano等，2020；Johnson等，2007）。

一旦完成数据收集，还需应对文件类型问题。即选择数字成像和医学通信（DICOM）格式，还是选择神经影像信息技术倡议（NIfTI）文件格式。

DICOM标准最初于1985年引入并不断发展，它主导了医学影像数据和相关元数据的通信和管理。简而言之，它可以被视为用于存储医学成像设备而创建的数据文件类型。更准确地说，它是一个兼容格式，其中包含一个头文件，可以存储描述患者、数据本身及如何创建数据的各种元数据。DICOM经过几十年的更新和扩展，已经非常灵活且日趋成熟。然而，它的成熟度和复杂性可能使新用户感到非常神秘。例如，DICOM数据集通常将每个二维平面数据存储为一个文件，故单个数据集可以由数百个单独文件组成。

另一方面，NIfTI文件格式提供了更简化的体验；NIfTI文件将所有内容打包到一个包含描述性头文件和三维数据矩阵的单个二进制文件中。然而，这两种格式并不完全互通，存在一些微妙问题和特殊情况，使得NIfTI无法处理。NIfTI明确用于处理神经成像研究的MRI数据，而DICOM则旨在处理任何数字成像数据。

在图像采集和重建之后，可能需要做进一步预处理。例如，标准做法是对数据进行重新采样，以使所有体素具有相同尺寸；体素变成具有相同尺寸和间距的立方体。通常情况下，医学影像数据在轴向平面内具有更高分辨率，而在不同层面之间的分辨率较低，因此可能需要进行插值计算。就像文件类型转换一样，如果数据集使用了不同插值算法，也会造成新的误差。

通常还需执行另一种图像预处理，称为滤波（图2）。任何使用过照片编辑软件，甚至手机照片或视频编辑应用程序的人都能理解什么是图像滤波器。滤波器是通过应用函数对图像进行修改。在日常图像处理中，这通常是纯粹出于美学效果，但也可以用于实际目的，如模糊、平滑或锐化图像。

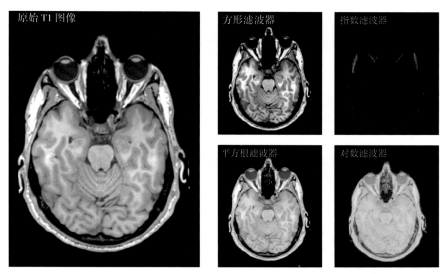

图 2　图像经过滤波器处理的效果示意图。左边是原始的 T1 MRI 图像，右边是使用多种传统影像滤波器和滤波后的图像。

影像组学滤波器可以非常简单，例如对体素的强度值进行指数、对数或平方运算，但滤波器通常更为复杂，且常使用卷积方式。常见的卷积滤波器是高斯拉普拉斯（LoG）滤波器。LoG滤波器能够有效地突出体积中的纹理粗糙度，这个过程被称为"斑点检测"。需要注意的是，LoG滤波器需要用户指定他们所寻找特征的大小，因此独立应用多个LoG滤波器可能有增益效果。研究证明，包括层面厚度、体素大小和预处理步骤在内的图像重建设置可以影响影像组学特征的提取（Lu等，2016；Shiri等，2017）。

3　分割

图像分割是影像组学的基础，其概念很简单：在图像中识别和标记感兴趣区域（ROI）。这可以通过逐层标记像素或体素来实现。其目的是标记大体的生物特征，例如骨骼、器官或肿瘤组织。收集标记对于有监督的机器学习来说至关重要。

在实践中，组织分割可能非常具有挑战性，通常是限制和阻碍进一步工作的重要部分。如果是手动分割，得到这些分割是一项细致且耗时的任务，并且难以对分割进行扩展。合格的影像科医师可以筛选并标记所需的数据，但在临床应用往往存在既没有足够的医学影像科医师、也没有足够时间来分割用于实时分析的大量数据的困境，更不用说回顾性分析了。常见的做法是联合同事、研究人员和学生协助完成分割任务，但最终必须由合格的影像科医师审核和批准分割结果，以防止错误的标签污染数据集。

幸运的是，我们正处于富有创新的人工智能研究的时期。正如在其他章节中详细介绍的那样，由于那些致力于此的研究人员的努力，自动分割方面已经取得了巨大进展。近年来，两个关键进展是从二维图像分割到直接三维体积组织分割，以及U-Net及其衍生算法的发明（Ronneberger等，2015）。U-Net算法非常有效，主要是因为其将执行相反任务的编码器和解码器网络结合起来。编码器使用卷积层对输入数据进行下采样和池化，然后解码器对数据进行上采样，最终在与原始数据相同分辨率的输出分割图像上得到结果。

值得注意的是，分割算法的开发和测试场所之一是脑肿瘤分割（BraTS）挑战赛等竞赛。这项年度竞赛已经举办了十余年，现在还包括了影像组学的特定挑战。

最近的自动分割方法足够准确，以至于在研究目的下，影像科医生只需确认ROI是否正确即可。当前的系统类似于一个熟练学徒的输出结果，其工作仍需要一些监督和偶尔手动纠正，但分割工作仍然十分琐碎。这一步骤消耗的时间和精力不容低估，特别是在研究人员必须首先训练和验证自己分割方法的情况下。

4　影像组学特征的提取和标准化

影像组学特征是从图像或体积的感兴趣区域（ROI）中计算出的数值。可分为几个大类：基于形状的特征、一阶和二阶（或更高）特征。前两类最直观的理解是ROI的基本形态学和影像学特征。形态学特征是描述ROI物理特征的值，如体积、表面积与体积比和球度。一阶特征描述观测到的体素强度，如最小和最大值，以及如强度均值、范围和偏度的统计描述。

高阶特征更为复杂，难以描述和解释，但同样有效。这些特征的起源可以追溯到20世纪70年代基于图像纹理的分类（Haralick等，1973）。从最初只有13个特征开始，这类特征已在当前的应用中发展成数百个。

高阶纹理特征计算中的深度复杂性在于离散化概念。影像数据是数字化的，最常见的可视化方式是灰度显示，其中值是灰度的色调，仅最极端的值（例如背景）接近黑色或白色。灰度是任意的，任何连续色彩调色板都可以使用，但重要的是，每个像素的值都以12到16位之间的比特存储。这对应有4096到65 536个灰度级别。这些数以千计的灰度级别通过分组或"分级"被离散化为较少的灰度级别，以减少数据的变异性并增加可解释性。

在灰度级别离散化之后计算影像组学特征，因此选择固定的二进制大小或固定的二进制数量，以及使用多少个二进制，都将会对结果产生影响。研究已经表明，这会影响PET（Leijenaar等，2015）、CT（Larue等，2017；Shafiq-Ul-Hassan等，2017）和MRI（Duron等，2019）等模态影像组学特征的提取值大小。

图像生物标记标准化倡议（IBSI）在编码影像组学特征方面取得了重要进展（Hatt等，2018）。这是一个非常重要的项目，因为这个标准是保证具有互操作性、稳健性、可重现性的科学工程的基础。我们必须就影像组学特征的命名和实践达成共识，否则我们将在不断的发明特征中循环。

迄今为止，IBSI已有两个重要项目。IBSI 项目1于2020年完成，致力于在CT、PET和MRI T1加权像中计算常用影像组学特征方法的标准化（Zwanenburg等，2020）。

IBSI项目1是由许多国际团体联合开展的，分为三个复杂化程度递增的阶段。第一阶段分析了使用简单数字模体创建的数据集，第二阶段使用了肺癌患者的CT数据，第三阶段使用了51例肉瘤患者的CT、PET和MRI数据来评估特征的可重复性。成功与否的衡量标准是参与组输出结果是否一致。

IBSI项目1总共确定了一套169个常用特征。这些参考数据可供开发人员使用，以帮助设计和校准其开发的软件。值得注意的是，由于一些影像组学软件先于IBSI项目开发，它们可能与IBSI项目的定义略有不同，这些偏差一般在软件文档中有所说明。

IBSI项目2致力于常用的成像滤波器的标准化（如上文所述），目前正在进行中。它与IBSI项目1结构基本相同，是一个大型的合作项目，分为三个阶段：使用数字模体进行技术验证、使用肺癌CT数据建立参考值，最后使用肉瘤患者数据进行验证。最终，IBSI项目2将会发布研究结果和有关滤波器实施的公开可用标准。

IBSI项目还将在其他章节进一步阐述，重点是加强影像组学深度学习在各个方面的可重复性，其中包括数据预处理、将数据分为训练/验证/测试集，以及数据增强等。

5　影像组学特征提取工具

在撰写本文时，IBSI项目1标准已经有超过十多种实施方案。因此，研究人员从

ROI中提取影像组学特征时有许多软件可供选择。在此作者不打算对每个软件很快就会过时的内容进行详尽讨论，而是讨论共性问题并重点介绍一些较受欢迎的软件（见表1）。

表1   以下是符合 IBSI 项目1标准的软件，可用于从放射学成像数据中提取影像组学特征。表中同时注明了该软件是否具有图形用户界面（GUI）或命令行界面（CLI），是用哪种语言编写的，该软件的许可证以及软件的链接

软件	类型	编程语言	软件许可	项目链接
Pyradiomics	CLI	Python	BSD 3-clause	https：//github.com/AIM-Harvard/pyradiomics
CaPTk	GUI/CLI	C++	Multiple	https：//github.com/CBICA/CaPTk
MITK	GUI/CLI	C++	BSD 3-clause	https：//github.com/MITK/MITK
CERR	GUI/CLI	MATLAB	LGPL-2.1	https：//github.com/cerr/CERR
LIFEx	GUI	Java	CEA license（非商业使用免费）	https：//www.lifexsoft.org/
Radiomics-develop	CLI	MATLAB	GPL-3.0	https：//github.com/mvallieres/radiomics-develop
MIRP	CLI	Python	EUPL-1.2	https：//github.com/oncoray/mirp
SERA	CLI	MATLAB	GPL-3.0	https：//github.com/ashrafinia/SERA

影像组学是学术研究的一个重要分支，这一点也反映在可用的软件上。这些软件的质量普遍较高并适合各种用途，但它们并非简单的即插即用式解决方案。用户应该做一些命令行、脚本编写和数据处理的准备工作，或者至少与能够协作的人合作。

IBSI项目等标准化倡议意味着许多提取的特征都以相同的方式命名和计算，但不能保证在不同软件之间输出的结果完全相同。

这些软件的共同特点是它们都是由学术研究人员开发，并直接源于其作者的研究兴趣。这种方法往往导致软件具有持续开发、维护良好、高效和经过充分测试等特点，但在开发人员未曾预计的情况下可能会出现使用问题。

第二个共同特点是它们是免费的开源软件（OSS），通常可通过GitHub获取。这为用户提供了原始源代码和直接与开发人员沟通的机会，以提出问题、报告潜在错误和请求其他功能。或者，用户也可以直接修改代码并将这些更改提交给项目。

开发语言的选择可能受到以下因素影响：某一领域或项目中既往使用的语言情

况、当前语言流行趋势以及开发人员熟悉的语言。MATLAB一直是图像分析中流行的语言，但Python在数据科学和机器学习方面的优越性使得用其编写的东西本质上很有吸引力。C++仍然是开发人员编写快速、高度优化代码的常规选择。在其他领域也存在类似的情况；早期的基因组学工具使用Perl编写，现代基因组学工具通常使用Python编写，而需要极快速度的工具（如序列比对器）通常使用C++编写。

虽然MATLAB的图像处理库和功能丰富，但其专有性质可能对学术研究人员构成潜在问题。虽然MATLAB编译器运行时（MCR）允许用户在没有付费许可证的情况下运行MATLAB代码，但该代码必须编译才能发布。即使源代码公开可用，但没有MATLAB许可证的终端用户也无法编辑它。

影像组学软件对硬件要求较低，几乎任何一台现代计算机都可以运行它们。软件运行的主要操作系统是类UNIX的操作系统，如Linux发行版和macOS。虽然有时不直接支持Windows，但Linux的Windows子系统（WSL）已经有效地解决兼容性问题，因为它允许UNIX目标代码和二进制文件在本地运行。影像组学软件通常只有命令行界面，没有图形用户界面，但这不太可能影响目标受众群体。

影像组学软件大致可分为两类：专用软件包和现有应用程序的扩展。软件包提供一套非常特定的影像组学功能，适合独立使用。扩展软件是现有应用程序的附加组件，用于查看和编辑图像数据，具有图形用户界面（GUI），提供影像组学工具。这两种类型的软件都可提供直接的命令行界面（CLI）以允许脚本编写。

两者各有利弊，用户可能会从两种方式中受益。支持图形用户界面（GUI）的程序允许视觉交互和即时反馈，因此是探索数据的绝佳方式。但是，如果学习的样本超过多个，人工交互容易出错则无法扩展。要自动处理样本和进行可重复研究就需要CLI访问。相反，CLI程序的原始文本输出可解释程度不高。

最广泛使用的CLI软件包是Pyradiomics（Van Griethuysen等，2017），但这并不是唯一的选择。它可以作为命令行应用程序，或者可以导入到其他软件中，因此用户可以在一个代码库中管理特征提取和分析。

6　特征选择和降维

一旦研究人员从图像中提取出影像组学特征，他们将面临一个重要难题。滤波器和特征的组合方式是乘法的；如果从一幅图像中提取了100个特征，并使用原始图像和十几个滤波器，则可能有超过1000个影像组学特征需要处理。多重检验校正将快速削弱统计显著性，使任何分析徒劳无功。因此，必须缩减特征的数量。这个过程被称为特征选择，且该过程应该只使用训练数据集进行。

大量特征所带来的问题并不是影像组学特有的，通常被称为维数灾难。幸运的是，研究人员在其他领域获得了几十年的经验和问题解决方案，这些经验和方案可直接用于减轻影像组学中的这种维数灾难（图3）。

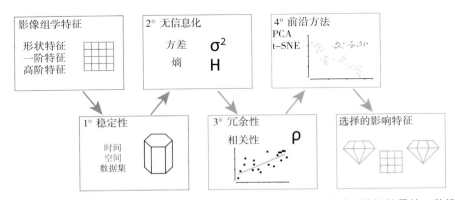

图3 影像组学特征选择。根据特征的稳定性、信息内容和冗余程度大幅减少特征数量的一种线性流程，旨在保留最少量的特征以帮助统计分析的有效性。

这个过程的第一步是寻找特征的稳定性，即测试影像组学特征是否具有可重复性，当在多次测量时具有类似的值时其稳定性高。稳定性高的特征是与基因组和临床特征相关的生物标志物的良好候选，而稳定性低则意味着特征可能是噪声或甚至是随机的，应予以舍弃。许多影像组学特征经常显示出对扰动缺乏稳健性，这仍然是该领域的一个持续关注点（Reiazi等，2021）。

特征的稳定性可以用多种方式定义和测试。只有在数小时或数天内拍摄的一系列图像，才能测量时间稳定性。然而，大多数医学影像数据是在对患者诊断和治疗过程中随机生成的。在这种情况下，测试时间稳定性将带来巨大的额外成本、低效和不便。

更常见的测试定义是空间稳定性。不同的影像科医师或算法会从同一图像中分割出具有差异的感兴趣区域（ROI）。这些差异通常发生在ROI的边缘，而研究对象最具临床意义的部分在所有情况下应被捕捉到。因此，无论分割的来源如何，从这些分割中提取的影像组学特征应高度相似。在实践中，可以通过多个影像科医师或算法分割ROI来实现这一点。这样做还有一个额外的好处，即能够生成用户间变异性评估，表明分割的可重复性如何。另外，还可以通过计算方式对ROI进行微调。例如，可以外扩或收缩几个体素的边缘，或将整个ROI移位等，来模拟人为引入的差异性。

数据集稳定性是比较不同数据集（如训练和验证集）之间的影像组学特征。如果数据集的样本构成合理且大小适中，则可以预期在两个数据集中检测到的值的范围应该相似。

类似地，以一座标志性建筑的照片为例。如果图像是由不同人员分割的（空间稳定性），或者存在于完全不同的照片中（数据集稳定性），我们可能会预期它在相隔几天拍摄的不同照片中具有相似的特征（时间稳定性）。

无论考虑哪种稳定性定义，测试稳定性的概念都是相似的。根据相关的两个数据集计算影像组学特征集，并通过检查相关系数来评估它们之间的相关性。Spearman's rho可能比Pearson's rho更受青睐，因为在寻找单调关系时，Spearman's rho 对异常值的容忍度更高。

一种稳健的解决方法是计算一致性相关系数（CCC）（Lin，1989），该方法还考虑了影像组学特征的均值和方差。由此得出的分数范围在0到1之间，尽管有些随意，但得分在0.85以上被认为是可以接受的（Peerlings等，2019）。

出人意料的是，似乎并不存在普遍稳定或不稳定的影像组学特征或特征类别，且在不同的研究中结果差异很大。造成这种情况的原因可能是由于成像模式、成像参数甚至是图像本身存在差异。无论原因如何，最好的解决方案是研究人员在每项研究中均测试其影像组学特征的稳定性。

第二步是剔除不包含有意义信息的非信息特征。在特定研究中，方差或熵非常小或没有变化的特征可以安全地删除。例如，肿瘤的大小是一个临床重要的特征，但如果研究的肿瘤大小大致相同，则形状特征（如体积）可能会变得不具信息量。

第三步是删除冗余特征。如果多个特征高度相关，将它们全部保留会削弱统计显著性，可能错过重要的发现。在删除高度相关的特征时，最好手动选择要保留的特征。复杂的基于小波的影像组学特征可用于替代更容易测量、更直观的形状特征。

最后，在特征选择方面，有许多更高级的方法可以使用。其目标是最小化单个影像组学特征之间的相关性，并最大化它们与临床特征等目标特征之间的相关性。例如，最小冗余最大相关性（mRMR）方法（Ding和Peng，2005）就是这样做的。然而，还有其他可用的方法，只考虑最小化影像组学特征之间的相关性，这些方法在

机器学习实践者中广为人知，例如经典的主成分分析（PCA）和t分布随机邻域嵌入
（t-SNE）。

7   影像组学分析

一旦研究人员确定了信息量大、不冗余且稳定的影像组学特征数据集，就可以测
试影像组学假设，即影像组学特征与临床、分子或基因特征之间是否存在关联。

这是一项使用之前定义的数据集进行模型训练、验证和测试的工作。唯一的要求
是研究人员对机器学习方法有良好的理解。研究人员可能对影像组学或与之相关的目
标变量知之甚少。然而，与所有的转化研究一样，重要的是要让医生等各领域专家参
与进来以帮助解释研究结果。如果没有这样的合理检查，研究人员可能会报告重复
的、微不足道的，甚至错误的结果。

选择适当方法的一个因素是，临床目标或基因变量是连续的还是离散的。临床环
境中最常见的连续变量是疾病进展时间和总生存时间，需要建立Cox比例风险模型。

影像组学往往涉及离散变量（如特定突变的存在），而不是连续变量（如血液中
特定分子或代谢产物的数量等）。因此，影像组学倾向于分类问题领域。这些方法包
括朴素贝叶斯、随机森林、k-最近邻等分类器，以及支持向量机和神经网络（图4）。
然而，神经网络等现代机器学习方法同样可用作回归模型，因此相同的工具可在各种
应用中使用。

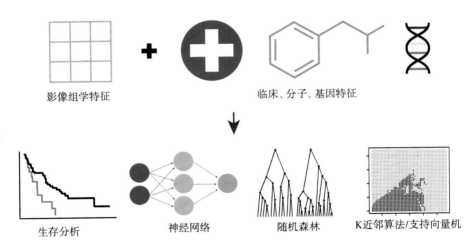

影像组学特征   临床、分子、基因特征

生存分析   神经网络   随机森林   K近邻算法/支持向量机

图 4   影像组学的机器学习方法。使用各种机器学习方法，影像组学特征可以用来预测其他变量，包
括临床、分子和基因组特征。

此外，还应考虑集成方法，即上述分类器的组合。可以使用简单的多数投票规则，或更复杂的多个随机森林的套袋法或提升法等多种方法来进行聚合以获得最终结果。

在第一个十年的研究之后，已经有一些例子证明了影像组学假设的真实性，或者至少我们不能否认它。在各种成像方式下，多种肿瘤类型中的影像组学特征已与临床特征（如生存时间）和基因组学特征（如特定基因的突变）相关联。

最常研究的肿瘤类型是那些既常见又有大量影像数据的肿瘤类型，这意味着肺癌研究的文献非常丰富。研究表明，影像组学特征在肺癌中具有一定的预后价值（Aerts等，2014；Chong等，2014；Coroller等，2016；Fried等，2014）。影像组学特征还可以预测肺癌中特定转录通路的活性（Grossmann等，2017）或EGFR突变的存在（Yip等，2017）。同样，头颈部肿瘤的影像组学特征也被证明具有预后价值（Aerts等，2014；Vallières等，2017）。CT成像中的影像组学特征也与结直肠癌中多个RAS通路突变相关联（Yang等，2018）。在黑色素瘤中，PET成像和转移到脑部的MRI成像均可检测到BRAF突变（Saadani等，2019；Shofty等，2020）。此外，使用MRI数据可以预测胶质母细胞瘤的IDH和EGFR突变（Verduin等，2021）。

突变并不是通过影像组学可检测到的唯一基因组改变；低级别胶质母细胞瘤中发现1p和19q染色体臂的共同缺失（Casale等，2021），以及胶质母细胞瘤中MGMT启动子甲基化（Verduin等，2021）都可以通过影像组学检测到。生理现象也可以进行预测；从PET和CT数据中获得的影像组学特征可以预测肿瘤缺氧，这表明预后不良（Sanduleanu等，2020）。

大多数影像组学论文关注的是在单个时间点收集的数据，但近年来也有一些研究分析了随时间变化的影像组学特征，即所谓的"delta影像组学"（Fave等，2017）。其概念是认为影像组学特征的变化可反映疾病的进展或治疗反应。例如，可以使用高阶影像组学特征将非小细胞肺癌患者分成高风险组和低风险组。

随着研究的深入，部分结论已经开始进行修正。一项研究重新审查了肺癌预后的影像组学特征，并发现预后特征实际上是肿瘤体积。最初报告的强度和纹理特征是代理特征，这说明了严格验证的重要性（Welch等，2019）。

已经有学者在致力于规范和报告整个影像组学研究的质量。其中最引人注目的是影像组学质量评分（RQS）（Lambin等，2017）。这是一个度量标准，包括16个类别指标，涵盖从数据收集到模型验证的整个过程，每个类别提供正或负的分数，满分为36分。然而，这种方法并不常用，研究人员可能不知道它的存在，而且一个不完美的分数并不意味着工作粗心大意；例如，如果工作不是在试验数据库中进行的前瞻性研究，则会丢失七个点（总分数的约20%），这在许多情况下并不适用。尽管如此，它仍然是开展和评估影像组学研究的有用工具。

8 结论

在20世纪初诞生并曾以定量成像分析等其他名字出现的影像组学，在21世纪已经走出了襁褓，进入了青春期。影像组学仍处于发展阶段，受到多种因素的推动，该领域的研究继续迅速发展。

机器学习是影像组学的基础，因为庞大而难以解决的分割问题正开始通过自动化方法得到解决。其次，一旦提取并适当选择临床和分子特征以及影像组学特征，机器学习方法对于发现它们之间的关联关系至关重要。

随着放射治疗工作人员能力的提高和进入影像组学技术门槛的降低，影像组学研究领域未来十年将迎来巨大的突破和机遇。

参考文献

Aerts, H. J. W. L., Emmanuel Rios Velazquez, Ralph T. H. Leijenaar, Chintan Parmar, Patrick Grossmann, Sara Cavalho, Johan Bussink, René Monshouwer, Benjamin Haibe-Kains, Derek Rietveld, Frank Hoebers, Michelle M. Rietbergen, C. René Leemans, Andre Dekker, John Quackenbush, Robert J. Gillies, & Philippe Lambin. (2014). Decoding tumour phenotype by noninvasive imaging using a quantitative radiomics approach. *Nature Communications, 5*, 4006. https://doi.org/10.1038/ncomms5006.

Casale, Roberto, Elizaveta Lavrova, Sebastian Sanduleanu, Henry C. Woodruff, & Philippe Lambin. (2021). Development and external validation of a non-invasive molecular status predictor of chromosome 1p/19q co-deletion based on MRI radiomics analysis of low grade glioma patients. *European Journal of Radiology, 139*, 109678. https://doi.org/10.1016/j.ejrad.2021.109678.

Chong, Yousun, Jae Hun Kim, Ho Yun Lee, Yong Chan Ahn, Kyung Soo Lee, Myung Ju Ahn, Jhingook Kim, Young Mog Shim, Joungho Han, & Yoon La Choi. (2014). Quantitative CT variables enabling response prediction in neoadjuvant therapy with EGFR-TKIs: Are they different from those in neoadjuvant concurrent chemoradiotherapy? *PLoS ONE, 9*(2), e88598. https://doi.org/10.1371/journal.pone.0088598.

Clark, Kenneth, Bruce Vendt, Kirk Smith, John Freymann, Justin Kirby, Paul Koppel, Stephen Moore, Stanley Phillips, David Maffitt, Michael Pringle, Lawrence Tarbox, & Fred Prior. (2013). The Cancer Imaging Archive (TCIA): Maintaining and operating a public information repository. *Journal of Digital Imaging, 26*(6), 1045–1057. https://doi.org/10.1007/s10278-013-9622-7.

Coroller, Thibaud P., Vishesh Agrawal, Vivek Narayan, Ying Hou, Patrick Grossmann, Stephanie W. Lee, Raymond H. Mak, & Hugo J. W. L. Aerts. (2016). Radiomic phenotype features predict pathological response in non-small cell radiomic predicts pathological response lung cancer. *Radiotherapy and Oncology, 119*(3), 480–486. https://doi.org/10.1016/j.radonc.2016.04.004.

Craig Venter, J., M. D. Adams, E. W. Myers, P. W. Li, R. J. Mural, G. G. Sutton, H. O. Smith, M. Yandell, C. A. Evans, R. A. Holt, J. D. Gocayne, P. Amanatides, R. M. Ballew, D. H. Huson, J. R. Wortman, Q. Zhang, C. D. Kodira, X. H. Zheng, L. Chen, M. Skupski, G. Subramanian, P. D. Thomas, J. Zhang, G. L. Gabor Miklos, C. Nelson, S. Broder, A. G. Clark, J. Nadeau, V. A. McKusick, N. Zinder, A. J. Levine, R. J. Roberts, M. Simon, C. Slayman, M. Hunkapiller, R. Bolanos, A. Delcher, I. Dew, D. Fasulo, M. Flanigan, L. Florea, A. Halpern, S. Hannenhalli, S. Kravitz, S. Levy, C. Mobarry, K. Reinert, K. Remington, J. Abu-Threideh, E. Beasley, K. Biddick, V. Bonazzi, R. Brandon, M. Cargill, I. Chandramouliswaran, R. Charlab, K. Chaturvedi, Z. Deng, V. di Francesco, P. Dunn, K. Eilbeck, C. Evangelista, A. E. Gabrielian, W. Gan, W. Ge, F. Gong, Z. Gu, P. Guan, T. J. Heiman, M. E. Higgins, R. R. Ji, Z. Ke, K. A. Ketchum, Z. Lai, Y. Lei, Z. Li, J. Li, Y. Liang, X. Lin, F. Lu, G. V. Merkulov, N. Milshina, H. M. Moore, A. K. Naik, V. A. Narayan, B. Neelam, D. Nusskern, D. B. Rusch, S. Salzberg, W. Shao, B. Shue, J. Sun, Z. Yuan Wang, A. Wang, X. Wang, J. Wang, M. H. Wei, R. Wides, C. Xiao, C. Yan, A. Yao, J. Ye, M. Zhan, W. Zhang, H. Zhang, Q. Zhao, L. Zheng, F. Zhong, W. Zhong, S. C. Zhu, S. Zhao, D. Gilbert, S. Baumhueter, G. Spier, C. Carter, A. Cravchik, T. Woodage, F. Ali, H. An, A. Awe, D. Baldwin, H. Baden, M. Barnstead, I. Barrow, K. Beeson, D. Busam, A. Carver, A. Center, M. Lai Cheng, L. Curry, S. Danaher, L. Davenport, R. Desilets, S. Dietz, K. Dodson, L. Doup, S. Ferriera, N. Garg, A. Glucksmann, B. Hart, J. Haynes, C. Haynes, C. Heiner, S. Hladun, D. Hostin, J. Houck, T. Howland, C. Ibegwam, J. Johnson, F. Kalush, L. Kline, S. Koduru, A. Love, F. Mann, D. May, S. McCawley, T. McIntosh, I. McMullen, M. Moy, L. Moy, B. Murphy, K. Nelson, C. Pfannkoch, E. Pratts, V. Puri, H. Qureshi, M. Reardon, R. Rodriguez, Yu H. Rogers, D. Romblad, B. Ruhfel, R. Scott, C. Sitter, M. Smallwood, E. Stewart, R. Strong, E. Suh, R. Thomas, N. Ni Tint, S. Tse, C. Vech, G. Wang, J. Wetter, S. Williams, M. Williams, S. Windsor, E. Winn-Deen, K. Wolfe, J. Zaveri, K. Zaveri, J. F. Abril, R. Guigo, M. J. Campbell, K. V. Sjolander, B. Karlak, A. Kejariwal, H. Mi, B. Lazareva, T. Hatton, A. Narechania, K. Diemer, A. Muruganujan, N. Guo, S. Sato, V. Bafna, S. Istrail, R. Lippert, R. Schwartz, B. Walenz, S. Yooseph, D. Allen, A. Basu, J. Baxendale, L. Blick, M. Caminha, J. Carnes-Stine, P. Caulk, Y. H. Chiang, M. Coyne, C. Dahlke, A. Deslattes Mays, M. Dombroski, M. Donnelly, D. Ely, S. Esparham, C. Fosler, H. Gire, S. Glanowski, K. Glasser, A. Glodek, M. Gorokhov, K. Graham, B. Gropman, M. Harris, J. Heil, S. Henderson, J. Hoover, D. Jennings, C. Jordan, J. Jordan, J. Kasha, L. Kagan, C. Kraft, A. Levitsky, M. Lewis, X. Liu, J. Lopez, D. Ma, W. Majoros, J. McDaniel, S. Murphy, M. Newman, T. Nguyen, N. Nguyen, M. Nodell, S. Pan, J. Peck, M. Peterson, W. Rowe, R. Sanders, J. Scott, M. Simpson, T. Smith, A. Sprague, T. Stockwell, R. Turner, E. Venter, M. Wang, M. Wen, D. Wu, M. Wu, A. Xia, A. Zandieh, & X. Zhu. (2001). The sequence of the human genome. *Science, 291*(5507), 1304–1351. https://doi.org/10.1126/science.1058040.

Da-ano, R., I. Masson, F. Lucia, M. Doré, P. Robin, J. Alfieri, C. Rousseau, A. Mervoyer, C. Reinhold, J. Castelli, R. De Crevoisier, J. F. Rameé, O. Pradier, U. Schick, D. Visvikis, & M. Hatt. (2020). Performance comparison of modified ComBat for harmonization of radiomic features for multicenter studies. *Scientific Reports, 10*(1), 10248. https://doi.org/10.1038/s41598-020-66110-w.

Ding, Chris & Hanchuan Peng. (2005). Minimum redundancy feature selection from microarray gene expression data. *Journal of Bioinformatics and Computational Biology, 3*(2), 185–205. https://doi.org/10.1142/S0219720005001004.

Duron, Loïc, Daniel Balvay, Saskia Vande Perre, Afef Bouchouicha, Julien Savatovsky, Jean Claude Sadik, Isabelle Thomassin-Naggara, Laure Fournier, & Augustin Lecler. (2019). Gray-level discretization impacts reproducible MRI radiomics texture features. *PLoS ONE, 14*(3), e0213459. https://doi.org/10.1371/journal.pone.0213459.

Fave, Xenia, Lifei Zhang, Jinzhong Yang, Dennis MacKin, Peter Balter, Daniel Gomez, David Followill, Aaron Kyle Jones, Francesco Stingo, Zhongxing Liao, Radhe Mohan, & Laurence Court. (2017). Delta-radiomics features for the prediction of patient outcomes in non-small cell lung cancer. *Scientific Reports, 7*(1), 588. https://doi.org/10.1038/s41598-017-00665-z.

Fried, David V., Susan L. Tucker, Shouhao Zhou, Zhongxing Liao, Osama Mawlawi, Geoffrey Ibbott, & Laurence E. Court. (2014). Prognostic value and reproducibility of pretreatment CT texture features in stage III non-small cell lung cancer. *International Journal of Radiation Oncology Biology Physics, 90*(4), 834–842. https://doi.org/10.1016/j.ijrobp.2014.07.020.

Van Griethuysen, Joost J. M., Andriy Fedorov, Chintan Parmar, Ahmed Hosny, Nicole Aucoin, Vivek Narayan, Regina G. H. Beets-Tan, Jean Christophe Fillion-Robin, Steve Pieper, & Hugo J. W. L. Aerts. (2017). Computational radiomics system to decode the radiographic phenotype. *Cancer Research, 77*(21), e104–7. https://doi.org/10.1158/0008-5472.CAN-17-0339.

Grossmann, Patrick, Olya Stringfield, Nehme El-Hachem, Marilyn M. Bui, Emmanuel Rios Velazquez, Chintan Parmar, Ralph T. H. Leijenaar, Benjamin Haibe-Kains, Philippe Lambin, Robert J. Gillies, & Hugo J. W. L. Aerts. (2017). Defining the biological basis of radiomic phenotypes in lung cancer. *ELife, 6*, e23421. https://doi.org/10.7554/eLife.23421.

Haralick, Robert M., Its'hak Dinstein, & K. Shanmugam. (1973). Textural features for image classification. *IEEE Transactions on Systems, Man and Cybernetics, SMC-3*(6), 610–621. https://doi.org/10.1109/TSMC.1973.4309314.

Hatt, Mathieu, Martin Vallieres, Dimitris Visvikis, & Alex Zwanenburg. (2018). IBSI: An international community radiomics standardization initiative. *Journal of Nuclear Medicine, 59*(supplement 1), 287.

Johnson, W. Evan, Cheng Li, & Ariel Rabinovic. (2007). Adjusting batch effects in microarray expression data using empirical Bayes methods. *Biostatistics, 8*(1), 118–127. https://doi.org/10.1093/biostatistics/kxj037.

Kim, Dong Wook, Hye Young Jang, Kyung Won Kim, Youngbin Shin, & Seong Ho Park. (2019). Design characteristics of studies reporting the performance of artificial intelligence algorithms for diagnostic analysis of medical images: Results from recently published papers. *Korean Journal of Radiology, 20*(3), 405–410. https://doi.org/10.3348/kjr.2019.0025.

Lambin, Philippe, Ralph T. H. Leijenaar, Timo M. Deist, Jurgen Peerlings, Evelyn E. C. De Jong, Janita Van Timmeren, Sebastian Sanduleanu, Ruben T. H. M. Larue, Aniek J. G. Even, Arthur Jochems, Yvonka Van Wijk, Henry Woodruff, Johan Van Soest, Tim Lustberg, Erik Roelofs, Wouter Van Elmpt, Andre Dekker, Felix M. Mottaghy, Joachim E. Wildberger, & Sean Walsh. (2017). Radiomics: The bridge between medical imaging and personalized medicine. *Nature Reviews Clinical Oncology, 14*(12), 749–762. https://doi.org/10.1038/nrclinonc.2017.141.

Lambin, Philippe, Emmanuel Rios-Velazquez, Ralph Leijenaar, Sara Carvalho, Ruud G. P. M. Van Stiphout, Patrick Granton, Catharina M. L. Zegers, Robert Gillies, Ronald Boellard, André Dekker, & Hugo J. W. L. Aerts. (2012). Radiomics: Extracting more information from medical images using advanced feature analysis. *European Journal of Cancer, 48*(4), 441–446. https://doi.org/10.1016/j.ejca.2011.11.036.

Lander, Eric S., Lauren M. Linton, Bruce Birren, Chad Nusbaum, Michael C. Zody, Jennifer Baldwin, Keri Devon, Ken Dewar, Michael Doyle, William Fitzhugh, Roel Funke, Diane Gage, Katrina Harris, Andrew Heaford, John Howland, Lisa Kann, Jessica Lehoczky, Rosie Levine, Paul McEwan, Kevin McKernan, James Meldrim, Jill P. Mesirov, Cher Miranda, William Morris, Jerome Naylor, Christina Raymond, Mark Rosetti, Ralph Santos, Andrew Sheridan, Carrie Sougnez, Nicole Stange-Thomann, Nikola Stojanovic, Aravind Subramanian, Dudley Wyman, Jane Rogers, John Sulston, Rachael Ainscough, Stephan Beck, David Bentley, John Burton, Christopher Clee, Nigel Carter, Alan Coulson, Rebecca Deadman, Panos Deloukas, Andrew Dunham, Ian Dunham, Richard Durbin, Lisa French, Darren Grafham, Simon Gregory, Tim Hubbard, Sean Humphray, Adrienne Hunt, Matthew Jones, Christine Lloyd, Amanda McMurray, Lucy Matthews, Simon Mercer, Sarah Milne, James C. Mullikin, Andrew Mungall, Robert Plumb, Mark Ross, Ratna Shownkeen, Sarah Sims, Robert H. Waterston, Richard K. Wilson, Ladeana W. Hillier, John D. McPherson, Marco A. Marra, Elaine R. Mardis, Lucinda A. Fulton, Asif T. Chinwalla, Kymberlie H. Pepin, Warren R. Gish, Stephanie L. Chissoe, Michael C. Wendl, Kim D. Delehaunty, Tracie L. Miner, Andrew Delehaunty, Jason B. Kramer, Lisa L. Cook, Robert S. Fulton, Douglas L. Johnson, Patrick J. Minx, Sandra W. Clifton, Trevor Hawkins, Elbert Branscomb, Paul Predki, Paul Richardson, Sarah Wenning, Tom Slezak, Norman Doggett, Jan Fang Cheng, Anne Olsen, Susan Lucas, Christopher Elkin, Edward Uberbacher, Marvin Frazier, Richard A. Gibbs, Donna M. Muzny, Steven E. Scherer, John B.

Bouck, Erica J. Sodergren, Kim C. Worley, Catherine M. Rives, James H. Gorrell, Michael L. Metzker, Susan L. Naylor, Raju S. Kucherlapati, David L. Nelson, George M. Weinstock, Yoshiyuki Sakaki, Asao Fujiyama, Masahira Hattori, Tetsushi Yada, Atsushi Toyoda, Takehiko Itoh, Chiharu Kawagoe, Hidemi Watanabe, Yasushi Totoki, Todd Taylor, Jean Weissenbach, Roland Heilig, William Saurin, Francois Artiguenave, Philippe Brottier, Thomas Bruls, Eric Pelletier, Catherine Robert, Patrick Wincker, André Rosenthal, Matthias Platzer, Gerald Nyakatura, Stefan Taudien, Andreas Rump, Douglas R. Smith, Lynn Doucette-Stamm, Marc Rubenfield, Keith Weinstock, Mei Lee Hong, Joann Dubois, Huanming Yang, Jun Yu, Jian Wang, Guyang Huang, Jun Gu, Leroy Hood, Lee Rowen, Anup Madan, Shizen Qin, Ronald W. Davis, Nancy A. Federspiel, A. Pia Abola, Michael J. Proctor, Bruce A. Roe, Feng Chen, Huaqin Pan, Juliane Ramser, Hans Lehrach, Richard Reinhardt, W. Richard McCombie, Melissa De La Bastide, Neilay Dedhia, Helmut Blöcker, Klaus Hornischer, Gabriele Nordsiek, Richa Agarwala, L. Aravind, Jeffrey A. Bailey, Alex Bateman, Serafim Batzoglou, Ewan Birney, Peer Bork, Daniel G. Brown, Christopher B. Burge, Lorenzo Cerutti, Hsiu Chuan Chen, Deanna Church, Michele Clamp, Richard R. Copley, Tobias Doerks, Sean R. Eddy, Evan E. Eichler, Terrence S. Furey, James Galagan, James G. R. Gilbert, Cyrus Harmon, Yoshihide Hayashizaki, David Haussler, Henning Hermjakob, Karsten Hokamp, Wonhee Jang, L. Steven Johnson, Thomas A. Jones, Simon Kasif, Arek Kaspryzk, Scot Kennedy, W. James Kent, Paul Kitts, Eugene V. Koonin, Ian Korf, David Kulp, Doron Lancet, Todd M. Lowe, Aoife McLysaght, Tarjei Mikkelsen, John V. Moran, Nicola Mulder, Victor J. Pollara, Chris P. Ponting, Greg Schuler, Jörg Schultz, Guy Slater, Arian F. A. Smit, Elia Stupka, Joseph Szustakowki, Danielle Thierry-Mieg, Jean Thierry-Mieg, Lukas Wagner, John Wallis, Raymond Wheeler, Alan Williams, Yuri I. Wolf, Kenneth H. Wolfe, Shiaw Pyng Yang, Ru Fang Yeh, Francis Collins, Mark S. Guyer, Jane Peterson, Adam Felsenfeld, Kris A. Wetterstrand, Richard M. Myers, Jeremy Schmutz, Mark Dickson, Jane Grimwood, David R. Cox, Maynard V. Olson, Rajinder Kaul, Christopher Raymond, Nobuyoshi Shimizu, Kazuhiko Kawasaki, Shinsei Minoshima, Glen A. Evans, Maria Athanasiou, Roger Schultz, Aristides Patrinos, & Michael J. Morgan. (2001). Initial sequencing and analysis of the human genome. *Nature, 409*(6822), 860–921. https://doi.org/10.1038/35057062.

Larue, Ruben T. H. M., Lien Van De Voorde, Janna E. van Timmeren, Ralph T. H. Leijenaar, Maaike Berbée, Meindert N. Sosef, Wendy M. J. Schreurs, Wouter van Elmpt, & Philippe Lambin. (2017). 4DCT imaging to assess radiomics feature stability: An investigation for thoracic cancers. *Radiotherapy and Oncology, 125*(1), 147–153. https://doi.org/10.1016/j.radonc.2017.07.023.

Leijenaar, Ralph T. H., Georgi Nalbantov, Sara Carvalho, Wouter J. C. Van Elmpt, Esther G. C. Troost, Ronald Boellaard, Hugo J. W. L. Aerts, Robert J. Gillies, & Philippe Lambin. (2015). The effect of SUV discretization in quantitative FDG-PET radiomics: The need for standardized methodology in tumor texture analysis. *Scientific Reports, 5*, 11075. https://doi.org/10.1038/srep11075.

Lin, Lawrence I. Kuei. (1989). A concordance correlation coefficient to evaluate reproducibility. *Biometrics, 45*(1), 255. https://doi.org/10.2307/2532051.

Lu, Lin, Ross C. Ehmke, Lawrence H. Schwartz, & Binsheng Zhao. (2016). Assessing agreement between radiomic features computed for multiple CT imaging settings. *PLoS ONE, 11*(12), e0166550. https://doi.org/10.1371/journal.pone.0166550.

Peerlings, Jurgen, Henry C. Woodruff, Jessica M. Winfield, Abdalla Ibrahim, Bernard E. Van Beers, Arend Heerschap, Alan Jackson, Joachim E. Wildberger, Felix M. Mottaghy, Nandita M. DeSouza, & Philippe Lambin. (2019). Stability of radiomics features in apparent diffusion coefficient maps from a multi-centre test-retest trial. *Scientific Reports, 9*(1), 4800. https://doi.org/10.1038/s41598-019-41344-5.

Reiazi, Reza, Engy Abbas, Petra Famiyeh, Aria Rezaie, Jennifer Y. Y. Kwan, Tirth Patel, Scott V. Bratman, Tony Tadic, Fei Fei Liu, & Benjamin Haibe-Kains. (2021). The impact of the variation of imaging parameters on the robustness of computed tomography radiomic features: A review. *Computers in Biology and Medicine, 133*, 104400. https://doi.org/10.1016/j.compbiomed.2021.104400.

Ronneberger, Olaf, Philipp Fischer, and Thomas Brox. (2015). U-Net: Convolutional networks for biomedical image segmentation. *Lecture Notes in Computer Science (Including Subseries Lecture Notes in Artificial*

Intelligence and Lecture Notes in Bioinformatics), 9351, 234–241. https://doi.org/10.1007/978-3-319-24574-4_28.

Saadani, Hanna, Bernies Van der Hiel, Else A. Aalbersberg, Ioannis Zavrakidis, John B. A. G. Haanen, Otto S. Hoekstra, Ronald Boellaard, & Marcel P. M. Stokkel. (2019). Metabolic biomarker–based BRAFV600 mutation association and prediction in melanoma. *Journal of Nuclear Medicine, 60*(11), 1545–1552. https://doi.org/10.2967/jnumed.119.228312.

Sanduleanu, Sebastian, Arthur Jochems, Taman Upadhaya, Aniek J. G. Even, Ralph T. H. Leijenaar, Frank J. W. M. Dankers, Remy Klaassen, Henry C. Woodruff, Mathieu Hatt, Hans J. A. M. Kaanders, Olga Hamming-Vrieze, Hanneke W. M. van Laarhoven, Rathan M. Subramiam, Shao Hui Huang, Brian O'Sullivan, Scott V. Bratman, Ludwig J. Dubois, Razvan L. Miclea, Dario Di Perri, Xavier Geets, Mireia Crispin-Ortuzar, Aditya Apte, Joseph O. Deasy, Jung Hun Oh, Nancy Y. Lee, John L. Humm, Heiko Schöder, Dirk De Ruysscher, Frank Hoebers, & Philippe Lambin. (2020). Non-invasive imaging prediction of tumor hypoxia: A novel developed and externally validated CT and FDG-PET-based radiomic signatures. *Radiotherapy and Oncology, 153*, 97–105. https://doi.org/10.1016/j.radonc.2020.10.016.

Sanger, F., G. M. Air, B. G. Barrell, N. L. Brown, A. R. Coulson, J. C. Fiddes, C. A. Hutchison, P. M. Slocombe, & M. Smith. (1977). Nucleotide sequence of bacteriophage Φx174 DNA. *Nature, 265*(5596), 687–695. https://doi.org/10.1038/265687a0.

Shafiq-Ul-Hassan, Muhammad, Geoffrey G. Zhang, Kujtim Latifi, Ghanim Ullah, Dylan C. Hunt, Yoganand Balagurunathan, Mahmoud Abrahem Abdalah, Matthew B. Schabath, Dmitry G. Goldgof, Dennis Mackin, Laurence Edward Court, Robert James Gillies, & Eduardo Gerardo Moros. (2017). Intrinsic dependencies of CT radiomic features on voxel size and number of gray levels. *Medical Physics, 44*(3), 1050–1062. https://doi.org/10.1002/mp.12123.

Shiri, Isaac, Arman Rahmim, Pardis Ghaffarian, Parham Geramifar, Hamid Abdollahi, & Ahmad Bitarafan-Rajabi. (2017). The impact of image reconstruction settings on 18F-FDG PET radiomic features: Multi-scanner phantom and patient studies. *European Radiology, 27*(11), 4498–4509. https://doi.org/10.1007/s00330-017-4859-z.

Shofty, Ben, Moran Artzi, Shai Shtrozberg, Claudia Fanizzi, Francesco DiMeco, Oz Haim, Shira Peleg Hason, Zvi Ram, Dafna Ben Bashat, & Rachel Grossman. (2020). Virtual biopsy using MRI radiomics for prediction of BRAF status in melanoma brain metastasis. *Scientific Reports, 10*(1), 6623. https://doi.org/10.1038/s41598-020-63821-y.

Vallières, Martin, Emily Kay-Rivest, Léo Jean Perrin, Xavier Liem, Christophe Furstoss, Hugo J. W. L. Aerts, Nader Khaouam, Phuc Felix Nguyen-Tan, Chang Shu Wang, Khalil Sultanem, Jan Seuntjens, & Issam El Naqa. (2017). Radiomics strategies for risk assessment of tumour failure in head-and-neck cancer. *Scientific Reports, 7*(1), 1–14. https://doi.org/10.1038/s41598-017-10371-5.

Verduin, Maikel, Sergey Primakov, Inge Compter, Henry C. Woodruff, Sander M. J. van Kuijk, Bram L. T. Ramaekers, Maarten Te Dorsthorst, Elles G. M. Revenich, Mark Ter Laan, Sjoert A. H. Pegge, Frederick J. A. Meijer, Jan Beckervordersandforth, Ernst Jan Speel, Benno Kusters, Wendy W. J. de Leng, Monique M. Anten, Martijn P. G. Broen, Linda Ackermans, Olaf E. M. G. Schijns, Onno Teernstra, Koos Hovinga, Marc A. Vooijs, Vivianne C. G. Tjan-heijnen, Danielle B. P. Eekers, Alida A. Postma, Philippe Lambin, & Ann Hoeben. (2021). Prognostic and predictive value of integrated qualitative and quantitative magnetic resonance imaging analysis in glioblastoma. *Cancers, 13*(4), 1–20. https://doi.org/10.3390/cancers13040722.

Welch, Mattea L., Chris McIntosh, Benjamin Haibe-Kains, Michael F. Milosevic, Leonard Wee, Andre Dekker, Shao Hui Huang, Thomas G. Purdie, Brian O'Sullivan, Hugo J. W. L. Aerts, & David A. Jaffray. (2019). Vulnerabilities of radiomic signature development: The need for safeguards. *Radiotherapy and Oncology, 130*, 2–9. https://doi.org/10.1016/j.radonc.2018.10.027.

Yang, Lei, Di Dong, Mengjie Fang, Yongbei Zhu, Yali Zang, Zhenyu Liu, Hongmei Zhang, Jianming Ying, Xinming Zhao, & Jie Tian. (2018). Can CT-based radiomics signature predict KRAS/NRAS/BRAF mutations in colorectal cancer? *European Radiology, 28*(5), 2058–2067. https://doi.org/10.1007/s00330-017-5146-8.

Yip, Stephen S. F., John Kim, Thibaud P. Coroller, Chintan Parmar, Emmanuel Rios Velazquez, Elizabeth Huynh, Raymond H. Mak, & Hugo J. W. L. Aerts. (2017). Associations between somatic mutations and metabolic imaging phenotypes in non-small cell lung cancer. *Journal of Nuclear Medicine, 58*(4), 569–576. https://doi.org/10.2967/jnumed.116.181826.

Zwanenburg, Alex, Martin Vallières, Mahmoud A. Abdalah, Hugo J. W. L. Aerts, Vincent Andrearczyk, Aditya Apte, Saeed Ashrafinia, Spyridon Bakas, Roelof J. Beukinga, Ronald Boellaard, Marta Bogowicz, Luca Boldrini, Irène Buvat, Gary J. R. Cook, Christos Davatzikos, Adrien Depeursinge, Marie Charlotte Desseroit, Nicola Dinapoli, Cuong Viet Dinh, Sebastian Echegaray, Issam El Naqa, Andriy Y. Fedorov, Roberto Gatta, Robert J. Gillies, Vicky Goh, Michael Götz, Matthias Guckenberger, Sung Min Ha, Mathieu Hatt, Fabian Isensee, Philippe Lambin, Stefan Leger, Ralph T. H. Leijenaar, Jacopo Lenkowicz, Fiona Lippert, Are Losnegård, Klaus H. Maier-Hein, Olivier Morin, Henning Müller, Sandy Napel, Christophe Nioche, Fanny Orlhac, Sarthak Pati, Elisabeth A. G. Pfaehler, Arman Rahmim, Arvind U. K. Rao, Jonas Scherer, Muhammad Musib Siddique, Nanna M. Sijtsema, Jairo Socarras Fernandez, Emiliano Spezi, Roel J. H. M. Steenbakkers, Stephanie Tanadini-Lang, Daniela Thorwarth, Esther G. C. Troost, Taman Upadhaya, Vincenzo Valentini, Lisanne V. van Dijk, Joost van Griethuysen, Floris H. P. van Velden, Philip Whybra, Christian Richter, & Steffen Löck. (2020). The image biomarker standardization initiative: Standardized quantitative radiomics for high-throughput image-based phenotyping. *Radiology, 295*(2), 328–338. https://doi.org/10.1148/radiol.2020191145.

第 6 章
人工智能在肿瘤放射治疗图像自动分割中的应用

Xue Feng[*] and Quan Chen[†]

摘要

　　图像分割是肿瘤放射治疗的一项重要任务。例如，放射治疗需要精确的正常器官和肿瘤轮廓来设计治疗计划。此外，利用影像组学进行疗效预测时也需要准确分割感兴趣区域，以获取强度、纹理和统计信息。最近，以深度学习方法为代表的人工智能（AI）在医学图像分割方面与传统方法相比，性能显著提升。然而，尽管深度学习方法在临床应用方面表现出巨大潜力，但AI模型的稳健性问题也随之产生。本章将首先介绍AI技术，然后介绍AI自动分割模型的优点与局限性，最后提出临床应用策略。

1　肿瘤放射治疗中图像分割的重要性

　　肿瘤放射治疗主要利用电离辐射治疗肿瘤疾病，这个过程被称为放射治疗。在放射治疗中，局部控制率随着放疗剂量增加而升高（Hara 等，2002；Rusthoven 等，2009）。然而，随着剂量提高，肿瘤周围的危及器官（OARs）可能会受到较高剂量辐射的影响，进而增加并发症的发生，从而影响其功能，降低患者总生存率（Stam 等，2017；Timmerman 等，2006；Wu 等，2014）。随着放射治疗技术不断改进，无论是在治疗传输还是治疗计划设计方面，都可以实现肿瘤周围剂量的快速跌落，并在肿瘤

---

* Carina Medical LLC, 145 Graham Ave, A168, Lexington, KY 40506, USA

† Radiation Oncology, City of Hope Comprehensive Cancer Center, 1500 E Duarte Rd, Duarte, CA 91010, USA

剂量覆盖和OAR保护之间进行权衡。为了优化治疗计划，肿瘤和OARs都需要进行准确分割。肿瘤或OAR分割误差可能导致肿瘤剂量覆盖过度或不足、（和）或关键OARs损伤。因此，肿瘤及OARs准确分割对于放射治疗计划设计非常重要。

过去，肿瘤和 OARs 是由肿瘤放射治疗科医师或剂量师手动分割完成的。然而，手动勾画是一项繁琐的任务，容易受到人类疲劳的影响。确认是否勾画准确已被认为是治疗计划设计中最关键的一个环节（Broggi 等，2013；Chen 等，2015；Ford 等，2020；Hui 等，2018）。此外，即使是经验丰富的肿瘤放射治疗科医师，观察者之间（inter-observer）和观察者内部（intra-observer）的差异性也相当大。Li 等比较了来自8个机构的9位肿瘤放射治疗科医师对靶区和正常结构的勾画（Li 等，2009）。他们发现，靶区和 OARs 轮廓的差异性很大，靶区结构的重叠率低至 10%，体积的标准差高达 60%；心脏重叠率低至 35.8%，体积标准差高达 18.3%。这就导致了靶区剂量覆盖的变化（85%～95%）和 OAR 剂量的变化（肺 V20为5%～25%，心脏 V10 为2%～20%）（Li 等，2009）。对5名训练有素的肿瘤放射治疗科医师进行前列腺勾画的分析表明，观察者之间的差异性在前列腺前侧最大，标准差为7.1 mm，在其他侧面为 2～3 mm（Fiorino 等，1998）。由于这种不确定性，经常需要使用较大的外扩边界，这将会增加周围 OARs 剂量。器官勾画的不准确和不一致性阻碍了用于正常组织毒性预测模型建模的准确数据的获取，尤其是在国家临床试验中影响更大。Memorial Sloan-Kettering肿瘤中心的研究人员检查了他们提交给肿瘤放射治疗学协作组（RTOG）0617剂量提升试验的治疗计划，他们发现RTOG 0617中使用统一的范围定义的心脏剂量显著高于初始治疗计划中报告的剂量（Thor等，2021）。这种情况将影响对心脏放射毒性的判断，不准确的临床轮廓会增加患者的放射性损伤。

除了精确性和一致性外，手动勾画肿瘤及OAR轮廓还存在时间和人力成本的问题。对于头颈部病例进行肿瘤及OAR轮廓勾画可能需要几个小时（Hong等，2012；Vorwerk等，2014）。这阻碍了自适应放疗技术（ART）的广泛应用（Yan等，1997，1998）。在ART中，治疗计划要在治疗过程中进行调整，以充分考虑患者的解剖学变化（如体重减轻、膀胱充盈、肿瘤反应）或患者对当前治疗的反应（如正常组织毒性），从而改善肿瘤控制率和/或减少正常组织毒性。研究表明，通过开展ART，可以改善鼻咽癌和口咽癌等肿瘤局部区域控制率（Schwartz等，2012；Yang等，2013），可以改善前列腺癌放疗中对正常组织的毒性和肿瘤控制率（Brabbins等，2005），非小细胞肺癌两年控制率提高了20%（Kong等，2017）。为了执行自适应计划的再设计，必须在新的影像上进行器官快速分割。这会大大增加肿瘤放射治疗医师和剂量师的工作量。最近，基于患者的每日解剖学成像来调整治疗计划的在线ART方法（Lim-Reinders等，2017），在改善疗效方面具有巨大的潜力。该方法使胰腺癌病例的两年总生存率提高了60%（Rudra等，2019）。在线ART可以在患者躺在治疗床上等待治疗的同时进行治疗计划调整。因此，器官与肿瘤分割效率对在线ART非常重要（Byrne等，2021）

传统肿瘤治疗是一种"一刀切"的方式，即患有相同肿瘤和分期的患者接受相同的标准化治疗。多项证据表明肿瘤及患者的治疗反应存在明显异质性（Li等，2018；Nardone等，2018；Paul等，2017）。特别是当肿瘤基因表型和患者反应信息可以从医学影像中挖掘时，这种方法被称为"影像组学"（Lambin等，2012）。基于影像组学的个体化治疗引起了医疗工作者的极大兴趣。影像组学特征在预测治疗反应方面表现良好（Li等，2018；Nardone等，2018；Paul等，2017）。这些信息可以帮助肿瘤学家根据预期反应而选择更好的治疗方案。影像组学特征包括基于形状、强度和纹理的特征。计算影像组学特征的第一步是选择肿瘤本身作为感兴趣区域（ROI）进行分割。传统方法中，肿瘤ROI由专业肿瘤学家或影像科医师手动勾画。与治疗计划类似，手动勾画轮廓的准确性和一致性将影响影像组学特征的有效性，并对影像组学研究的可解释性产生负面影响。

2　深度学习技术在医学图像分割中的应用概述

人们已经投入了相当大的努力来开发自动分割解决方案。基于区域生长的自动分割展现出惊人的效果，许多商业软件也是基于这项技术开发的，包括Varian Smart Segmentation、Elekta ABAS、Pinnacle SPICE、Raystation、VelocityAI 和 MIM Maestro。然而，一项调查表明，虽然70%的医疗机构会配备其中一种工具，但只有30%的医疗机构会在临床实践中使用这些工具（Sharp等，2014）。医师不使用这些工具的主要原因是分割质量不佳。研究表明，医师在自动分割之后仍需要大量时间去进行手动修改（Caria等，2013；Gambacorta等，2013；Gooding等，2013；La Macchia等，2012；Teguh等，2011；Walker等，2014）。在某些情况下，医师更愿意从头开始手动勾画轮廓，而不愿意修改现有轮廓（Thomson等，2014）。

深度学习是最近发展起来的一种技术，在图像分类、检测和分割等任务上表现非常优异，远远超过人工勾画（Krizhevsky等，2012；Long等，2015；Ren等，2015）。早期在医学影像应用方面（包括分割任务），深度学习已经展现出巨大的潜力（Çiçek等，2016；Havaei等，2017；Ronneberger等，2015）。基于标记、边缘或形态的传统分割方法主要依赖于预定义的规则或先验知识。与之不同，深度学习主要使用卷积神经网络（CNN），该结构包含许多卷积层、池化层和/或上采样层，CNN使用给定数据集和真实值进行训练，针对特定的任务进行自我优化，几乎不需要先验信息。科学家们已经提出了许多神经网络结构，以使深度学习模型更好地从有限训练数据中学习分割任务。本章的目的不是进行全面的文献综述，而是简要介绍几种核心的网络结构。

2.1 全卷积网络（FCN）

全卷积网络（FCN）是最早用于分割任务的网络架构之一（Long等，2015）。其将全连接层在分类网络结构中转变为卷积层，全连接层摒弃了空间坐标而仅用来预测结果，卷积层则用于保留空间信息。为了产生像素级分割，使用反卷积来对结果进行上采样。图1展示了FCN的基本架构。FCN已被用于不同分割问题，并表现出良好的性能，包括在等信号强度相位MRI图像上分割新生儿脑图像（Nie等，2018）、在腹部CT上进行多器官分割（Roth等，2018）以及在多模态MRI上进行椎间盘分割（Li等，2018）。

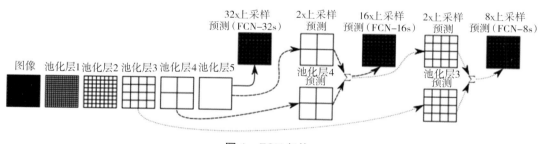

图 1   FCN 架构。

2.2 U-Net

U-Net是FCN架构的延伸。其一般结构如图2所示。本质上，它可以被视为带有跳跃式链接的编码器-解码器。在编码器端提取图像特征信息，同时减小空间尺寸。类似于FCN网络，空间信息通过解码器的上采样恢复。同时，连接层将高分辨率特征从编码器端带到解码器端，这可以帮助恢复空间信息。这一创新设计大大提高分割性能（Ronneberger等，2015）。

自U-Net结构问世以来，已出现了多个变体。最初，U-Net是针对2D图像设计的。为了更好地利用大多数模态医学影像所携带的3D空间信息进行体积分割，U-Net架构被简单地扩展以适应3D立体数据，并成为3D U-Net（Çiçek等，2016；Feng等，2019；Yang等，2018）（如图2所示）。然而，3D U-Net运行需要大量的GPU内存，因此计算成本提高很多。为了解决这些问题，研究人员提出了一种2.5D方法（Angermann&Haltmeier，2019；Hu等，2018）。

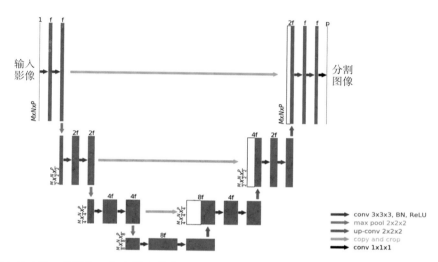

图2　3D U-Net的一般结构。 每个编码块由两组连续的卷积层、批量归一化层和修正线性激活层组成。在卷积过程中，使用了填充来保持空间维度。经过每个池化层后，特征数量翻倍。使用连接层将相应编码块的输出与解码块的输出连接。M、N、P、f和p是每个网络独有的参数。

为了更好地适应3D体积图像，基于U-Net架构开发了V-Net（Milletari等，2016）。V-Net同样具有编码器-解码器和之间的连接层的设计，主要区别在于V-Net在每个阶段都引入了残差块。残差块的引入使信息流能够传递到网络的深层，从而实现更准确、更快速的收敛。此外，池化层也被卷积层取代。V-Net架构的一个变体Dense V-Net在腹部CT分割方面取得了比其他方法更好的结果（Gibson等，2018）。

在U-Net设计中，连接层用于从编码器侧引入空间信息。但是，这也会带来冗余的低级特征，从而降低分割性能。为了抑制无关区域的激活，采用了"软注意力"技术，该方法基于相关性对来自编码器侧连接层图像进行加权。结果表明，由此产生的注意力U-Net可以提高腹部CT中胰腺的分割效果（Oktay等，2018）。

U-Net++（Zhou等，2018，2019）是另一种尝试，其通过使用DenseNet（Iandola

等，2014）的密集块思想来改进U–Net。U–Net++的主要创新包括使用密集连接层来改善梯度流，对连接层使用卷积以弥合编码器和解码器特征图映射之间的语义差距，并使用深度监督以提高模型性能。U–Net++已经在多种图像模态中得到了验证，例如该模型对于CT和MRI影像比基准模型具有更好的性能（Zhou等，2019）。

2.3　生成对抗网络（GAN）

　　GAN最初被设计用于建模。基本GAN包括鉴别器和生成器。生成器学习创建"假"的数据，以欺骗鉴别器；鉴别器学习识别这些"假"的数据。尽管最初的应用是在图像增强方面，但很快应用于包括图像分割在内的各种领域。为了训练GAN进行图像分割，生成器变为分割器，其接收图像并生成分割结果。分割器可以使用现有的任何图像分割架构，例如FCN、U–Net等。鉴别器需要读取分割结果和原始图像，并确定分割结果的好坏。用于鉴别器的架构可以是分类器网络，如FCN。在训练过程中，鉴别器和分割器都试图击败对方。对于任何一个网络的提升和改进都会激励另一个去学习。这种对抗学习过程的最终结果是分割器学习生成准确的分割结果。使用MICCAI脑肿瘤分割挑战数据，通过这种对抗学习过程训练了一个具有多尺度损失的SegAN网络，其分割结果比最先进的U–Net分割方法的结果更好（Xue等，2018）。

　　由于GAN在生成逼真图像方面非常成功，学者将分割的GAN用于数据增强。深度学习模型训练需要大量数据以正确训练大规模神经网络。但是，这通常难以满足。数据增强是通过执行简单的平移、旋转等操作实现训练数据增加的基本策略之一。然而，这些简单策略在可变性上是有限的。GAN可以生成可变的训练数据，可以帮助减少过拟合并提高模型泛化能力。这种方法已应用于脑肿瘤的分割任务，研究结果表明其可以提高分割准确性（Bowles等，2018）。在另一项研究中，使用对比增强的CT图像训练的U–Net在非对比增强的CT图像上泛化能力较差。使用独立图像数据库训练的cycleGAN模型，将增强的CT图像转换为非增强图像，从而在训练数据中从增强CT图像生成非增强的CT图像。在原始和合成的非增强CT图像上重新训练U–Net模型，在非增强CT上肾脏分割性能提升显著（DSC从0.09提高到0.94）（Sandfort等，2019）。

3　自动分割性能的评估

　　评估自动分割性能最简单的方法是将生成的轮廓与真实轮廓进行比较。可以计算各种指数来反映与真实值的几何相似性。这些指数包括Dice相似系数（DSC）、召回率、精确度、Hausdorff距离（包括最大值和不同的百分位数）和平均表面距离（MSD）。DSC的计算公式如下：

$$DSC = \frac{2|X \cap Y|}{|X| + |Y|}$$　　　　公式（1）

其中X和Y分别为真实值和被测试轮廓。

将被测试轮廓Y覆盖的真实轮廓X的部分视为真阳性（TP）。同样地，可以根据图3所示定义假阴性（FN）和假阳性（FP）。召回率或真阳性率可以计算如下：

$$Recall = \frac{|X \cap Y|}{|X|}.$$　　　　公式（2）

精度或阳性预测值可以计算如下：

$$Precision = \frac{|X \cap Y|}{|Y|}.$$　　　　公式（3）

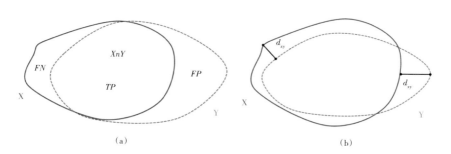

图 3　（a）Dice 相似系数、召回率；（b）精确度的说明。

从轮廓X到Y的单向Hausdorff距离被定义为：

$$\vec{d}_{X,Y} = max_{x \in X} (min_{y \in Y} d(x,y)).$$　　　　公式（4）

其中$d(x,y)$是X中x点到Y中y点的距离。

然后，轮廓X和Y之间的最大双向Hausdorff距离（HD）定义为：

$$HD = max\left(\vec{d}_{X,Y}, \vec{d}_{Y,X}\right).$$　　　　公式（5）

百分位数Hausdorff距离可以通过将公式（4）中的最大函数替换为百分位数函数，

将公式（5）中的最大函数替换为平均值来定义。

单向平均Hausdorff度量是X中的点到其在Y中最近点的平均距离，表示为：

$$\vec{d}_{H,\,avg}\left(X, Y\right) = \frac{1}{|X|} \sum_{x \in X} \min_{y \in Y} d(x, y).$$ 公式（6）

然后，平均表面距离（MSD）定义为双向平均Hausdorff度量的平均值，如下所示：

$$MSD = \frac{d_{H,\,avg}\left(X, Y\right) + d_{H,\,avg}\left(Y, X\right)}{2}.$$ 公式（7）

DSC、精确度和召回率是介于[0，1]之间的无量纲值，数值越高表示一致性越好。HD（最大值和百分位数）和MSD具有距离单位，数值越小表示一致性越好。虽然每个指标的一般属性是明确的，但仅根据这些指标的值难以直接判断轮廓是否"好"。由于成像分辨率限制，以及轮廓手动勾画的不稳定性，手动勾画的轮廓可能存在与基础解剖结构的偏差。此外，结构在其边界缺乏对比度也会对真实边界的解读带来困难和挑战。已有大量文献证明，即使在专业肿瘤放射治疗家中，观察者之间和观察者内部的差异性仍然很高（Joskowicz等，2019；Loo等，2012；Tao等，2015）。然而，同样程度的偏差在大小不同的结构上产生的影响不同，较小体积的结构所受影响更加明显。因此，对于肺部来说，0.95的DSC得分可能认为不足够好，而对于视交叉而言，0.6的DSC得分会被认为非常好。

在评估自动分割性能时，通常会评估每个结构的观察者之间的差异性（IOV）。多位专家会对同一组病例独立进行轮廓勾画，并使用DSC、HD等几何评估指标来衡量专家勾画的轮廓之间的差异。将这些IOV指标作为基准，如果自动分割算法在几何评估指标上优于IOV，则通常被认为实现了"类似或优于专家的表现"。在多项研究中，根据一个或多个指标的结果表明，基于深度学习的分割算法已经表现出与专家相似或更好的性能（Feng等，2019；Wong等，2020；Yang等，2018）。

选择"真实轮廓"也需要谨慎和讨论。一般来说，临床使用的轮廓被视为"真实轮廓"。然而，这样的轮廓质量取决于勾画的严格程度以及质量控制。因此，这些轮廓需要经过仔细审核，并在经过多重考虑下进行修改和编辑，才能被视为高质量的轮廓。尽管如此，这种轮廓也仅反映了一个观察者判断的结果。此外，还可以同时使用真实度和性能水平来评估（STAPLE）算法（Kosmin等，2019；Liu等，2019；Warfield等，2004），从多个观察者中创建"共识"轮廓。这种共识轮廓可以有效消除个体观察者的随机误差，从而更具稳定性。正如Liu等的研究（Liu等，2019）所证明的那样，这可能会带来无偏差的分割，达到更好的一致性。

人们已经广泛使用几何指标来评估分割性能。这些指标提供了轮廓一致性评估的客观度量，并且非常方便比较不同算法或在同样参考条件下的改动。IOV研究用来建立这些指标的相关基准。然而，这些指标仍然存在局限性。DSC、召回率、精确度和MSD是整个结构整体一致性的评估指标。因此，大部分轮廓的良好一致性可能会掩盖少部分轮廓出现大偏差的可能。图4说明了这种情况。尽管轮廓Y存在错误轮廓，并且可能严重影响该结构最大剂量的评估，但是DSC、召回率、精确度将非常接近1.0的完美分数，MSD也几乎完美。除了最大双向HD之外，百分位HD也可能无法检测到这种情况。这个例子表明，通过一个或多个几何指标的确信度阈值并不一定能保证轮廓的临床可接受度。

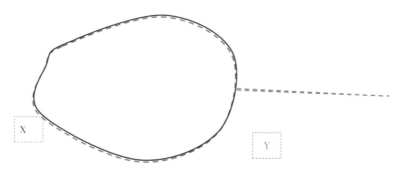

图 4　几何指标局限性的示例说明。

在放射治疗计划设计工作流程中，肿瘤放射治疗科住院医师或放射物理师（剂量师）勾画的器官需要经过肿瘤放射治疗科主治医师审核和批准。对于临床实践中使用的深度学习方法自动分割所创建的轮廓同样必须通过肿瘤放射治疗科主治医生的审核。如果勾画的轮廓需要修改，还应记录修改所需的时间，这样才能更好地评估自动勾画是否能真正提高临床工作流程的效率。在一项单盲研究中，为8名临床观察员设计了"图灵测试"，以评估自动勾画轮廓的临床可接受性（Gooding 等，2018），该研究同时也记录了人工修改的时间。研究发现，基于深度学习方法的自动勾画结果与手动勾画结果大部分是无差别的，但它是一个非常省时的方法。一个有趣的发现是，与观察员的评估相比，DSC分数与节省时间的相关性较低。这也再次说明了在评估自动分割方法的临床实用性时，观察员对勾画结果进行评估的重要性。有学者评估了一款深度学习自动勾画软件节省的时间和工作量，并将其与手动勾画和基于图谱集的膀胱和直肠自动勾画进行了比较（Zabel 等，2021）。研究结果发现，基于深度学习自动勾画软件的肿瘤放射治疗专业医师审核和编辑的时间与手动勾画软件相近，但少于基于图谱集的方法。

肿瘤放射治疗专业医师的审核可以确定临床不可接受的轮廓偏差。然而，如果要进行仔细审核，这可能需要花费很多时间。临床上对于不可接受的判断也是主观的。有些人可能使用更严格标准，而其他人会相对更加宽松。即使是同一位肿瘤放射治疗医师，标准也可能存在不一致，且可能会受到其他因素的影响，如一天中的时间或尚未完成的临床工作量。轮廓自动勾画的临床可接受性的最终评估是使用其生成的放疗计划的临床可接受性。应当注意的是，必须使用"真实轮廓"来评估使用自动轮廓下的剂量学参数，否则只是自身结果的展示。放疗计划的剂量体积直方图（DVH）可以与本地采用的容差限值进行比较，以确定自动勾画的轮廓是否可以安全地用于创建放疗计划。这是一种标准一致的客观评估方法。因此，这是自动分割方法的另一种重要的评估方法。

4   临床实践中AI自动分割的挑战

虽然文献或AI自动分割技术的供应商都报告了其出色的性能指标，但这不能说明其在个体临床实践中将达到相同的性能水平。已有文献表明，使用来自一个机构的数据训练的深度学习模型，如果在其他机构的数据上进行测试时，其结果非常差（AlBadawy等，2018；Alis等，2021）。导致结果差的可能因素包括泛化误差和使用了不同的轮廓勾画指南。

4.1   泛化误差

泛化误差是困扰机器学习模型的一个常见问题（Advani等，2020）。泛化误差描述了由于在分布偏移数据集上进行过度训练而导致训练的机器学习模型性能下降的情况。对于给定神经网络，可能有许多因素导致泛化误差，如成像协议、患者姿势、造影剂使用、植入物、患者异常解剖结构（肺不张、器官切除）等。研究表明，即使是简单的转换（Azulay和Weiss，2018；Engstrom等，2017；Pei等，2017）也可能对神经网络带来挑战。

Feng等的一项研究（2020）表明，即使是一个使用三个机构的数据训练并在公开竞赛中取得最佳成绩的先进模型（Feng等，2019；Yang等，2018），在测试来自其他不同机构数据时也存在问题。产生问题的根本原因是测试机构在CT扫描过程中使用了腹部加压技术，从而改变了器官相对于骨骼结构的位置，如图5所示。与之相反，该模型使用未采用腹部加压技术的CT数据进行训练，因此模型处理该解剖结构时出现了偏差，并产生了完全错误的心脏分割，如图6（a）所示。只有在将腹部加压数据包含在训练数据中后，模型才学会如何正确处理该解剖结构，如图6（b）所示。

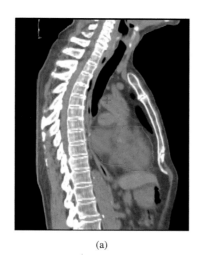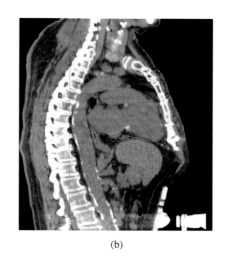

(a)　　　　　　　　　　　　　　　　　(b)

图 5　用于模型训练的数据（a）与测试机构的数据（b）差异。由于测试机构使用了腹部加压技术（加压器可见于底部），导致内部器官如肝脏和心脏被向上推移。每张图像上都展示了真实的心脏轮廓。

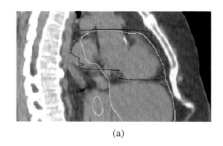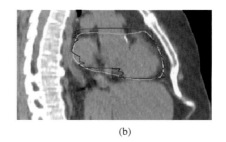

(a)　　　　　　　　　　　　　　　　　(b)

图 6　（a）原始模型错误分割心脏的例子，（b）在训练数据中加入腹部压缩数据后的正确分割心脏的轮廓图。蓝色轮廓表示真实的手动轮廓。浅绿色轮廓表示自动分割结果。

正如上述例子所示，解决深度学习模型泛化问题最直接的方法是使用可以在临床实践中产生的各种数据来训练模型。然而，由于数据隐私和数据所有权等问题，医疗机构不愿意向第三方提供数据，因此数据收集和训练工作量可能是主要的阻碍因素。虽然肿瘤影像档案库（TCIA）提供了一个匿名共享数据的平台，并且上传的数据集正在增大，但只有其中很少一部分包括了高质量轮廓。有学者试图绕过这些限制提出技术解决方案，如联邦学习（McMahan等，2017），其已在医学图像分割任务中被证明了可行性（Sheller等，2018）。然而，这些方法只能减少泛化误差的发生几率，并不能完全消除它们。因为在技术层面上，不可能详尽无遗地收集临床实践中可能出现的各种数据。因此，人们预测AI在临床实践中可能会失败。建议用户在将AI模型引入实践时应该使用本地数据对模型进行严格测试，以确保泛化误差最小。

另一个影响AI模型泛化误差的常见问题是，它往往会以不可预测和不可解释的方式失败。如图6（a）所示，当心脏分割失败时，得到的结果与预期的心脏形状相差甚远，如果不加以纠正，可能会对剂量计算产生更大影响。这是因为大多数AI模型执行的是逐体素预测，而不是考虑形状整体信息；而在基于图谱方法中，输出形状被限制在所选择图谱的正交空间中。正如Bohlender等（2021）所总结的那样，在AI中加入形状约束是一个有前景的研究领域，但其中一个挑战是何时决定以及如何施加形状约束。由于失败的情形通常很少，或者与不同的成像协议有关，如果将约束应用于每种情形，可能会对大多数情形下的性能产生负面影响。更进一步的研究，如对输出轮廓质量进行自动检查，以便在失败时更积极地应用形状约束，可能会为解决这个问题提供一个好的方案。

4.2　轮廓标准中的差异性

在临床实践中，不同医师和医疗机构勾画的同一器官的轮廓可能会有所不同（Allen Li等，2009；Nelms等，2012；van der Veen等，2019，2021）。尽管已经制定了轮廓勾画指南以保证在不同机构之间创建一致的轮廓（Brouwer等，2015；Jabbour等，2014），但各种指南本身也可能成为混淆和轮廓不一致的来源。例如，在NRG-BR001（Oncology NRG，#134），RTOG-0618（Timmerman，2006 #135）和RTOG-0236（Timmerman，2006 #136）中，心脏轮廓的上部从主动脉弓下缘开始。然而，在RTOG-1106（Kong，2012 #137）中，心脏轮廓的上部从通过肺动脉过中线的下缘开始。另一个例子是，2009年的指南（Van de Water，2009 #139）中腮腺的上边界被定义为在外耳道和乳突交界处，而2013年的指南中，其上边界被定义为颧弓（Hoebers，2013 #138）。随着更多正常组织并发症病例的累积，预计这些正常组织的勾画指南也会相应地更新（Caglar等，2008；Christianen等，2011，2012；Barbara Stam等，2017）。由于不同研究的医师可能采用不同的轮廓勾画指南，这可能导致不一致的轮廓（Brouwer等，2014）。虽然有多个组织正在努力创建统一的轮廓勾画指南（Brouwer等，2015；Grégoire等，2018），譬如最近由NRG发起的指南（Mir，2020 #140），但新的临床证据可能会再次促使指南发生变化，例如最近更新的前列腺癌和前列腺床轮廓勾画指南（Grégoire等，2018；Robin等，2021）。因此，用遵循一个轮廓勾画指南的数据训练的AI自动分割模型可能会面临那些遵循不同轮廓勾画指南临床机构的应用阻碍。此外，依据当前轮廓勾画指南的AI自动分割模型在几年后可能就会过时。在这些情况下，要么供应商提供新模型，要么医疗机构训练自己的模型。然而，收集足够的数据、训练和调整AI模型将需要大量精力和专业知识，这超出了大多数临床用户的能力范围。因此，这可能是采用AI自动分割的另一个挑战。我们希望采用AI模型的用户在安装或试运行过程中评估其勾画轮廓，并确定是否符合临床实践要求。之后，应建立常规的QA程序，以检查当临床所采用的轮廓勾画指南发生变化时，AI模型的性能是否仍然符合要求。

5　结论

在本章中，我们回顾了AI自动分割在肿瘤放射治疗中的应用。分割的主要应用是勾画OAR并确定精确放疗计划。AI自动分割使人类从重复性任务中解脱出来，将注意力集中于更重要的任务上。此外，AI快速自动分割可以促进ART的发展，从而为患者提供更好的治疗。本章简要介绍了几种流行的神经网络架构和方法，以及使用这些网络和方法取得较好结果的文献。同时介绍了常用于评估AI自动分割性能的各种指标，讨论了每种性能评估指标的优缺点。虽然DSC等几何指标已被广泛采用，但这些指标不足以确定给定轮廓的临床可接受性。建议在评估AI轮廓的临床可接受性时，纳入专家评估和剂量分析等方法。最后，讨论了AI轮廓勾画在临床应用中的挑战。由于AI自动分割模型限制，在将给定模型应用于临床实践之前，强烈建议在本地数据集上评估模型的性能，以确保泛化误差最小，并且勾画的轮廓符合当地医疗机构采用的指南。

参考文献

Advani, M. S., Saxe, A. M., & Sompolinsky, H. (2020). High-dimensional dynamics of generalization error in neural networks. *Neural Networks, 132*, 428–446.

AlBadawy, E. A., Saha, A., & Mazurowski, M. A. (2018). Deep learning for segmentation of brain tumors: Impact of cross-institutional training and testing. *Medical Physics, 45*(3), 1150–1158.

Alis, D., Yergin, M., Alis, C., Topel, C., Asmakutlu, O., Bagcilar, O., ... Dogan, S. N. (2021). Inter-vendor performance of deep learning in segmenting acute ischemic lesions on diffusion-weighted imaging: A multicenter study. *Scientific Reports, 11*(1), 1–10.

Angermann, C. & Haltmeier, M. (2019). Random 2.5 d u-net for fully 3d segmentation. In *Machine Learning and Medical Engineering for Cardiovascular Health and Intravascular Imaging and Computer Assisted Stenting* (pp. 158–166). Springer.

Azulay, A. & Weiss, Y. (2018). Why do deep convolutional networks generalize so poorly to small image transformations? *arXiv preprint arXiv:1805.12177.*

Bohlender, S., Oksuz, I., & Mukhopadhyay, A. (2021). A survey on shape-constraint deep learning for medical image segmentation. *arXiv preprint arXiv:2101.07721.*

Bowles, C., Chen, L., Guerrero, R., Bentley, P., Gunn, R., Hammers, A., ... Rueckert, D. (2018). Gan augmentation: Augmenting training data using generative adversarial networks. *arXiv preprint arXiv:1810.10863.*

Brabbins, D., Martinez, A., Yan, D., Lockman, D., Wallace, M., Gustafson, G., ... Wong, J. (2005). A dose-escalation trial with the adaptive radiotherapy process as a delivery system in localized prostate cancer: Analysis of chronic toxicity. *International Journal of Radiation Oncology — Biology — Physics, 61*(2), 400–408. https://doi.org/10.1016/j.ijrobp.2004.06.001.

Broggi, S., Cantone, M. C., Chiara, A., Di Muzio, N., Longobardi, B., Mangili, P., & Veronese, I. (2013). Application of failure mode and effects analysis (FMEA) to pretreatment phases in tomotherapy. *Journal of Applied Clinical Medical Physics, 14*(5), 265–277. https://doi.org/10.1120/jacmp.v14i5.4329.

Brouwer, C. L., Steenbakkers, R. J., Bourhis, J., Budach, W., Grau, C., Grégoire, V., ... Nutting, C. (2015). CT-based delineation of organs at risk in the head and neck region: DAHANCA, EORTC, GORTEC, HKNPCSG, NCIC CTG, NCRI, NRG Oncology and TROG consensus guidelines. *Radiotherapy and Oncology, 117*(1), 83–90.

Brouwer, C. L., Steenbakkers, R. J., Gort, E., Kamphuis, M. E., Van Der Laan, H. P., van't Veld, A. A., ... Langendijk, J. A. (2014). Differences in delineation guidelines for head and neck cancer result in inconsistent reported dose and corresponding NTCP. *Radiotherapy and Oncology, 111*(1), 148–152.

Byrne, M., Archibald-Heeren, B., Hu, Y., Teh, A., Beserminji, R., Cai, E., ... Collett, N. (2021). Varian ethos online adaptive radiotherapy for prostate cancer: Early results of contouring accuracy, treatment plan quality, and treatment time. *Journal of Applied Clinical Medical Physics, 23*(1), e13479.

Caglar, H. B., Tishler, R. B., Othus, M., Burke, E., Li, Y., Goguen, L., ... Court, L. E. (2008). Dose to larynx predicts for swallowing complications after intensity-modulated radiotherapy. *International Journal of Radiation Oncology* Biology* Physics, 72*(4), 1110–1118.

Caria, N., Engels, B., Bral, S., Hung, V. V., Doornaert, P., Muraglia, A., ... Morgas, T. (2013). VARIAN SMARTSEGMENTATION® KNOWLEDGE-BASED CONTOURING Clinical Evaluation of an Automated Segmentation Module. In *Varian Medical Systems*, Palo Alto, CA USA.

Chen, H. C., Tan, J., Dolly, S., Kavanaugh, J., Anastasio, M. A., Low, D. A., ... Li, H. (2015). Automated contouring error detection based on supervised geometric attribute distribution models for radiation therapy: A general strategy. *Medical Physics, 42*(2), 1048–1059. https://doi.org/10.1118/1.4906197.

Christianen, M. E., Langendijk, J. A., Westerlaan, H. E., van de Water, T. A., & Bijl, H. P. (2011). Delineation of organs at risk involved in swallowing for radiotherapy treatment planning. *Radiotherapy and Oncology, 101*(3), 394–402.

Christianen, M. E., Schilstra, C., Beetz, I., Muijs, C. T., Chouvalova, O., Burlage, F. R., ... Rinkel, R. N. (2012). Predictive modelling for swallowing dysfunction after primary (chemo) radiation: Results of a prospective observational study. *Radiotherapy and Oncology, 105*(1), 107–114.

Çiçek, Ö., Abdulkadir, A., Lienkamp, S. S., Brox, T., & Ronneberger, O. (2016). *3D U-Net: Learning dense volumetric segmentation from sparse annotation.* Paper presented at the International Conference on Medical Image Computing and Computer-Assisted Intervention.

Engstrom, L., Tran, B., Tsipras, D., Schmidt, L., & Madry, A. (2017). A rotation and a translation suffice: Fooling cnns with simple transformations. *arXiv preprint arXiv:1712.02779.*

Feng, X., Bernard, M. E., Hunter, T., & Chen, Q. (2020). Improving accuracy and robustness of deep convolutional neural network based thoracic OAR segmentation. *Physics in Medicine & Biology, 65*(7), 07NT01.

Feng, X., Qing, K., Tustison, N. J., Meyer, C. H., & Chen, Q. (2019). Deep convolutional neural network for segmentation of thoracic organs-at-risk using cropped 3D images. *Medical Physics, 46*(5), 2169–2180.

Fiorino, C., Reni, M., Bolognesi, A., Cattaneo, G. M., & Calandrino, R. (1998). Intra- and inter-observer variability in contouring prostate and seminal vesicles: Implications for conformal treatment planning. *Radiotherapy Oncology, 47*(3), 285–292. https://doi.org/10.1016/s0167-8140(98)00021-8.

Ford, E., Conroy, L., Dong, L., de Los Santos, L. F., Greener, A., Gwe-Ya Kim, G., ... Wells, M. (2020). Strategies for effective physics plan and chart review in radiation therapy: Report of AAPM Task Group 275. *Medical Physics, 47*(6), e236–e272. https://doi.org/10.1002/mp.14030.

Gambacorta, M. A., Valentini, C., Dinapoli, N., Boldrini, L., Caria, N., Barba, M. C., ... Valentini, V. (2013). Clinical validation of atlas-based auto-segmentation of pelvic volumes and normal tissue in rectal tumors using auto-segmentation computed system. *Acta Oncology, 52*(8), 1676–1681. https://doi.org/10.3109/028 4186X.2012.754989.

Gibson, E., Giganti, F., Hu, Y., Bonmati, E., Bandula, S., Gurusamy, K., ... Barratt, D. C. (2018). Automatic multi-organ segmentation on abdominal CT with dense V-Networks. *IEEE Transactions on Medical Imaging, 37*(8), 1822–1834. https://doi.org/10.1109/TMI.2018.2806309.

Gooding, M., Chu, K., Conibear, J., Dilling, T., Durrant, L., Fuss, M., ... Kadir, T. (2013). Multicenter clinical assessment of DIR atlas-based autocontouring. *International Journal of Radiation Oncology, Biology, Physics, 87*(2), S714–S715.

Gooding, M. J., Smith, A. J., Tariq, M., Aljabar, P., Peressutti, D., van der Stoep, J., ... van Elmpt, W. (2018). Comparative evaluation of autocontouring in clinical practice: A practical method using the Turing test. *Medical Physics, 45*(11), 5105–5115. https://doi.org/10.1002/mp.13200.

Grégoire, V., Evans, M., Le, Q.-T., Bourhis, J., Budach, V., Chen, A., ... Gupta, T. (2018). Delineation of the primary tumour clinical target volumes (ctv-p) in laryngeal, hypopharyngeal, oropharyngeal and oral cavity squamous cell carcinoma: Airo, caca, dahanca, eortc, georcc, gortec, hknpcsg, hncig, iag-kht, lprhht, ncic ctg, ncri, nrg oncology, phns, sbrt, somera, sro, sshno, trog consensus guidelines. *Radiotherapy and Oncology, 126*(1), 3–24.

Hara, R., Itami, J., Kondo, T., Aruga, T., Abe, Y., Ito, M., ... Kobiki, T. (2002). Stereotactic single high dose irradiation of lung tumors under respiratory gating. *Radiotherapy Oncology, 63*(2), 159–163. https://doi.org/10.1016/s0167-8140(02)00063-4.

Havaei, M., Davy, A., Warde-Farley, D., Biard, A., Courville, A., Bengio, Y., ... Larochelle, H. (2017). Brain tumor segmentation with deep neural networks. *Medical Image Analysis, 35*, 18–31.

Hong, T. S., Tome, W. A., & Harari, P. M. (2012). Heterogeneity in head and neck IMRT target design and clinical practice. *Radiotherapy Oncology, 103*(1), 92–98. https://doi.org/10.1016/j.radonc.2012.02.010.

Hu, K., Liu, C., Yu, X., Zhang, J., He, Y., & Zhu, H. (2018). *A 2.5 d cancer segmentation for mri images based on u-net.* Paper presented at the 2018 5th International Conference on Information Science and Control Engineering (ICISCE).

Hui, C. B., Nourzadeh, H., Watkins, W. T., Trifiletti, D. M., Alonso, C. E., Dutta, S. W., & Siebers, J. V. (2018). Quality assurance tool for organ at risk delineation in radiation therapy using a parametric statistical approach. *Medical Physics, 45*(5), 2089–2096.

Iandola, F., Moskewicz, M., Karayev, S., Girshick, R., Darrell, T., & Keutzer, K. (2014). Densenet: Implementing efficient convnet descriptor pyramids. *arXiv preprint arXiv:1404.1869.*

Jabbour, S. K., Hashem, S. A., Bosch, W., Kim, T. K., Finkelstein, S. E., Anderson, B. M., ... Haddock, M. G. (2014). Upper abdominal normal organ contouring guidelines and atlas: A Radiation Therapy Oncology Group consensus. *Practical Radiation Oncology, 4*(2), 82–89.

Joskowicz, L., Cohen, D., Caplan, N., & Sosna, J. (2019). Inter-observer variability of manual contour delineation of structures in CT. *European Radiology, 29*(3), 1391–1399. https://doi.org/10.1007/s00330-018-5695-5.

Kong, F. M., Ten Haken, R. K., Schipper, M., Frey, K. A., Hayman, J., Gross, M., ... Kalemkerian, G. P. (2017). Effect of midtreatment PET/CT-adapted radiation therapy with concurrent chemotherapy in patients with locally advanced non-small-cell lung cancer: A Phase 2 clinical trial. *JAMA Oncology, 3*(10), 1358–1365. https://doi.org/10.1001/jamaoncol.2017.0982.

Kosmin, M., Ledsam, J., Romera-Paredes, B., Mendes, R., Moinuddin, S., de Souza, D., ... Sharma, R. A. (2019). Rapid advances in auto-segmentation of organs at risk and target volumes in head and neck cancer. *Radiotherapy Oncology, 135*, 130–140. https://doi.org/10.1016/j.radonc.2019.03.004.

Krizhevsky, A., Sutskever, I., & Hinton, G. E. (2012). *Imagenet classification with deep convolutional neural networks.* Paper presented at the Advances in neural information processing systems.

La Macchia, M., Fellin, F., Amichetti, M., Cianchetti, M., Gianolini, S., Paola, V., ... Widesott, L. (2012). Systematic evaluation of three different commercial software solutions for automatic segmentation for adaptive therapy in head-and-neck, prostate and pleural cancer. *Radiation Oncology, 7*(1), 160.

Lambin, P., Rios-Velazquez, E., Leijenaar, R., Carvalho, S., Van Stiphout, R. G., Granton, P., ... Dekker, A. (2012). Radiomics: Extracting more information from medical images using advanced feature analysis. *European Journal of Cancer, 48*(4), 441–446.

Li, H., Galperin-Aizenberg, M., Pryma, D., Simone II, C. B., & Fan, Y. (2018). Unsupervised machine learning of radiomic features for predicting treatment response and overall survival of early stage non-small cell lung cancer patients treated with stereotactic body radiation therapy. *Radiotherapy and Oncology, 129*(2), 218–226.

Li, X., Dou, Q., Chen, H., Fu, C. W., Qi, X., Belavy, D. L., ... Heng, P. A. (2018). 3D multi-scale FCN with random modality voxel dropout learning for Intervertebral Disc Localization and Segmentation from Multi-modality MR Images. *Medical Image Analysis, 45*, 41–54. https://doi.org/10.1016/j.media.2018.01.004.

Li, X. A., Tai, A., Arthur, D. W., Buchholz, T. A., Macdonald, S., Marks, L. B., ... Taghian, A. (2009). Variability of target and normal structure delineation for breast cancer radiotherapy: An RTOG Multi-Institutional and Multiobserver Study. *International Journal of Radiation Oncology* Biology* Physics, 73*(3), 944–951.

Li, X. A., Tai, A., Arthur, D. W., Buchholz, T. A., Macdonald, S., Marks, L. B., ... Multiobserver, S. (2009). Variability of target and normal structure delineation for breast cancer radiotherapy: An RTOG Multi-Institutional and Multiobserver Study. *International Journal of Radiation Oncology, Biology, Physics, 73*(3), 944–951. https://doi.org/10.1016/j.ijrobp.2008.10.034.

Lim-Reinders, S., Keller, B. M., Al-Ward, S., Sahgal, A., & Kim, A. (2017). Online adaptive radiation therapy. *International Journal of Radiation Oncology, Biology, Physics, 99*(4), 994–1003. https://doi.org/10.1016/j.ijrobp.2017.04.023.

Liu, C., Gardner, S. J., Wen, N., Elshaikh, M. A., Siddiqui, F., Movsas, B., & Chetty, I. J. (2019). Automatic segmentation of the prostate on CT images using Deep Neural Networks (DNN). *International Journal of Radiation Oncology, Biology, Physics, 104*(4), 924–932. https://doi.org/10.1016/j.ijrobp.2019.03.017.

Long, J., Shelhamer, E., & Darrell, T. (2015). *Fully convolutional networks for semantic segmentation.* Paper presented at the Proceedings of the IEEE conference on computer vision and pattern recognition.

Loo, S. W., Martin, W. M., Smith, P., Cherian, S., & Roques, T. W. (2012). Interobserver variation in parotid gland delineation: A study of its impact on intensity-modulated radiotherapy solutions with a systematic review of the literature. *British Journal of Radiology, 85*(1016), 1070–1077. https://doi.org/10.1259/bjr/32038456.

McMahan, B., Moore, E., Ramage, D., Hampson, S., & y Arcas, B. A. (2017). *Communication-efficient learning of deep networks from decentralized data.* Paper presented at the Artificial intelligence and statistics.

Milletari, F., Navab, N., & Ahmadi, S.-A. (2016). *V-net: Fully convolutional neural networks for volumetric medical image segmentation.* Paper presented at the 2016 fourth international conference on 3D vision (3DV).

Nardone, V., Tini, P., Nioche, C., Mazzei, M. A., Carfagno, T., Battaglia, G., ... Pirtoli, L. (2018). Texture analysis as a predictor of radiation-induced xerostomia in head and neck patients undergoing IMRT. *La Radiologia Medica, 123*(6), 415–423.

Nelms, B. E., Tomé, W. A., Robinson, G., & Wheeler, J. (2012). Variations in the contouring of organs at risk: Test case from a patient with oropharyngeal cancer. *International Journal of Radiation Oncology* Biology* Physics, 82*(1), 368–378.

Nie, D., Wang, L., Adeli, E., Lao, C., Lin, W., & Shen, D. (2018). 3-D fully convolutional networks for multimodal isointense infant brain image segmentation. *IEEE Transactions on Cybernetics, 49*(3), 1123–1136.

Oktay, O., Schlemper, J., Folgoc, L. L., Lee, M., Heinrich, M., Misawa, K., ... Kainz, B. (2018). Attention u-net: Learning where to look for the pancreas. *arXiv preprint arXiv:1804.03999.*

Paul, J., Yang, C., Wu, H., Tai, A., Dalah, E., Zheng, C., ... Li, X. A. (2017). Early assessment of treatment responses during radiation therapy for lung cancer using quantitative analysis of daily computed tomography. *International Journal of Radiation Oncology* Biology* Physics, 98*(2), 463–472.

Pei, K., Cao, Y., Yang, J., & Jana, S. (2017). Towards practical verification of machine learning: The case of computer vision systems. *arXiv preprint arXiv:1712.01785.*

Ren, S., He, K., Girshick, R., & Sun, J. (2015). *Faster r-cnn: Towards real-time object detection with region proposal networks.* Paper presented at the Advances in neural information processing systems.

Robin, S., Jolicoeur, M., Palumbo, S., Zilli, T., Crehange, G., De Hertogh, O., ... Supiot, S. (2021). Prostate bed delineation guidelines for postoperative radiation therapy: On behalf of the francophone group of urological radiation therapy. *International Journal of Radiation Oncology* Biology* Physics, 109*(5), 1243–1253.

Ronneberger, O., Fischer, P., & Brox, T. (2015). *U-net: Convolutional networks for biomedical image segmentation.* Paper presented at the International Conference on Medical image computing and computer-assisted intervention.

Roth, H. R., Oda, H., Zhou, X., Shimizu, N., Yang, Y., Hayashi, Y., ... Mori, K. (2018). An application of cascaded 3D fully convolutional networks for medical image segmentation. *Computerized Medical Imaging and Graphics, 66*, 90–99. https://doi.org/10.1016/j.compmedimag.2018.03.001.

Rudra, S., Jiang, N., Rosenberg, S. A., Olsen, J. R., Roach, M. C., Wan, L., ... Lee, P. P. (2019). Using adaptive magnetic resonance image-guided radiation therapy for treatment of inoperable pancreatic cancer. *Cancer Medicine, 8*(5), 2123–2132. https://doi.org/10.1002/cam4.2100.

Rusthoven, K. E., Kavanagh, B. D., Burri, S. H., Chen, C., Cardenes, H., Chidel, M. A., ... Schefter, T. E. (2009). Multi-institutional phase I/II trial of stereotactic body radiation therapy for lung metastases. *Journal of Clinical Oncology, 27*(10), 1579–1584. https://doi.org/10.1200/JCO.2008.19.6386.

Sandfort, V., Yan, K., Pickhardt, P. J., & Summers, R. M. (2019). Data augmentation using generative adversarial networks (CycleGAN) to improve generalizability in CT segmentation tasks. *Scientific Reports, 9*(1), 1–9.

Schwartz, D. L., Garden, A. S., Thomas, J., Chen, Y., Zhang, Y., Lewin, J., ... Dong, L. (2012). Adaptive radiotherapy for head-and-neck cancer: initial clinical outcomes from a prospective trial. *International Journal of Radiation Oncology, Biology, Physics, 83*(3), 986–993. https://doi.org/10.1016/j.ijrobp.2011.08.017.

Sharp, G., Fritscher, K. D., Pekar, V., Peroni, M., Shusharina, N., Veeraraghavan, H., & Yang, J. (2014). Vision 20/20: Perspectives on automated image segmentation for radiotherapy. *Medical Physics, 41*(5), 050902.

Sheller, M. J., Reina, G. A., Edwards, B., Martin, J., & Bakas, S. (2018). *Multi-institutional deep learning modeling without sharing patient data: A feasibility study on brain tumor segmentation.* Paper presented at the International MICCAI Brainlesion Workshop.

Stam, B., Peulen, H., Guckenberger, M., Mantel, F., Hope, A., Werner-Wasik, M., ... Sonke, J.-J. (2017). Dose to heart substructures is associated with non-cancer death after SBRT in stage I–II NSCLC patients. *Radiotherapy and Oncology, 123*(3), 370–375.

Stam, B., Peulen, H., Guckenberger, M., Mantel, F., Hope, A., Werner-Wasik, M., ... Sonke, J. J. (2017). Dose to heart substructures is associated with non-cancer death after SBRT in stage I-II NSCLC patients. *Radiotherapy and Oncology, 123*(3), 370–375. https://doi.org/10.1016/j.radonc.2017.04.017.

Tao, C. J., Yi, J. L., Chen, N. Y., Ren, W., Cheng, J., Tung, S., ... Sun, Y. (2015). Multi-subject atlas-based auto-segmentation reduces interobserver variation and improves dosimetric parameter consistency for organs at risk in nasopharyngeal carcinoma: A multi-institution clinical study. *Radiotherapy and Oncology, 115*(3), 407–411. https://doi.org/10.1016/j.radonc.2015.05.012.

Teguh, D. N., Levendag, P. C., Voet, P. W., Al-Mamgani, A., Han, X., Wolf, T. K., ... Hoogeman, M. S. (2011). Clinical validation of atlas-based auto-segmentation of multiple target volumes and normal tissue (swallowing/mastication) structures in the head and neck. *International Journal of Radiation Oncology, Biology, Physics, 81*(4), 950–957. https://doi.org/10.1016/j.ijrobp.2010.07.009.

Thomson, D., Boylan, C., Liptrot, T., Aitkenhead, A., Lee, L., Yap, B., ... Slevin, N. (2014). Evaluation of an automatic segmentation algorithm for definition of head and neck organs at risk. *Radiotherapy and Oncology, 9*, 173. https://doi.org/10.1186/1748-717X-9-173.

Thor, M., Apte, A., Haq, R., Iyer, A., LoCastro, E., & Deasy, J. O. (2021). Using auto-segmentation to reduce contouring and dose inconsistency in clinical trials: The simulated impact on RTOG 0617. *International Journal of Radiation Oncology, Biology, Physics, 109*(5), 1619–1626. https://doi.org/10.1016/j.ijrobp.2020.11.011.

Timmerman, R., McGarry, R., Yiannoutsos, C., Papiez, L., Tudor, K., DeLuca, J., ... Fletcher, J. (2006). Excessive toxicity when treating central tumors in a phase II study of stereotactic body radiation therapy for medically inoperable early-stage lung cancer. *Journal of Clinical Oncology, 24*(30), 4833–4839. https://doi.org/10.1200/JCO.2006.07.5937.

van der Veen, J., Gulyban, A., & Nuyts, S. (2019). Interobserver variability in delineation of target volumes in head and neck cancer. *Radiotherapy and Oncology, 137*, 9–15.

van der Veen, J., Gulyban, A., Willems, S., Maes, F., & Nuyts, S. (2021). Interobserver variability in organ at risk delineation in head and neck cancer. *Radiation Oncology, 16*(1), 1–11.

Vorwerk, H., Zink, K., Schiller, R., Budach, V., Bohmer, D., Kampfer, S., ... Engenhart-Cabillic, R. (2014). Protection of quality and innovation in radiation oncology: the prospective multicenter trial the German Society of Radiation Oncology (DEGRO-QUIRO study). Evaluation of time, attendance of medical staff, and resources during radiotherapy with IMRT. *Strahlenther Onkol, 190*(5), 433–443. https://doi.org/10.1007/s00066-014-0634-0.

Walker, G. V., Awan, M., Tao, R., Koay, E. J., Boehling, N. S., Grant, J. D., ... Fuller, C. D. (2014). Prospective randomized double-blind study of atlas-based organ-at-risk autosegmentation-assisted radiation planning in head and neck cancer. *Radiotherapy and Oncology, 112*(3), 321–325. https://doi.org/10.1016/j.radonc.2014.08.028.

Warfield, S. K., Zou, K. H., & Wells, W. M. (2004). Simultaneous truth and performance level estimation (STAPLE): An algorithm for the validation of image segmentation. *IEEE Transactions on Medical Imaging, 23*(7), 903–921. https://doi.org/10.1109/TMI.2004.828354.

Wong, J., Fong, A., McVicar, N., Smith, S., Giambattista, J., Wells, D., ... Alexander, A. (2020). Comparing deep learning-based auto-segmentation of organs at risk and clinical target volumes to expert inter-observer variability in radiotherapy planning. *Radiotherapy and Oncology, 144*, 152–158. https://doi.org/10.1016/j.radonc.2019.10.019.

Wu, A. J., Williams, E., Modh, A., Foster, A., Yorke, E., Rimner, A., & Jackson, A. (2014). Dosimetric predictors of esophageal toxicity after stereotactic body radiotherapy for central lung tumors. *Radiotherapy and Oncology, 112*(2), 267–271. https://doi.org/10.1016/j.radonc.2014.07.001.

Xue, Y., Xu, T., Zhang, H., Long, L. R., & Huang, X. (2018). SegAN: Adversarial network with multi-scale L1 loss for medical image segmentation. *Neuroinformatics, 16*(3–4), 383–392. https://doi.org/10.1007/s12021-018-9377-x.

Yan, D., Vicini, F., Wong, J., & Martinez, A. (1997). Adaptive radiation therapy. *Physics in Medicine and Biology, 42*(1), 123–132. https://doi.org/10.1088/0031-9155/42/1/008.

Yan, D., Ziaja, E., Jaffray, D., Wong, J., Brabbins, D., Vicini, F., & Martinez, A. (1998). The use of adaptive radiation therapy to reduce setup error: A prospective clinical study. *International Journal of Radiation Oncology, Biology, Physics, 41*(3), 715–720. https://doi.org/10.1016/s0360-3016(97)00567-1.

Yang, H., Hu, W., Wang, W., Chen, P., Ding, W., & Luo, W. (2013). Replanning during intensity modulated radiation therapy improved quality of life in patients with nasopharyngeal carcinoma. *International Journal of Radiation Oncology, Biology, Physics, 85*(1), e47–54. https://doi.org/10.1016/j.ijrobp.2012.09.033.

Yang, J., Veeraraghavan, H., Armato III, S. G., Farahani, K., Kirby, J. S., Kalpathy-Kramer, J., ... Feng, X. (2018). Autosegmentation for thoracic radiation treatment planning: A grand challenge at AAPM 2017. *Medical Physics, 45*(10), 4568–4581.

Zabel, W. J., Conway, J. L., Gladwish, A., Skliarenko, J., Didiodato, G., Goorts-Matthews, L., ... McVicar, N. (2021). Clinical evaluation of deep learning and atlas-based auto-contouring of bladder and rectum for prostate radiation therapy. *Practical Radiation Oncology, 11*(1), e80–e89. https://doi.org/10.1016/j.prro.2020.05.013.

Zhou, Z., Siddiquee, M. M. R., Tajbakhsh, N., & Liang, J. (2018). Unet++: A nested u-net architecture for medical image segmentation. In *Deep Learning in Medical Image Analysis and Multimodal Learning for Clinical Decision Support* (pp. 3–11). Springer.

Zhou, Z., Siddiquee, M. M. R., Tajbakhsh, N., & Liang, J. (2019). Unet++: Redesigning skip connections to exploit multiscale features in image segmentation. *IEEE Transactions on Medical Imaging, 39*(6), 1856–1867.

第 7 章
肿瘤放射治疗中的知识表示

Dongyang Zhang and Andrew Wilson

摘要

近年来，"人工智能"（Artificial Intelligence，AI）几乎等同于"机器学习"（Machine Learning，ML）。但还存在一个极少讨论的领域——知识表示（Knowledge Representation，KR）。知识表示将成为医疗人工智能、机器学习和智能肿瘤软件发展的重要驱动力。本章我们将从熟悉该领域的肿瘤放射治疗家和医学物理学家角度出发，定义并描述什么是知识表示，以及它是如何为我们提供帮助，并与其他医学人工智能技术融合的。我们将探讨知识表示是如何提高临床工作的流程效率，减轻医生认知负担，以及帮助实现精准医学的愿景。

1 概述

随着精准医疗时代的到来，需要我们以更全面、更细致的方式对待患者。这就需要很多的变量，这些变量也许会影响到患者的治疗和预后。目前，影像组学、病理组学和基因组学等专业正引领着这一领域的研究工作。在某些情况下，他们可以采用全新的视角帮助增强传统肿瘤表征的描述，也可以将越来越多的定量测量方法和框架引入到分析中。电子健康记录（Electronic Health Record，EHR）数据的临床分析对精准医疗也同样至关重要。例如通过获取不良事件，以及其他短期和长期的预后数据，标准化所有患者、医院和诊所数据用于分析。另一个例子是并发症的量化。对于一个相

Oncology Informatics Solutions, Elekta, Inc., Sunnyvale CA, USA

对早期的肿瘤患者我们能够考虑到所有直接治疗方案，但由于并发症控制不佳，他们的治疗会很快变得复杂。同样，这也适用于患者的其他病史。并发症虽然是重要的考虑因素，但决定健康的社会因素也很重要。事实上，许多预测算法已经表明，有时候比起医疗记录中的临床因素，从社会因素能得到更好的预测结果。举个不常见的简单例子，想象一下无家可归者所面临的肿瘤预后影响。

这些都表明如果我们的目标是持续改善肿瘤治疗，那么我们必须从多种因素和整体的角度出发去考虑患者。由于患者数据的多样性和广泛性，我们的分析必须要更加复杂化以满足需求。大多数患者的数据是以文本格式存储的。虽然有一些是非文本的诊断化验结果，但也有相应的报告，如图像和免疫组化结果。从多学科的角度来看，这些报告可以说更为重要，因为其中包含了对检查结果的总结和解释。因此，为了更好地进行临床研究和定量分析，很多先进的技术都是针对文本分析的。本章的主要焦点也将集中于此。

机器学习（Machine Learning，ML）代表了模式识别向精细化迈出的重要一步，但当其应用于医疗文本时，大多数已发表的文献对机器学习的研究是相对基础的。例如，在处理病理学或医学影像报告中的单词时，将其视为符号（符号操作）。这样做无法建立 "cancer" 和 "cancers" 之间的联系。自然语言处理（Natural Language Processing，NLP）在此基础上增加了一个重要的技术层。例如，对英语语法、词性的建模，还有通过词干提取和词形还原区分单数/复数等技术。

在这些符号和语法层上，知识表示（Knowledge Representation，KR）增加了语义：即语言背后的含义。无论是由单个单词表示还是通过多个单词描述的短语，这一技术层都包含了对医学概念的理解。其提供了理解同义词和相关概念的框架。在此基础上，所有这些概念之间存在着相互关联的网络关系。总之，以上这些构成了一个语义信息层，可以为患者的记录描述添加一些重要的相关性背景知识。比如，书面报告中一个简单明了的句子，病例中的平面图以及对报告中背景知识充分理解的程度。对于一个医学生来说，是需要经过多年的训练才能足够理解报告中的"某句话"。对于机器来说，现阶段我们正试图开展通过知识表示来辅助语义理解。

这种新增知识的影响是巨大的（图1）。量化和关联患者数据以进行精准医学只是众多应用之一。在临床工作流程中，新增的上下文情境知识可以构建更智能的自动化软件，从而提高临床效率，帮助缓解认知疲劳，减少倦怠。对于临床研究，数据的获取更为自动化和综合化。与知识表示相关的研究结果可以通过更少的人工投入获取更加深刻的理解。

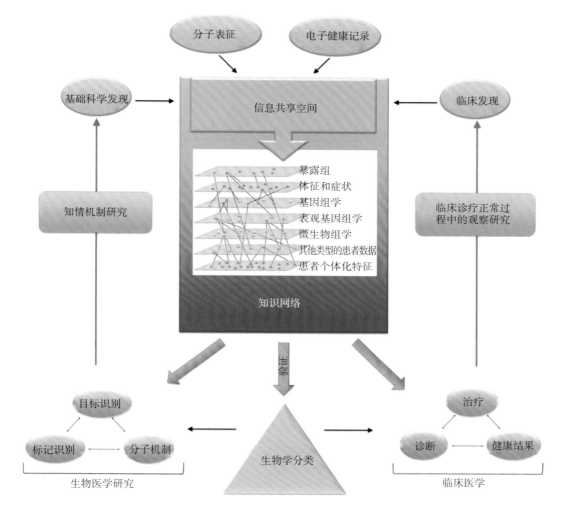

图 1 建立一个可解释的标准化机器知识网络，以增强临床医学和生物医学研究。经许可转载自美国国家研究委员会开发新疾病分类学框架委员会，2011 年。

在本章中，我们将更详细地探讨这些主题，从讨论知识表示的概念开始，以及从业人员应具备的技术细节，然后再讨论潜在的应用。

2 知识表示

人类一直试图表达头脑中存在的知识，在历史不断的演变和发展中，人类设计出了各种理论架构，因此知识表示是人工智能中的一个独立领域。对知识表示的理解和深层次的表述已经超出了本章的讨论范围。我们主要关注在医疗和肿瘤放射治疗领域能够实际应用的简单描述。

在这种情况下，知识表示的目的可以简单地描述为让机器像人类一样理解世界。一旦机器能够理解这个世界，以及医疗领域，其就能够自主推理。机器能够以某种方式不依赖人类进行思考推理，这将会带来更多的可能性。如果读者们停下来思考，他们是有可能对这些可能性进行一定的逻辑推理。稍后，我们将更详细地讨论这个问题。

接下来，我们一起来看一下知识表示的设计与实现。我们将重点关注已取得进展的知识表示领域，特别是与生物医学信息学相关的领域。因为我们希望机器能够全面了解患者的医疗问题，如恶性肿瘤等，还有关于生物学信息的基本情况，如基因和小分子，这些对肿瘤诊疗和食品药品监督管理局（Food and Drug Administration，FDA）批准的治疗至关重要，所以这里涉及的范围比肿瘤放射治疗更为广泛。首先，也是最重要的，知识表示系统要设计得直观易懂。这就是为什么系统实现的核心是处理那些人类和领域专家通常认为在医学中很重要的概念：从基础科学到临床实践应用，例如基因、蛋白质、细胞、器官、身体系统、病理生理机制、疾病/综合征、体征/症状、测试、程序、药物、化疗、生物制品、放射治疗技术，还有这些（重叠的）类别中更为细致的概念。机器智能会为每个概念分配一个代码，用于实现这些概念在机器智能中的唯一标识和高效存储。

在知识表示系统中，这些概念/事实并不是独立存在的，而是在与另一个比较或对比时才有意义。接下来是知识表示系统的第二个重要组成部分：概念之间的关系。一个关键的关系是类型–子类型（也称为类–子类）关系。例如："非小细胞肺癌（Non-small Cell Lung Cancer，NSCLC）"是"肺癌"的一种类型；而"肺癌"是"肿瘤"的一种类型。这类似于我们在儿童时期学习的动物分类和其他生命王国的分类。像非小细胞肺癌（Non-Small Cell Lung Cancer，NSCLC）是肺癌的一种类型的这种关系，可以直观地称为"is-a"关系。在人类的思维中，联系相关概念有许多与培训和专业知识相匹配的其他关系类型。"程序A"或"药物B"治疗"疾病C"；"疾病C"表现为"症状D、E、F"。

概念和关系是构建本体论的基础，本体论是一种重要的知识表示系统，我们将会多次引用。大家可能已经听说过本体论这个术语，我们将在后面更详细地讨论一个与我们的领域高度相关的具体案例。在信息科学的意义上，本体论与哲学意义上的本体论不同。它是一种用于捕捉和表示某个领域的知识的形式化系统，其始于我们刚刚描述的内容：一个包含了标准化概念以及这些概念之间关系的词汇表，但这只是开始。知识的架构可以像人类思维最好的部分那样：复杂、详细和错综复杂——从我们的角度来看，似乎是无限的。因此，许多本体论试图获取这种复杂知识中最实用的方面，并将这些复杂的架构层叠在概念和关系的核心思想之上。其中一层知识是指定不同类型的关系，例如前面提到的"is-a""治疗"和"表现为"关系。与概念类似，关系也可以有同义词，并且可以相互比较和对比。

在本体论中可以获取许多其他实用且常规的知识层。例如，一些关系具有特殊属性。如果我们知道"非小细胞肺癌（NSCLC）"是"肺癌"的一种类型，而"肺癌"是"肿瘤"的一种类型，那么我们作为人类几乎可以反射性地推断出"非小细胞肺癌（NSCLC）"是"肿瘤"的一种类型。这里起作用的属性称为传递性，可以用机器使用的知识表示结构来表示。is-a关系是具有传递性的。推理的一般形式是：如果"X"是"Y"的一种类型，而"Y"是"Z"的一种类型，则"X"是"Z"的一种类型。此外，在正确构建的本体论中，子类型还继承了超类型的所有属性。因此，非小细胞肺癌（NSCLC）继承了所有肿瘤共同的属性，包括肿瘤的形成过程。在理想情况下，我们可以利用这些知识构建一个机器智能模型，以自动化的方式执行上述推理，无需人类的专业知识或干预。

当正确应用传递性医学本体论时，它为我们提供了一个非常强大的推理工具集。以下是一个激励人心的临床场景：患者新发现一个肿瘤，临床怀疑为恶性。紧接着，每个肿瘤学家都有同样的疑问：患者以前是否患过肿瘤？患者的自我报告容易出现错误和遗漏，不能仅依赖其作为唯一的信息来源。因此，应查看医疗记录。每位医生都知道，由于时间有限，这项工作必须与患者治疗的其他部分进行平衡。尽一切努力尽快找到最相关的文档，并尽可能多地记住相关事实。完整地审查患者整个记录是不可能的，因此总会存在重要临床信息被忽略的风险。这就是技术应该发挥作用的地方，以减轻大部分负担和认知负荷。使用本体论和带有传递性的"is-a"关系，机器智能可以找到"肿瘤"的所有子类型，然后递归重复这个过程，直到完成整个肿瘤分类树的构建。然后，在患者所有医疗记录笔记中搜索每个肿瘤亚型和每个亚型的所有同义词/缩写，并且能够自动、全面地完成这个过程。如果能准确地实现，搜索可以在几分之一秒内完成。肿瘤学家可以立即得到答案，并凭借这些知识更自信地给出下一步合适的治疗方案。

　　一个典型的临床工作日充满了无数类似的情况，上述机器智能可以帮助加快处理这些情况。过去尝试过哪些治疗；以前经历过哪些不良事件；等等。我们采用机器智能可以自动地解决以上问题，不仅可以节省肿瘤放射治疗家宝贵的时间和精力；还能在这个需求不断增加的时代，在一些患有多种共病并已确诊肿瘤的老年重症患者进行复杂治疗管理中减轻他们的认知负担；最终从根本上改善患者及诊疗者的生活。

　　上述机器智能需要许多移动部件来实现，但目前都是可以构建出的，包括医学NLP引擎、搜索引擎和问答能力。但至今为止机器学习都很难准确可靠的实现这些功能，其核心原因是：推理能力。而知识表示，特别是医学本体论可以实现其功能。这就是为什么医学知识表示将成为智能医疗软件未来的核心。

3　统一医学语言系统（Unified Medical Language System，UMLS）及其构成

　　几十年来，在医学和生物学领域，多种知识表示系统已经得到了不俗的发展。用于标准化研究和医疗管理的数据收集，就像共享术语或词汇表一样简单。其他知识表示（Knowledge Representation，KR）系统构建的更像知识本体，由相关概念连接起来，并具有传递属性。每个系统都具有自身优缺点。有些系统能更全面地覆盖某个领域。有些系统会有其他系统所没有的关系。许多系统在知识覆盖和知识表示中彼此会有一些重叠。如果有人能将不同KR系统中重叠的内容合并起来，那么我们可以将不同KR系统中的基础知识联合起来，创造一个能供所有人使用的更全面的知识源。顾名思义，这就是UMLS（Bodenreider，2004）。到目前为止，统一医学语言系统中有200多个KR系统，称为元词库。有我们熟悉的：国际疾病分类（International Classification of Diseases，ICD-10）［世界卫生组织（World Health Organization，WHO），2003］和医学临床术语的系统命名法（Systematized Nomenclature of Medicine-Clinical Terms，SNOMDE CT）（国际SNOMED，n.d）。UMLS中独立的知识表达系统被称为源词汇表。虽然许多词汇表所包含的不仅仅只有一个词汇表，但词汇表是所有KR系统的共同要素。例如，医学临床术语的系统命名法（SNOMED CT）包含的"is-a"关系，是一个建立在本体论基础上多层次结构的关系。为简化命名，我们将遵循与UMLS相似的

约定，并将在UMLS中使用的知识表示系统描述为词汇表。在其他文本中，词汇表有时也被称为词库或术语。

作为探索统一医学语言系统的开始，首先，我们来看一下一些与肿瘤放射治疗相关的词汇。必须提及的是国际疾病分类（International Classification of Diseases，ICD），在许多国家中普遍用于报销以及在人口统计中归因发病率和死亡率，因此经过多次修改后有很多不同版本。尽管如此，对于捕获患者的重要临床细微差别，这是一本糟糕的词汇表，因为这并不是ICD建立的目的。比如，其没有专门针对非小细胞肺癌（NSCLC）的概念。因此，如果我们起初只有国际疾病分类（ICD-10）的编码，就无法建立一个只包含非小细胞肺癌（NSCLC）患者的数据库。因为该数据库需要捕获更多的能够在日常临床中发挥作用的细节。我们能表示和捕捉的颗粒度越细，这些信息对我们和机器智能下游分析就越有用。对于这个任务，SNOMED CT是一个比ICD更可取的选择。

目前，SNOMED CT旨在广泛涵盖肿瘤放射治疗中大部分的重要概念，例如肿瘤和其他疾病，体征/症状/不良事件，解剖学，药物和治疗等。从实践角度来看，对于绝大多数的医学概念，应该有一个SNOMED CT来帮助医生进行临床交流和记录。

接下来，让我们看一看关系。正如我们之前提到的，SNOMED CT包含"is-a"关系。如果我们连续地追踪像"肺癌"这样的"is-a"关系，那么我们将发现它的谱系（lineage）中有了"肿瘤性疾病"的初级概念，这会提供一些病理过程的信息。然后"is-a"关系回溯到"疾病"的概念，它可以告诉我们这个概念所属的高级类别（如"药物"对应"治疗"等）。"肺癌"也包含了"呼吸系统发现（respirator finding）"和"躯体疾病（disorder of trunk）"的"is-a"，这为其他疾病提供了比较和对比的解剖描述符号（anatomical descriptors）。要记住知识对于我们来说是常识，但对于具备该类型背景知识的机器来说，其推理能力远超过在普通诊所遇到的医疗软件。一般来说，SNOMED CT包含许多对不同疾病的病理生理学和解剖学有用的关系。然而，人们不应该像依赖病理教科书一样依赖这些关系，认为它们具有相同广度和深度的病理生理学信息。许多其他关系（除了"is-a"关系）也存在于SNOMED CT，例如"X疾病"的病原体有"Y生物"或者"Z物质"，但是在信息范围中，这些关系非常稀疏，因此其作用如今也非常有限。如果非要说有什么作用的话，它们更像是引导未来知识工程的占位符（placeholder）（添加到本体中）。

接下来，让我们来看看UMLS中其他重要的词汇表。SNOMED CT力求涵盖医学概念，但没有一个词汇表是包罗万象的。对于肿瘤的分类，SNOMED CT有广泛的覆盖范围，但国家肿瘤研究所词典（National Cancer Institute Thesaurus，NCIt）中有更全面、更详细的肿瘤子类型分类（Fragoso等，2004）。同样的，SNOMED CT的药物覆盖范围很大，RxNorm在这方面做得更好（Nelson等，2011）。RxNorm也包含了许多有用的关系。例如，这些关系可用于品牌名称与一般药物（generic ingredients），以及组合药物和其单独成分之间的转换。这在放化疗中的分类化疗情况下可能很重要。SNOMED CT在解剖方面有着不错的覆盖率（coverage），但解剖学基础模型（Foundational Model of Anatomy，FMA）（Rosse & Mejino，2008）为描述解剖学特征提供了一个更完善的框架，有"part-of"层次、动脉供应与静脉引流、相邻（adjacency）等关系的描述。对于不良事件，大多数概念可以被当做SNOMED CT的体征、症状、疾病来捕获，但是也有一个致力于不良事件的正式词汇表，叫做不良事件通用术语标准（Common Terminology Criteria for Adverse Events，CTCAE）［国家肿瘤研究所（National Cancer Institute），n.d.］，该标准是当代临床实验的报告标准。同样，当词汇表之间有重叠的覆盖区域时，UMLS可被用作罗塞塔石碑（Rosetta Stone）来进行跨词汇表的翻译。当重叠结束时，一个词汇表可被用来扩展另一词汇表的知识。

NCIt优先被用来覆盖不同类型的放疗技术。NCIt也包括is-a关系，该关系试图将放疗技术归类到合理的层次中。同样，NCIt已经覆盖致癌基因、抑癌基因以及基因产物等概念。基因本体论（Gene Ontology，GO）（Ashburner等，2000）词汇表在此基础上进一步扩展，旨在对已发现的分子功能、生物过程和细胞成分相关的基因进行全面分类。例如，关于肿瘤学，GO列出了与细胞群增殖过程相关的基因，并附有注释和参考文献源的地址。这些知识可用于路径分析的研究，以发现肿瘤的驱动基因（Colaprico等，2020）。

4　UMLS的局限性

当我们试图将200多个词汇表中的4 500 000多个概念结合起来时，错误是不可避免的。其中一个最大的挑战是在UMLS中将来自不同词汇表的概念合并为一个概念。这时千万要谨慎，不要将两个相似但毫不相干的概念合并在一起，因为这种策略会导致更多意想不到的冗余效应。此外，在某些情况下，如何区分"相似"和"相等"是存在很大争议的，而且"相似"和"相等"还会根据上下文和作者的意图而改变。

　　UMLS的另一个主要限制是关系的问题。在医学临床术语的系统命名法（Systematized Nomenclature of Medicine——Clinical Terms，SNOMED CT）中我们之前描述的概念与关系的覆盖范围，在UMLS和词汇表中都得到了更广泛的体现。UMLS构建的首要目的是为了更广地覆盖医学概念，次要目的是关系表示，并且is-a关系时常优先于其他类型关系。考虑到UMLS及其词汇的发展阶段，如果不首先阐明必要的概念，那么就无法讨论与其他概念的关系，这是非常有道理的。

　　需要注意的是，UMLS试图用语义网络来解决关系之间的差距（McCray，2003）。语义网络将广泛的主题类别（语义类型）分配给UMLS中的每个概念，然后在这些广泛的类别之上叠加关系。例如，"受伤或中毒"会使"生理功能"紊乱。还有一些"some-some"关系，如[某些（some）]受伤或中毒会使[某种类型（some type of）]的生理功能紊乱，这在高层次是有用的，但在临床文件水平上，很多情况下，语义网络对于关系构建算法的实用性和信息性是有限的。

　　对于任何一个词汇表，由于缺少许多重要关系的细节覆盖（甚至是"is-a"关系），我们可以利用UMLS将词汇表中的关系结合起来，从而大大增强其覆盖力度。例如，通过病理生理学和解剖学将疾病分类。在此过程中应该小心，因为许多词汇不适合这种简单的合并。本体和子本体级别的管理工作可能需要使用生物医学信息学领域的专业知识。一个显著的例子是国际疾病分类（ICD），其在构建时就没有考虑到这种情况。而为了保持跨词汇表语义扩展的准确性，国际疾病分类（ICD）通常被排除在源词汇表之外。

　　虽然也存在许多其他类别的错误，但在大多数情况下，考虑到所包含工作的规模和挑战，UMLS及其源词汇表都做得不错。UMLS已经在生物医学信息检索、数据标准化和互操作性的无数项目中被证明了有不错的实用性。我们通过手动审查和自动检查错误算法，对UMLS不断改进。UMLS现阶段的发展和局限性，为我们展现了其演化路径和下一步的发展方向。

　　值得注意的是，在本体上构建拥有推理算法的机器智能表现出能理解存在于本体上的知识层，但这并不意味着机器可以拥有像人一样的推理和理解能力。因此，更准确地说，当我们说"机器进行推理"时，实际上是机器在模仿人类推理能力，而且

UMLS只能在本体结构和推理算法的设计范围内进行语义扩展，且仅限于这个范围内的复杂程度。

5　在UMLS之外的KR

有些与肿瘤放射治疗相关的重要词汇表不在UMLS中。Langloz建立了一个关于放射学术语的统一词汇表——放射线学词典（Radiology lexicon，RadLex）（Langltz，2006），其有一个映射放射学报告中重要概念类别的分类层。国际肿瘤疾病分类（International Classification of Diseases for Oncology，ICD-O）是国际疾病分类（International Classification of Diseases，ICD）的扩展，用在肿瘤登记和肿瘤信息系统（Oncology Information System，OIS）。因为ICD-O可明确地识别出具有多个正交信息的类别，这些信息可以更准确描述肿瘤在临床上具有的重要意义，所以其设计优于仅使用ICD-10的系统。其根据肿瘤部位、组织的细胞类型、分类和分级以及从良性到恶性转移的一系列行为来构建肿瘤报告。这些种类可以看做是填充肿瘤描述的语义槽（slot）。在填充过程中，一个语义槽被设计成独立于其他语义槽，这样会有很多的排列组合。可以丰富而灵活地描述肿瘤的重要临床特征。

OnceTree（Kundra等，2021）是一个肿瘤分类系统，最初由Memorial Sloan Kettering开发。国家肿瘤研究所词典（NCIt）与医学临床术语的系统命名法（SNOMED CT）在分类上有大量的重叠。与ICD-O相似，它能意识到与肿瘤位置无关的分类的重要性。OncoTree独有的基因组分类在诊断、预后和治疗方面具有重要意义，例如"BCR-ABL1融合阳性慢性髓性白血病"。

肿瘤放射治疗本体论（Radiation Oncology Ontology，ROO）（Traverso等，2018）有意地重复使用了其他词汇表中的概念，如国家肿瘤研究所词典（National Cancer Institute Thesaurus，NCIt）、解剖学基础模型（Foundational Model of Anatomy，FMA）、国际疾病分类（International Classification of Diseases，ICD-10），并添加了肿瘤放射治疗术语，如靶区体积、危及器官、非均匀边界等，这些术语在其他词汇表中很少或根本没有涵盖。放射学本体结构（Radiation Oncology Structures ontology，ROS）包含与肿瘤放射治疗描述相关的解剖和治疗计划结构的子集。

如读者所见，在这个拼贴的词汇表中，每个词汇表都有其在表示知识子领域方面的优势，这样才能建立一个更全面的知识源供机器使用，这个知识源开始与人类自己的知识在同一水平。毫无疑问，在这里还有其他对肿瘤放射治疗有用的词汇表/本体论没有详尽地描述。我们所描述的是概况，因为它适用于我们的领域，所以这意味着我们有一个探索知识表示世界的良好开端。没有一个单一的本体论适用于每一种肿瘤放射治疗需求，而且这种情况不太可能发生。因此，需要进行更多的持续性工作，以创建一个符合以下目的的通用标准：哪些词汇表应该用于肿瘤放射治疗中的重要概念和关系的分类（Hayman 等，2019；Mayo，2018；Phillips 等，2020）。

建议在UMLS内部和外部进一步探索词汇表和本体论。UMLS Metathesaurus Browser（国家医学图书馆，n.d）（可免费注册）和BioPortal（Noy等，2009）是两个浏览生物医学词汇表的流行网站。

6　KR支持的医疗自然语言处理（NLP）

数据标准化是创建生物医疗词汇表的主要原因。无论是医疗编码员为了计费目的分配国际疾病分类（International Classification of Diseases，ICD-10）代码，还是肿瘤学家在电子病历/放疗信息系统中选择SNOMED CT代码，或者临床数据摘要员在肿瘤登记表中输入ICD-O代码，过去和现在的数据标准化都是由人工手动完成的。这项工作的绝大部分可以（半）自动化完成，而且今天已经没有技术上的硬性阻碍了。

自然语言处理（Natural language processing，NLP），有时也称为自然语言理解（natural language understanding，NLU），是解决这一问题的首要选择。NLP的前景是直接从患者病历的句子和段落中自动地提取相关信息，这些信息也许不会以一种更有组织和结构化的形式存在于其他地方；NLP的前景还包括将信息标准化，以便更轻松地检索、分析、相互操作。从理论上讲，与人类相比，NLP引擎读取完整的电子健康记录（Electronic Health Record，EHR）数据集只需要很少的时间就能抽取更全面、更精准的编码信息。从NLP的本质来看，NLP严重依赖于KR系统。许多医疗NLP系统依赖于一个能分辨单词或短语的同义词的词汇表。词汇表还将同一单词的不同含义表示为不同的概念。例如，"cold"可以表示温度或疾病；缩写词SOB的医学含义和其他含义大相径庭（医学上表呼吸困难）。了解单词的含义可以帮助NLP在词义模糊时做出正确的选择。UMLS中的一些词汇表具有多语言组件：一个医学概念可以翻译成多种语言，并为其分配跨语言的同一ID代码。NLP可以使用这个特征跨多种语言将患者数据标准化，从而实现跨国操作。最后，为信息提取而设计的医学NLP系统几乎总是以代码形式输出，这些代码是一个共享词汇表中的概念标识符［为将这些医学概念标准化到一个公共知识空间/（维度）］。无论NLP算法是从一开始就使用词汇表作为项目实现的一个组成部分，还是使用基于字典的方法，或者是使用基于转换器的双向编码器神经网络，在这些算法中，词汇表代码都是在NLP管道末端的一个称为实体链接的步骤中生成的。

应该意识到通用的NLP软件包并不适合上述任务。相反，一个专门的NLP系统通常一开始就考虑生物医学应用。这是因为生物医学领域的特殊需求所致。例如医学术语和缩写词的扩展字典，患者病历中那些包括了否定和传达不确定性的语言模型的特殊性（Chapman等，2001），文档模板的差异，专门针对生物医学领域的词形还原（Lu等，2020），对处理时间的需求，构建患者的时间线，还包括许多其他的设计、功能和微调。因此，当我们提到NLP系统时，我们要意识到实际上它指的是一个专门的医学NLP系统。cTAKES（Savova等，2010）和MetaMap（Aronson和Lang，2010）是目前流行的免费医学NLP系统。像BioBERT（Lee等，2020）等基于BERT模型都是有潜力的、面向未来的NLP系统。

7　KR的应用

NLP是KR应用中最有前景的技术应用，有可能在不久的将来在特定的使用情况下大规模应用。因此，在医学领域，NLP和KR在当前潜在的使用情况上存在很大的重叠。通过结合两者，我们可以在临床实践、学术界、工业界和支付领域中实现肿瘤放射治疗终端用户的广泛应用（Bitterman等，2021）。在这里，我们将专注于应用，因为它们适用于指导患者治疗和临床研究。

医疗数据的标准化/管理（curation）仍然是分析供应商、学术界以及支持这些体系的行业的主要障碍之一。NLP+KR如何帮助这个过程应该被看作是一个类似于汽车自动驾驶能力六个级别的逐步过程。自动驾驶技术将从第一级别的无自动化阶段发展到最高级别的全自动化阶段。现阶段在完全开放的道路上实现有着人类水平的精准全自动化驾驶是不可能的，但先进的辅助驾驶技术目前是有益、可实现的，并已在道路上使用了。同样的，NLP+KR从无结构/无组织的数据中提取多种类型的医疗信息，毫无疑问，其准确性在临床上是有用的（要知道人工手动管理的数据输入也并非100%准确）。这种类型的人工智能辅助可能不是全自动的，但仍能减少传统手动工作90%以上的作业量，可以很容易地在时间和资源密集、不可行的项目之间实现平衡，使之转换为可扩展且可持续的、可行的项目。

半自动工作主要分为以下两步：NLP+KR机器智能对提取的信息和标准化的词汇表进行第一步分析，在用于下游分析之前，会有领域专家来审查结果，以确保结果的正确性。类似于在必要时进行筛查测试后再进行诊断测试的两步过程，以便提高灵敏度从而获取更高的特异性。在这种情况下，机器智能可以过滤绝大多数不相关的文件，同时尽可能地不排除相关信息［旨在更高的召回率（recall）/敏感度］。通过使用NLP+KR技术，可以从完整的医疗记录中筛选出与特定问题相关的文档、段落和文本片段，这个筛选出的集合比完整的医疗记录要小得多，阅读时间更短，同时包含更高比例的相关信息。这使得领域专家可以更轻松地审核以找到正确答案，从而提高机器学习模型的精度（阳性预测值）。审核过程也将得到人工智能（Artificial Intelligence，AI）的协助，机器将突出显示可能相关的文本片段，并提供来自词汇表推荐的匹配代码，从而在文本搜索和编码过程中节省额外时间。AI辅助加上人工审查（有时描述为“human-in-the-loop”或智能放大）是可行的，并且有利于各项应用，包括肿瘤登记的摘要、标准化目标体积标签、临床实验招募、不良事件监测、医疗记录的语义（智能）搜索和临床质量指标的捕捉。

对于肿瘤登记来说，首要任务是将其按照北美中央肿瘤登记处协会（North American Association of Central Cancer Registries，NAACCR）的形式（在美国）进行半自动化编码。本体论推理很重要。例如，NLP可以从医疗记录中捕捉到“赫赛汀（Herceptin）”这个概念。本体论关系可被用来推断“赫赛汀”的成分是“曲妥单抗（trastuzumab）”，“曲妥单抗”是一种“抗HER 2单克隆抗体”，进而是“抗肿瘤生物制剂”，现在可以与肿瘤登记处的NAACCR格式的“生物反应修饰剂”字段在相同的颗粒度上匹配。总的来说，这种本体论推理是一个增强自动化程度的强大工具。但需要注意的是，本体论推理的深度越高，对于当前技术来说，在临床使用中保持一致准确性就越困难。由于不同机构可能使用不同措辞、缩写和文档模板，因此NLP需要进行前期迭代和优化步骤，以适应这些差异。

半自动化ICD-O编码是肿瘤登记处人工智能（AI）辅助的另一个明确目标。在这个目标之上，NLP可以通过利用与ICD-O相比更详细和表达能力更强的词汇表，如

SNOMED CT，来补充ICD-O的描述。通过这样做，我们可以提取多个SNOMED CT医学概念，当这些概念组合在一起时，可以更好地表达更完整、准确和更详细的临床描述。例如，这将包括基因组表征。根据所需的手动审核级别，这个过程扩展的方式可以成倍地扩大登记处中临床信息的广度和深度。

类似的情况也适用于不良事件监测。我们为不良事件监测建立了一个成熟词汇表：不良事件通用术语标准（Common Terminology Criteria for Adverse Events，CTCAE），但是该词汇表的颗粒度存在明显的局限性。我们可以使用其他词汇表来补充CTCAE，并捕获更详细的临床描述。最终结果是一个半自动化的不良事件捕获流程，适用于治疗监测、研究、临床试验和"现实世界"的发布后监测。不良事件可以与NLP提取的临床表型相关联。本体关系还可以用于"连接点"。如果原因是提供医疗服务的后勤保障性质，那么从这些分析中产生的统计观点可能会导致临床上立即纠正的措施。其他的观点可能会被视为假设生成，用于对生物机制的原因作更严格的研究，随后可以从实验室转化到临床。

放射治疗概要也可从KR中受益。最近提出了一份治疗概要模板的共识指南（Christodouleas 等，2020）。进一步使用词汇表进行标准化可使机器的可读性更强，能够用于更自动化的临床决策支持和跨机构分析。有用的词汇表，包括CTCAE和用于不良事件的SNOMED CT，用于系统治疗的RxNorm、ICD-O、SNOMED CT，用于肿瘤特征描述的NCIt，用于解剖学的解剖学基础模型（Foundational Model of Anatomy，FMA）及SNOMED CT，以及用于放射治疗技术的CIt，这些词汇表在概念实体的覆盖中存在有用的重叠部分。在上述词汇表的子集中，NLP只需要进行最少的审核，就可以合理地预测临床上有用的准确性，这可以抵消包含这些词汇代码在放射治疗概要中所增加的大部分负担。此外，如果标准化治疗概要模板是NLP提取的起点，与NLP提取非结构化数据相比，由于非相关信息已从概要中过滤掉了，所以精度会更高。使用本体关系将NLP结果过滤到与概要部分相关的特定信息类别的准确性会额外地提高。这种技术类似于肿瘤放射治疗领域之外的技术，例如在问题列表NLP提取中，我们可以合理地将结果限制在疾病、综合征、症状的本体起始的概念中。

8　KR支持的机器学习

机器学习（Machine Learning，ML）已经证明了在临床领域中潜在的有用性。一个应用是患者分层：预测患者亚群中存在高风险的负面结果和引入适当的干预措施，例如旨在早期检测、减少不良事件、减少住院时间和急诊访问的干预措施，以最终提高生活质量和生存率。在消除风险方面，以纯粹的符号模式监测工作已经展现出有效性。甚至最近，基于人工神经网络（Artificial Neural Network，ANN）的ML进展已经表明，高度复杂的特征能在没有先验假设的情况下进行网络学习。例如，在功能上复制我们大脑颞叶下皮层中用于面部识别的功能区域。然而，用于训练这些网络的数据集通常十分庞大，比目前患者记录数据库中可用的数据集大几个数量级。因此，在医学领域，使用KR增强仍然是增加机器学习模型准确性的重要补充，无论是用于人工神经网络（Michalopoulos等，2021）还是用于更传统的方法，如支持向量机和随机森林的特征生成。

历史上，最丰富的ML特征是由人类领域专家使用他们自己的知识和经验塑造的。通过本体论的推理，可自动生成特征到一个有用的程度，并且包括以前无法自动化的相关复杂特征。这个过程与之前概述的过程相似：使用本体论关系围绕原始输入数据来创建一个与背景知识相关的网络。这种强化的KR数据集将作为ML的新输入。最近，类似方法的先例已经存在，并且已经成功应用于许多ANN和ML的研究。作为一个典型的案例：卷积神经网络（Convolutional Neural Networks，CNNs，一种人工神经网络）通常用于分类图像，它们会在接近输入层的网络层中发展出识别线条方向的特征，类似于我们大脑的初级视觉皮层中的方向柱。对于许多从头训练计算机视觉应用的CNNs来说，这是一个重复性极高的发现。因此，我们可以重复使用在功能上类似于方向柱的特征，而不是每次都重新发现该特征，从而显著减少机器学习训练的时间和成本。也就是说，这种方法是迁移学习的一个例子。

另一个需要考虑的问题是不能保证神经网络可以学习本体论中包含的所有知识。这里涉及到多个相关的变量，包括数据的大小、常见和罕见的发现、训练结果的可重复性、在带有噪声输入下表示的稳定性、本体关系的高非线性与有限数据集梯度下降极限的比较。用本体论表示比重新发现特征更实用。当然，本体论中并没有包含无限特征，这些特征应该通过ML训练来进行学习，但这两种方法是互补的，不应该被认为是互相排斥的。在机器学习中，仅用符号处理就能完成许多工作。KR支持的ML可能会将工作的精准度提高一个等级。

基于知识表示的特征增强方法同样适用于无监督方法/聚类，以早期洞察数据中隐藏的未发现的结构、关系和相关性。在监督或无监督机器学习中使用时，所有通常的警告都适用，包括过拟合。

9 人工神经网络（Artificial Neural Networks，ANNs），KR和可解释性

一个值得讨论的重要关键点是ANNs的一般主题。ANN能够保留其所训练数据的表示，但是这种表示的形式与本体论表示的形式形成了鲜明对比。ANNs的核心是将知识和过程表示为具有不同高级架构的人工"突触（synaptic）"权重非常大的数字矩阵。甚至对于神经网络创造者来说，获得对神经网络中表示的详细概念的理解也是极具挑战性的。例外总是存在的，但这是惯例，尤其是对于这些越来越复杂和指数级庞大的网络来说，虽然为了达到最先进的准确性，要训练好多天。

相比之下，本体论本质上更加直观，符合我们对于医学和肿瘤放射治疗中重要概念/关系预先设想。这一直观的设计有一个非常重要的内在优势。这很容易解释。最近有一个很火的术语"可解释的AI"，这个短语由排除了什么而不是包含了什么而定义。该术语的使用特别流行，且与传统的ANNs形成了鲜明的对比，传统ANNs通常被描述为"黑盒子"，也就是说很难破译其是如何工作的。因此，任何不像"黑盒子"的AI技术更像是"可解释的AI"。本体论非常适合可解释AI的框架。所表示的概念很有意义，并且如果用本体论去构架算法推理机，可以很容易地从逻辑上追踪到机器智能是如何得出结论的。如果结论是错误的，有一些简便方法可以适当地改变推理机或本体论。在确保正确的情况下对ANNs进行校正是一件艰巨的任务。事实上，试图改变给定输入的ANNs输出很可能会以不可预测的方式改变不同/不相关输入的输出。ANNs的输出也可能"不可靠（brittle）"。输入数据形式与训练数据的细微差别（这些差异不会影响到人类的判断）有时会导致ANNs产生不可预测和不正确的结果。

这些不确定性和复杂的可解释性/可证明性，是ANNs无法被信任并应用于医学的主要阻碍。当ANN在其他领域出错时，如购物推荐引擎领域，这些错误通常不会威胁人类的生命安全。可解释的AI并不能保证不发生糟糕的结果，但应被视为一个预防这种后果的保护层。

以上顾虑可能会让ANNs看起来没有任何作用。恰恰相反，ANNs的某种形式将会成为未来知识表示的关键，无论在医学还是其他领域。然而，这一时刻何时到来仍不可预测。ANNs正在迅速发展，除了KR还有很多应用。但需要注意的是，在KR中，在

纯医学知识表示作为本体论的替代方面仍有很大差距。最先进的NLP引擎使用ANNs。其训练模型具有语义元素的内部表征，这些表征来自于原始文本语料库的训练。该模型还包含了类似于许多本体论概念和关系的结构元素。然而，这些ANNs如何表达知识的细节的透明度和可理解程度很难再次实现。近期的实际挑战包括用新的信息有效地更新ANN中所包含的知识，例如按市场规律节奏添加新药物的名称和相关知识，以及以一种更稳定、可预测的方式更容易地修正ANN模型表示中的错误。

10　医学KR的未来

对于许多第一次涉足医学知识表示的人来说，可以在拥有庞大规模和数量的生物医学信息学本体论中挑选是一个惊喜。KR可以帮助解决一些重大挑战，但其仅仅是现存医学知识中的沧海一粟。以下是医学KR的未来。

正如之前提到的，"is-a"分类层次关系以外的关系将会被更广泛的表示。例如，如今与各自疾病相关的病原体很少出现。如果出现，主要是以主-谓-宾三元组的形式出现，例如一些"病毒"会导致一些"肿瘤"。其处于一个非常高的抽象层次；几乎没有细微差别；因此，作为推理知识并没有那么有用。一个更详细的说法是"幽门螺杆菌（Helicobacter pylori）"可以导致"胃癌（gastric cancer）"，该说法可以更好地填补空白。如果在这句话上建立一个机器推理机，那么该推理机就会有用得多。例如，在诊所中，对于每一例胃癌患者，机器将自动搜索幽门螺杆菌感染史，如果病历中有幽门螺杆菌感染史，则会将此事实呈现给医生。另一个例子是，如果患者报告有治疗后腹泻，那么机器应该使用加强的本体论关系去标记最近的放射治疗和抗生素的使用情况（如果存在）。毫无疑问，这类表示方法在未来会更加完善。

主-谓-宾三元组是大多数生物医学KR系统存储关系的方式。这些系统也是世界顶级科技公司的中流砥柱。然而，即使对于中等复杂的医疗信息，也需要以各种方式改进底层KR架构，以匹配这种复杂性。我们需要表示机器使用的概率关系（和更细微的关系），例如"感染幽门螺杆菌的个体患胃贲门腺癌的相对风险是未感染者的6倍"。另一个例子，症状收集和模式为诊断提供了线索。因此，对一系列与疾病相关的症状进行表征是有必要的。超图表示可能是信息表示更有效的方式，主-谓-宾三元组表示为图更通用，其融合了基于集合论基本属性的非常灵活的表示方法。尽管如此，这只是诊断推理一般知识框架的开始：它还必须包括相关的负面因素、时间进程、严重程度、既往病史、家族史和社会史、正在使用的药物、体检结果等维度，以便开始更牢固地掌握临床情况。

未来，创造日趋复杂知识的新的知识工程可能不再需要人工来完成，但还是可以从"现实世界"的数据中提取，比如患者记录和科学文献。关系可以加权，来表示统计关联和同现（co-occurrences）的强度（相对于只表示关系/不表示关系的二元关系）。例如，患者记录搜索可以变得更智能。给定一个"肿瘤"的概念，搜索引擎可以调出相关的过去CT和PET扫描影像和报告、病理报告、转诊记录、新辅助化疗方案，并在肿瘤学家第一次咨询病人之前自动呈现这些信息。目前对于这些关系定义的简单尝试，许多是以同现（co-occurrence）数据库的形式进行的，由于这些数据库中噪声高，因此其价值和效用有限。为了实现更高的精度，最近，人们正在尝试使用更多领域的知识给出正确的设计分析。

此外，思考神经网络可以为纯粹的KR带来哪些尚未发现的可能性是令人兴奋的事情。例如，在大规模神经网络和自监督学习大型医学文本语料库后丰富的信息中，询问、理解、操作、提炼、提取和使用潜在向量表示的最佳方式是什么？利用ANNs中的知识，我们能完成什么深度级别的推理能力？拆解、理解和利用更简单的神经网络（例如word2vec的实现）的核心表示，让我们看到了嵌入更复杂和先进的ANNs（如基于共享卷积、注意力等）的可能性。

11　结论

KR的几何体系结构和维度像人类最好的思想一样复杂。这就是挑战、机遇和创造力——灵活、高效、可扩展地代表人类所揭示和创造的最优、最智慧的思想。肿瘤放射治疗是医学中最复杂的领域之一，涉及多个科学领域。基于知识发现的发展和应用，肿瘤放射治疗的AI不仅将促进专业学科和患者治疗的发展，还能促进AI基础科学的发展。

参考文献

Aronson, A. R. & Lang, F. M. (2010). An overview of MetaMap: Historical perspective and recent advances. *Journal of the American Medical Informatics Association*, 17(3), 229–236. https://doi.org/10.1136/jamia.2009.002733.

Ashburner, M., Ball, C. A., Blake, J. A., Botstein, D., Butler, H., Cherry, J. M., Davis, A. P., Dolinski, K., Dwight, S. S., Eppig, J. T., Harris, M. A., Hill, D. P., Issel-Tarver, L., Kasarskis, A., Lewis, S., Matese, J. C., Richardson, J. E., Ringwald, M., Rubin, G. M., & Sherlock, G. (2000). Gene ontology: Tool for the unification of biology. *Nature Genetics, 25*(1), 25–29. https://doi.org/10.1038/75556.

Bibault, J. E., Zapletal, E., Rance, B., Giraud, P., & Burgun, A. (2018). Labeling for Big Data in radiation oncology: The radiation oncology structures ontology. *PLoS ONE, 13*(1). https://doi.org/10.1371/journal.pone.0191263.

Bitterman, D. S., Miller, T. A., Mak, R. H., & Savova, G. K. (2021). Clinical NLP for radiation oncology: A review and practical primer. *International Journal of Radiation Oncology Biology Physics, 110*(3), 641–655. https://doi.org/10.1016/j.ijrobp.2021.01.044.

Bodenreider, O. (2004). The Unified Medical Language System (UMLS): Integrating biomedical terminology. *Nucleic Acids Research, 32*(DATABASE ISS.). https://doi.org/10.1093/nar/gkh061.

Chapman, W. W., Bridewell, W., Hanbury, P., Cooper, G. F., & Buchanan, B. G. (2001). A simple algorithm for identifying negated findings and diseases in discharge summaries. *Journal of Biomedical Informatics, 34*(5), 301–310. https://doi.org/10.1006/jbin.2001.1029.

Christodouleas, J. P., Anderson, N., Gabriel, P., Greene, R., Hahn, C., Kessler, S., Mayo, C. S., McNutt, T., Shulman, L. N., Smith, B. D., West, J., & Williamson, T. (2020). A multidisciplinary consensus recommendation on a synoptic radiation treatment summary: A commission on cancer workgroup report. *Practical Radiation Oncology, 10*(6), 389–401. https://doi.org/10.1016/j.prro.2020.01.002.

Colaprico, A., Olsen, C., Bailey, M. H., Odom, G. J., Terkelsen, T., Silva, T. C., Olsen, A. V., Cantini, L., Zinovyev, A., Barillot, E., Noushmehr, H., Bertoli, G., Castiglioni, I., Cava, C., Bontempi, G., Chen, X. S., & Papaleo, E. (2020). Interpreting pathways to discover cancer driver genes with Moonlight. *Nature Communications, 11*(1). https://doi.org/10.1038/s41467-019-13803-0.

Fragoso, G., de Coronado, S., Haber, M., Hartel, F., & Wright, L. (2004). Overview and utilization of the NCI Thesaurus. *Comparative and Functional Genomics, 5*(8), 648–654. https://doi.org/10.1002/cfg.445.

Hayman, J. A., Dekker, A., Feng, M., Keole, S. R., McNutt, T. R., Machtay, M., Martin, N. E., Mayo, C. S., Pawlicki, T., Smith, B. D., Kudner, R., Dawes, S., & Yu, J. B. (2019). Minimum data elements for radiation oncology: An American Society for Radiation Oncology consensus paper. *Practical Radiation Oncology, 9*(6), 395–401. https://doi.org/10.1016/j.prro.2019.07.017.

Kundra, R., Zhang, H., Sheridan, R., Sirintrapun, S. J., Wang, A., Ochoa, A., Wilson, M., Gross, B., Sun, Y., Madupuri, R., Satravada, B. A., Reales, D., Vakiani, E., Al-Ahmadie, H. A., Dogan, A., Arcila, M., Zehir, A., Maron, S., Berger, M. F., … Schultz, N. (2021). OncoTree: A cancer classification system for precision oncology. *JCO Clinical Cancer Informatics, 5*, 221–230. https://doi.org/10.1200/cci.20.00108.

Langlotz, C. P. (2006). RadLex: A new method for indexing online educational materials. *Radiographics, 26*(6), 1595–1597. https://doi.org/10.1148/rg.266065168.

Lee, J., Yoon, W., Kim, S., Kim, D., Kim, S., So, C. H., & Kang, J. (2020). BioBERT: A pre-trained biomedical language representation model for biomedical text mining. *Bioinformatics, 36*(4), 1234–1240. https://doi.org/10.1093/bioinformatics/btz682.

Lu, C. J., Payne, A., & Mork, J. G. (2020). The unified medical language system specialist lexicon and lexical tools: Development and applications. *Journal of the American Medical Informatics Association, 27*(10), 1600–1605. https://doi.org/10.1093/JAMIA/OCAA056.

Mayo, C. S., Moran, J. M., Bosch, W., Xiao, Y., McNutt, T., Popple, R., Michalski, J., Feng, M., Marks, L. B., Fuller, C. D., Yorke, E., Palta, J., Gabriel, P. E., Molineu, A., Matuszak, M. M., Covington, E., Masi, K., Richardson, S. L., Ritter, T., … Yock, T. I. (2018). American association of physicists in medicine task group 263: Standardizing nomenclatures in radiation oncology. *International Journal of Radiation Oncology Biology Physics, 100*(4), 1057–1066. https://doi.org/10.1016/j.ijrobp.2017.12.013.

McCray, A. T. (2003). An upper-level ontology for the biomedical domain. *Comparative and Functional Genomics, 4*(1), 80–84. https://doi.org/10.1002/cfg.255.

Michalopoulos, G., Wang, Y., Kaka, H., Chen, H., & Wong, A. (2021). *UmlsBERT: Clinical Domain Knowledge Augmentation of Contextual Embeddings Using the Unified Medical Language System Metathesaurus*, 1744–1753. https://doi.org/10.18653/v1/2021.naacl-main.139.

National Cancer Institute. (n.d.). *Common Terminology Criteria for Adverse Events (CTCAE)*. February 21, 2022. https://ctep.cancer.gov/protocoldevelopment/electronic_applications/ctc.htm.

National Library of Medicine. (n.d.). *UMLS Metathesaurus Browser*. February 21, 2022. https://uts.nlm.nih.gov/uts/umls/home.

National Research Council (US) Committee on A Framework for Developing a New Taxonomy of Disease. (2011). Toward precision medicine. In *Toward Precision Medicine: Building a Knowledge Network for Biomedical Research and a New Taxonomy of Disease*. National Academies Press. https://doi.org/10.17226/13284.

Nelson, S. J., Zeng, K., Kilbourne, J., Powell, T., & Moore, R. (2011). Normalized names for clinical drugs: RxNorm at six years. *Journal of the American Medical Informatics Association*, 18(4), 441–448. https://doi.org/10.1136/amiajnl-2011-000116.

Noy, N. F., Shah, N. H., Whetzel, P. L., Dai, B., Dorf, M., Griffith, N., Jonquet, C., Rubin, D. L., Storey, M. A., Chute, C. G., & Musen, M. A. (2009). BioPortal: Ontologies and integrated data resources at the click of a mouse. *Nucleic Acids Research*, 37(Suppl. 2). https://doi.org/10.1093/nar/gkp440.

Phillips, M. H., Serra, L. M., Dekker, A., Ghosh, P., Luk, S. M. H., Kalet, A., & Mayo, C. (2020). Ontologies in radiation oncology. *Physica Medica, 72*, 103–113. https://doi.org/10.1016/j.ejmp.2020.03.017.

Rosse, C. & Mejino, J. L. V. (2008). *The Foundational Model of Anatomy Ontology*, 59–117. https://doi.org/10.1007/978-1-84628-885-2_4.

Savova, G. K., Masanz, J. J., Ogren, P. V., Zheng, J., Sohn, S., Kipper-Schuler, K. C., & Chute, C. G. (2010). Mayo clinical Text Analysis and Knowledge Extraction System (cTAKES): Architecture, component evaluation and applications. *Journal of the American Medical Informatics Association*, 17(5), 507–513. https://doi.org/10.1136/jamia.2009.001560.

SNOMED International. (n.d.). *SNOMED International*. February 21, 2022. https://www.snomed.org/.

Traverso, A., van Soest, J., Wee, L., & Dekker, A. (2018). The radiation oncology ontology (ROO): Publishing linked data in radiation oncology using semantic web and ontology techniques. *Medical Physics*, 45(10), e854–e862. https://doi.org/10.1002/mp.12879.

World Health Organization (WHO). (2003). ICD-10, International Statistical Classification of Diseases-10. *International Statistical Classification of Diseases, 10*.

第 8 章
肿瘤放射治疗中的自然语言处理

Lisa Ni[*], Christina Phuong[*] and Julian Hong

摘要

电子病历（Electronic medical records， EMR）中的大部分临床信息是报告式的。与结构化数据不同，虽然对于交流和记录来说，自由文本更加有效和方便，但对于研究、提高质量及临床决策来说，这并不容易翻译。最近，采用自然语言处理（NLP）从电子病历中提取有价值的临床信息越来越受重视。本章旨在概述NLP技术及其在医学尤其是肿瘤学中的应用，并给出促进肿瘤放射治疗领域发展的方向。

1 概述

自由叙述文本是医学上一种常用的便捷交流形式。然而，对于医学研究或医疗质量改进来说，这种类型的文本很难进行搜索、总结和分析。正因为如此，人们对NLP在医学领域中的各种应用越来越感兴趣。在本章中，我们的目的是概述自然语言处理，及其在医学尤其是肿瘤学中的应用，包括目前在肿瘤放射治疗中的工作，以及促进肿瘤放射治疗发展的方向。

2 什么是自然语言处理（Nature Language Processing，NLP）？

自然语言处理（NLP）属于人工智能（AI）的一个研究领域，是涉及计算机科

University of California San Francisco Department of Radiation Oncology, San Francisco CA, USA

* These authors contributed equally to this work.

学、语言学和心理学的交叉学科。NLP是使用一系列的计算技术来分析和表示自然生成的文本，用于各种任务和应用。因为NLP涉及的学科范围非常广泛，所以对于从事该行业的人来说，具备良好的概念知识基础是非常重要的。NLP通常有两个目标：语言生成和语言处理。

2.1　NLP的历史

从20世纪40年代末，NLP的研究已经有几十年的历史。NLP最初的应用之一是机器翻译，即把一个文本从源语言翻译成目标语言（Koehn，2009）。后来，基于语言学原理开发了更复杂的基于规则的方法。但由于自然语言的规模庞大和无限制的性质，显现出了一些问题。例如，规则过于复杂庞大难于管理、不可预测；一些非语法散文的处理，虽然人类可以理解，但不能构建书面规则。因此，自20世纪80年代以来，机器翻译的趋势已面向数据驱动，包括统计和基于神经的方法（Okpor，2014）。

现在，NLP策略通常遵循基于规则、统计或混合的方法。基于规则的方法是由相关领域专家设计的，具有可解释性的优势。然而，如上所述，随着基于规则的系统越来越复杂，可解释性降低，规则之间的相互作用是不可预测的。所以，NLP变得难以复现和更新。正因为如此，对于"不符合语法的"散文，即使人类能理解，但规则处理起来效果非常差。统计系统，也被称为机器学习系统，是使用训练数据来设计的。在NLP中，大体量的文本（语料库）作为训练数据，现已被广泛使用，并为学习效果的评估提供了金标准。

随着NLP研究领域的不断扩大，人们开发了越来越多的语料库，包括一些用于情感分析、语音识别或聊天机器人等的专业数据集，以及音频语音数据集。这些数据集很多都可以在网上找到免费的。

2.2　NLP的定义

下面，我们将解释NLP中常见的子问题和相关任务。

低层次的自然语言任务：

- 句子边界检测：检测一个句子结束，另一个句子开始的地方。
- 分词：将一段文本分割成较小的单元，称为"词条"。词条可以大致分为单词、字符或子词。

- 独立词语的词性标注（"POS"标注）：根据单词的定义和其上下文，将文本中的单词分类为特定的词性。

- 语素分解：指的是通过分解复合词来理解单词。其中有用的子任务包括词干提取（一种粗略去除单词结尾的启发式过程），以及词形归一化（通过去除后缀实现单词转换为词根的过程）。

- 浅层句法分析（"词块分析"）：分析一个句子以确定其成分（名词组、动词、动词组等）。

更高层次的 NLP 任务：

- 语法错误纠正：纠正文本中的各种错误，如拼写、标点、语法和用词错误。

- 命名实体识别：扫描文本，提取基本实体，并将其分类到预定义的类别中。实体是一个特定句子中最重要的部分，比如名词短语和动词短语。实体的例子包括人名、日期与时间、疾病名称和地理位置。

- 词义消歧：确定同形异义词的正确含义，其包括正确地识别单词和确定单词在特定句子中的具体用法。

- 否定和不确定性识别：区分命名实体是否存在以及量化此推断的不确定性。

- 关系提取：从文本中提取语义关系，通常发生在特定类型的两个或多个实体之间，并且分为许多语义类别。

- 时间推断/关系提取：从时间表达式和时间关系中进行推断。

- 信息提取：从非结构化文本数据中提取有意义的信息，并以结构化格式呈现。这个任务通常包含前面描述的许多任务。

2.3 NLP 转换和表示方法

接下来，我们定义转换和表示方法，其用于将文本转换为后续可以处理的数学模型。这些模型通常为单词、单词序列、部分文档或整个文档分配概率、频率或权重。

- 独热编码：指的是将分类变量表示为二进制向量。在 NLP 中，单词向量的长度等于词汇表的长度，并且每个唯一的观测值（例如单词）被映射为一个整数值。然后，我们将每个整数值表示为一个二进制向量，除了该整数的索引用 1 标记外，其他所有值都为零。一个单词列表会创建一个向量数组或矩阵。一个句子列表会创建了一个三维张量。这种表示没有考虑到单词之间的关系，也没有传达出上下文之间的信息。

- 词袋模型：一种将文本看作是一个无序单词集合的模型，忽略单词在文本中的原有位置，只考虑单词的出现频率。这种表示文本的方法在情绪分析和检测文本所写的语言等应用中非常有用。

- 词频逆文档频率（term frequency-inverse document frequency，TF-IDF）：是一种统计量，用于评估一个单词在一个文档集合中的相关性。词频指的是单词在当前文档中出现的频率。逆文档频率由log（N/d）表示，其中N是文档总数，d是包含该单词的文档数。TF-IDF权重是指这两个指标的乘积。使用TF-IDF方法，文档中出现频率较低但在其他文档中出现频率较少的词汇比在所有文档中出现频率较高的词汇更受重视。TF-IDF方法在信息检索、文本分类、聚类等任务中得到广泛应用。

- N元模型（N-gram）：在给定前边单词的情况下，预测下一个单词出现的概率。二元模型是由两个单词组成的单词序列，以此类推。可以从大量文本中获得各种N元模型的概率。

- 词嵌入：一种将单词或短语映射到连续向量表示的技术，用于预测这些单词/短语在其他单词/短语的上下文中出现的可能性。通常，该技术需要将一个单词从与词汇长度相等的维度映射到一个较低维度的空间中。这些技术主要与神经网络模型一起使用。

- 递归神经网络（Recurrent neural networks，RNN）：是一种包括循环并允许信息持续存在的神经网络变体，常用于NLP。其标准输入是一个单词，而不是整个样本（就像标准神经网络一样）。在t时刻，每个单词都是单独输入的，除了在t时刻输入外，还使用了t-1时刻的激活值作为输入。体系结构类别包括：多对一（许多输入给出一个输出，例如分类任务）、一对多（基于单个输入生成一系列输出，例如音乐生成）和多对多（例如机器翻译）。这提供了两个主要优势：网络非常灵活，可以针对不同长度的句子工作；以及共享在不同文本位置中学习到的特性。然而，RNN只能捕捉语言的单向依赖关系，不擅长捕捉长期依赖关系（即梯度消失问题）。以下两个定义是几乎在RNN的每个应用中都出现的修改架构。

- 门控循环单元（Gated recurrent unit，GRU）（J. Chung等，2014）：在循环单元的基础上进行了改进，增加了一个记忆单元，常被称为更新门或重置门。因为输出可以是正的或负的，并且可以用于放大或缩小，所以这个单元使用tanh作为激活函数。该单元的输出由激活输入和记忆单元的更新值组成。因此，每一步中，隐藏单元和记忆单元的值都被更新了。这样有助于捕获长期的依赖关系，并解决梯度消失的问题。

- 长短期记忆（Long short–term memory，LSTM）：该模型使用一个更新门和遗忘门来替代GRU中的更新门。记忆单元可以选择保留或删除旧值。例如，当遇到一个新主题时，模型就会删除相关旧主题的信息。

- 注意力机制网络：一个仅基于自我注意力机制的简单网络架构（相对于依赖序列到序列模型的复杂循环神经网络或卷积神经网络来说）。注意力机制并不依赖输入和输出之间的顺序和距离，而是收集了输入和输出之间的全局依赖关系。这可以加深对语境和语言关系的理解。此外，该模型使用了多个相互堆叠的注意力层。这样做可以保留来自网络所有先前层的信息，从而避免了RNN中的消失梯度问题。

- 基于Transformer的双向编码器表示（Bidirectional Encoder Representation from Transformers，BERT）（Devlin等，2019）：一种新颖的语言模型，使用掩码语言模型（MLM）对Transformers进行多层双向训练。输入不是单向的，而是以非定向方式读取，并同时考虑上下文来共同调节。掩码语言模型随机屏蔽了一些未标记输入的单词，其目的是根据其他输入的上下文预测原始单词。同时，BERT模型通过理解句子之间的关系，对下一句的预测（Next Sentence Predication，NSP）进行预训练。然后根据特定的下游任务，对这些学习过的、预训练过的参数进行相对快速和低成本地微调。BERT在不同的任务中使用统一的框架，因此，各种各样的NLP任务可以使用同一个框架，并且其表现优于许多特定任务的框架。适用于医学领域的BERT模型有BioBERT（整合了生物医学语料库的BERT，用于生物医学文本挖掘），UmlsBERT（使用一体化医学语言系统临床元词库，整合了临床领域知识的BERT），以及Med–BERT（整合了结构化电子病历数据集的BERT）（Lee等，2019；Michalopoulos等，2021）。

现在我们已经定义了NLP的基本概念，接下来我们将探讨NLP在医学中的各种应用。我们将研究迄今为止在肿瘤学领域以及更具体的在肿瘤放射治疗领域，NLP所取得的进展。

3　医学中的NLP

在现代医学中，电子病历（EMR）包含了大部分重要的临床数据，这些数据通常不是由结构化的数据字段编码的，而是临床医生写的叙述文本。这些数据通常难以获取，更不用说用准确的（critical）、全面的或结构化的方式进行分析。近年来，健康信息技术的改变大大增加了用于研究高质量数据的可用性。2009年《美国复苏和投资法案》下的《经济和临床健康信息技术法案》鼓励电子病历的广泛使用，使得数据收集的数量和范围大大增加。然而，大多数数据无法轻易地从电子病历中提取出来。因此，人们越来越关注NLP在临床环境中的应用，相关研究也在蓬勃发展，过去二十年医学领域中NLP的文章越来越多就是很好的证明（Wang等，2020）。

3.1　语言字符串项目

NLP在临床环境中的应用开始于20世纪60年代。早期的研究是语言字符串项目，始于1965年，主要关注医学环境中NLP的应用，包括医学术语词典，并解决了诸如临床文本的去身份化、解析、映射和规范化等问题（Sager等，1987）。在20世纪70年代和80年代，这一领域的研究有所增加，进一步证明了对文本中出现的临床信息进行结构化处理是可行的。一体化医学语言系统（Unified Medical Language System，UMLS）是由美国国家医学图书馆（National Library of Medicine，NLM）在1986年发起的，其提供了医学概念的受控词汇表，包括跨词汇表的映射。在20世纪80年代末和20世纪90年代，越来越多的NLP系统被开发出来，证明了在临床领域中以NLP进行数据提取的实用性。

3.2　实时疫情和疾病监测系统

医学领域中另一个早期的NLP应用是"实时疫情和疾病监测系统（RODS）"，最初于1999年部署，是一个公共卫生监测系统，其通过将主要症状分类为综合症状类别进行疾病爆发的早期检测（Tsui等，2003）。RODS的检测算法监测来自急诊科病例数据库中病人的主诉，用于发现异常疾病发生模式（Wong等，2002）。很快，人们证明了急诊科就诊的自由文本主诉可以成功地编码为诊断代码和综合征类别，用于生物监测（Chapman等，2005）。然而，由于主诉中自由文本描述的长度和质量不同，以及缺乏标准命名法，使用主诉数据进行决策和研究一直很困难。据报道，一个可能的解决方案是开发上下文嵌入技术，将自由文本的主诉映射到结构化标签，并推导出主诉的标准化词典（Chang等，2020）。

3.3　预测患者疗效

在各种临床环境中，NLP已经被用于预测患者临床结果相关算法的开发。据报道，多个实验小组结合可用临床数据和急诊科治疗以及医师笔记，使用NLP的神经网络模型预测患者的处理方式和住院安排（Zhang等，2017）。还开发了算法预测重症监护室的临床问题或情况，包括住院死亡率或停留重症监护室的时间等，并且预测性能良好（Marafino等，2018）。这些NLP增强模型通常使用临床轨迹模型进行开发，利用诸如生命体征和实验室检查预测变量，并通过从临床记录中提取的信息对模型进行优化（Marafino等，2018）。

3.4　监测药物不良事件

NLP也应用于监测药物不良事件（adverse drug events，ADEs），以量化药物不良事件的发生率和风险，识别高风险患者，并提供更早、更准确的药物不良事件检测。已经有学者倡议建立和发展一个全球知识库，用于标准化相关药物及其健康结果的信息（Boyce等，2014）。例如，Duke等开发了一个NLP应用，从产品标签中提取不良事件，生成一个标准化的药物不良事件知识库（Duke 和 Friedlin，2010）。自此，研究人员一直致力于确定提取药物不良事件数据的最佳信息来源。也有使用临床描述来识别药物不良事件的研究。例如，用现有的NLP系统，如MedLEE（Friedman等，2004）去处理患者的记录和识别药物不良事件（Li等，2014）。因为患者越来越多地在网上分享他们的用药经验，未来的研究方向包括从社交媒体中提取信息，如在线健康论坛和社交网络。

3.5　处理医学文献供临床医生使用

NLP模型另一个值得关注的领域是帮助处理医学文献，因为从事循证医学的临床医生需要将最新的科学研究纳入他们的实践。为了开发这样的模型，需要有专门的医学文献语料库。正如上一节所讨论的，我们通常使用语料库训练NLP模型，其中许多语料库可以在网上免费获得。然而，可用于医疗环境的数据集比较有限，许多数据集是最近开发的，或者目前正在开发中。在2000年前后，研究表明可以从医学文章的摘要中提取关键要素，包括使用的统计技术和临床相关的其他方面信息（Demner-Fushman 和 Lin，2007）。美国东北大学的Nye等开发了EBM-NLP，这是一个包含了大约5000篇描述临床随机对照试验的文章摘要的语料库，使用PICO元素（患者人群、干预措施、比较和结果）进行注释（Huang等，2006；Nye等，2018；PICO提取，n.d.）。开发类似EBM-NLP语料库的最终目标是为医生实践循证医学时，提供方便搜索和组织已发表文献的方法。例如改进医学文献搜索及检索系统，提取结构化信息以实现知识库建设的自动化。

3.6   临床试验的设计和实施

接下来，我们将目光转向临床试验的设计与实施。目前，临床试验的一个关键限制性步骤是定义和确定随机对照试验的患者人群。如果人群定义错误，就不得不耗费大量费用修改试验方案或者导致试验人群招募失败。因此，人们已经探索出了使用NLP解决这个问题的不同途径。首先，由于符合资格的标准大多以非结构化自由文本的形式记录，因此开发了许多符合资格标准的表示方法（Weng等，2010）。例如，Tu等设计了用于临床资格标准化的资格规则语法和本体论，并展示了将自由文本资格标准化为可计算标准的有效性（Tu等，2011）。同时，其他研究小组正在开发用于解析和实现资格标准规范化的信息提取系统（Kang等，2017）。下一步是将资格标准结构化，能在标准临床数据库上执行队列查询。Yuan等发表了关于条件查询（Criteria2Query）的工作，这是一个使用命名实体识别的混合信息提取管道，可以用作临床数据库的自然语言接口，分别以0.795和0.805的F1值证明实体识别和关系提取的可用性（Yuan等，2019）。

3.7   未来的应用/方向

在过去的几十年里，NLP在医学领域的研究迅速发展，平均每年发表100多篇文章（Wang等，2020）。正如本节所述，信息提取和语法解析是NLP在临床领域最常见的应用。在NLP辅助的医学研究中，最常见的重要领域是肿瘤学。这在已发表的医学NLP的研究中占比最高。使用NLP来促进肿瘤研究的进展是本章下一节的重点。

4　肿瘤学中的NLP

正如我们所讨论的，电子病历中的大部分数据是以自由文本形式存档的，无法以易于分析的形式提取。因为肿瘤状态需要进行长期监测，自由文本数据可以对每位患者进行个性化的记录，而且可以捕获更多的细节信息，特别是纵向信息。然而，在回顾性或研究环境中，这些数据需要被提取并规范化为可用的表格化数据。此外，由于患者通常接受多学科治疗，并且可能不在同一个医疗网络内，因此信息操作必须具有可转移性。

4.1　基于影像学的肿瘤监测及诊断

在肿瘤学领域，NLP在许多方面都会对数据提取产生革命性的影响（Spasié等，2014；Yim等，2016）。此时大部分研究焦点都集中在半结构化文本上，如放射学或病理学报告。Hripcsak等展示了使用NLP将放射学结果和影像报告的临床文本翻译成可用于编码的结构化语义（Hripcsak，2002）。在这个实验中，NLP用来对一个城市学术中心十年的胸部放射线照片进行编码，其中包括80多万张放射线照片，与人工编码相比，其结果灵敏度为0.81，特异性为0.99。这还有可能进一步转化为更准确的医院诊断编码、自动决策、支持和临床研究（Hripcsak 等，1995）。通过标准化方法提取数据的能力可以为诊断监测铺平道路。具体来说，对于潜在的恶性病变，除了影像学上的新发现外，其随时间的变化至关重要。NLP可以用来提醒医生注意关键的发现，以帮助医生避免遗漏监测和进行及时的诊断。Gara等开发了一个系统来提醒医生潜在的肝脏恶性病变，为这方面的应用提供了证明（Garla等，2013）。NLP不仅在检测恶性肿瘤中发挥作用，还可以用来描述肿瘤病变随时间变化的状态。例如，Cheng等利用NLP将一组脑瘤分类为稳定期、进展期或退行期，其结果灵敏度为80.8%，特异性为91.6%（Cheng等，2010）。

4.2　详细的病理学、分子学和基因组学特征

NLP也可以从病理报告文本中提取信息，以有效地收集大量数据并适当地对疾病诊断进行分类（Leyh-Bannurah 等，2018）。肿瘤遗传学和表型越来越多地用于个体化治疗（tailor therapy）（Savova等，2017）。所提取的特定肿瘤特征，如组织学、分期特征、基因组学，可以用于选择适当的患者群组进行研究，而且不需要繁琐地人工解析那些自由文本表格。此外，还可以基于免疫组织学报告对非单一的诊断或肿瘤类

型进行生物标志物的分析。要想实现这些应用，在一定程度上我们需要一个可访问的包含相关生物标志物描述的已知病理诊断数据库，用于帮助诊断和预测药理反应（Lee等，2018）。虽然Pathpedia提供了在线资源，但这些可获取的数据要依赖于关于生物标志物研究的期刊文章，尽管也不都是这种情况。因此，NLP算法提取这些数据的信息量是非常大的。鉴于病理标本中信息的多样性，相关机构也在利用NLP全面地动态填充连续的肿瘤登记表（Oliwa等，2019）。

4.3   从电子病历（EMR）中识别患者人群

除了临床评估外，医学影像科和病理科在适合的人群中识别患者方面发挥着重要作用。NLP技术已经在很多方面显示出良好的应用前景，并且都有较高的F值，如在半结构化和自由文本文件中对肿瘤诊断进行适当的分类、识别与肿瘤诊断相关的术语以及确定与患者的关系是正相关还是负相关（D'Avolio等，2010）。通常情况下，我们可以用收费代码来识别患者人群，但准确性不稳定。潜在的错误包括有限的临床数据、诊断错误或误码数据（Peabody等，2004）。需要记住的是，ICD-9代码旨在用于报销目的，因此可能并不总是与临床目标相一致；但这一直是识别患者的简便方法。NLP有可能识别出比收费代码更复杂的病例，而相比之下收费代码可能不那么具体。比起ICD-9代码，NLP方法可以用于识别某些肿瘤。对于一个胰腺导管内乳头状黏液肿瘤（intraductal papillary mucinous neoplasm，IPMN）患者，在评估其胰腺癌的准确率时，NLP表现明显更高的特异性（94% vs 46%）和阳性预测值（PPV）（84% vs 38%）。与使用ICD-9代码时的敏感度95%相比，NLP的敏感度为87%（Friedlin等，2010）。因此有人建议将ICD-9和NLP结合来改善病例识别（Danforth等，2012）。

4.4   从EMR中确定肿瘤分期

除了识别患有某种疾病的患者，肿瘤学中适当的分期对于治疗和预测疗效都至关重要。通常，即使在那些有义务收集分期数据的大型肿瘤登记处，也可能缺失分期数据，并且有可能是不准确的。当数据没有事先输入时，从医疗报告中回顾性地对患者进行分期更加困难，且需要大量工作（Threlfall等，2005）。最初的研究主要集中在从病理报告中提取TNM分期（肿瘤学中对肿瘤的一种分期形式，T是原发灶，N是淋巴结，M是远处转移），因为这些数据更具有半结构化的特点，尽管这种方式限制了M分类（Kim等，2014）。然而，Soysal等开发了一个NLP系统，可以从一组特定肺癌患者的病理报告中提取转移部位和状态，并证明了其可行性（Soysal等，2017）。临床分期通常是活检、影像学和临床评估的综合，这需要更先进的数据提取方法，还需要区分病理分期和临床分期。人们开发了一个模式匹配和机器学习的混合系统，以提取大型肿瘤登记册中的非结构化T、N、M分期，并取得了约0.85的F分数（AAlAbdulsalam等，2018）。临床和病理结果会存在分期错误，分期和MRI的T_2序列也会混淆。Ling等能够使用NLP提取转移性乳腺癌队列，包括新发和复发的转移性疾病，灵敏度和特异性均超过85%（Ling等，2019）。

4.5　风险评估

为研究以及临床获取准确和详细的肿瘤特征，其最终目标是为了个体化治疗和改善预后。能够预测患者的预后将有助于决定患者的最佳治疗方案。例如，手术适应证通常部分取决于术前风险评估，其中包括结构化的离散特征。与仅使用离散特征相比，NLP有潜力捕捉到更细致的患者临床评估，并更准确地预测术后并发症和再入院的可能（Barber等，2021）。

4.6　临床结果

对于了解患者恶性肿瘤的进展情况，评估患者的长期预后是十分必要的。这些临床结果包括肿瘤状态以及毒副作用、并发症和生活质量等。这是NLP的一个持续性研究领域，因为其通常涉及更多的自由文本语言。涉及放射学或病理学报告的半结构化文件比较多，所以大多数研究都集中在检测肿瘤复发方面（Banerjee等，2019）。大多数肿瘤登记处都不跟踪复发情况，因此，要依赖人工查阅病历。然而，这在大型研究中，通常是不可行的。提取工具必须能够识别每个文件中的相关信息，确定每个事件之间的时间关系，并确定患者是否符合指定的标准（Ping等，2013）。临床状况中的许多细节和细微差别都保留在临床文件中，如入院记录（H&Ps）、进展记录和出院总结。在评估非结构化文本时，Kehl等最近证明了使用肿瘤学记录中的评估和计划信息来预测临床疗效的可行性（Kehl等，2020）。该团队开发了一种使用神经网络的算法，以回顾的方法确定肿瘤记录是否表明存在肿瘤，如果是的话，是否有病情的改善或进展。然后，确定这是否会导致疗效上的差异。他们发现，NLP总结得到的疾病进展与生存率下降有关，而NLP总结得到的疾病改善则与生存率提高有关。这个结果令人振奋，因为其证明了NLP在识别疾病状态的时间变化方面的可行性和真正的潜力，这些变化可能会转化为临床预后。

4.7　识别诊疗的社会决定因素和确定医疗保健的差距

NLP还有评估肿瘤患者群体中的社会决定因素的潜力，这些因素可能影响他们的治疗和结果，如社交孤立、用药史和生活状况（Hong等，2020；Zhu等，2019）。这使得对患者进行更有效的需求评估成为可能，并适当地分配资源为治疗服务。这也有助于通过更多基于人群的信息提取，帮助更详细地确定诊疗的差距和高危人群。

4.8　总结

随着肿瘤学知识的迅速发展，大量的数据不断发布。由于临床实践的快节奏以及人们对及时评估患者开启治疗的愿望，开发一种有效的分类文献方法十分具有实用价值。这些工具的普遍性仍然需要研究，但将大大提高循证医学在临床实践中的效用。

5　肿瘤放射治疗中的NLP

肿瘤放射治疗是一个高度依赖数字数据和计算机软件的技术领域，由不同的医疗保健专业人员组成。这种组合突出了每次治疗所依赖的人机交互的数量。大部分数据，包括临床文件、放射治疗计划和剂量细节，都存储在各种软件程序中，往往需要人工提取。然而，尽管NLP在肿瘤学领域取得了进展，但对其在肿瘤放射治疗中的应用研究仍然十分有限。随着NLP工作的不断深入，我们有机会来分析以前难以获得的数据（Bitterman等，2021）。

5.1　大数据分析

癌症登记处提供的数据库可以进行流行病学研究、监测和结果测量。即使是大型登记处，如癌症监测数据库（Surveillance，Epidemiology，and End Results，SEER）或美国国家癌症数据库（The National Cancer Data Base，NCDB），也缺乏高质量的放射治疗数据，从而限制了进行人群分析的能力（Jacobs等，2019）。美国临床肿瘤学会（American Society of Clinical Oncology，ASCO）和美国肿瘤放射治疗会（American Society for Radiation Oncology，ASTRO）等组织已经承认了这一点。作为回应，他们在2018年推出了一个合作登记处，以提高数据记录的质量［新登记处启动，以跟踪和改善在美国提供的肿瘤治疗质量——美国放射肿瘤学会（ASTRO），2018］。NLP可用于扩展现有的登记册，以获得更完整的信息，并进一步输入更多的数据。如前所述，适当的患者识别是数据收集和分析的第一步。此外，更完整的登记册可以帮助识别更为罕见、未报告的恶性肿瘤，从而提高了进一步研究和了解这些肿瘤的可能性。

5.2　了解复杂的放射治疗病史

由于治疗方法的改进，患者寿命延长，更多的患者需要接受额外的放射治疗。越来越多的证据支持靶向治疗和免疫治疗与放射治疗结合使用，也有数据支持放射治疗用于低转移性或缓慢进展的疾病。因此，更复杂的放射治疗史将变得更加常见，我们的研究领域也将受益于能够高效准确地分析这些数据的先进算法。NLP已经被用来识别接受过放射治疗的患者，并准确地识别治疗的部位。这是一项很艰难的任务，特别是一个部位的名称常常会因为不同的治疗医生或小组而不同（Walker等，2019）。这是NLP在高效进行肿瘤登记的持续监测和更新方面发挥作用的一种方式。

5.3　克服非标准化的命名法

肿瘤放射治疗中一个已知的数据整合障碍是缺乏标准化的命名规范。然而，NLP可以使这些数据更易于访问。在整个肿瘤放射治疗中，出于多种原因，命名的一致性是很有必要的，其益处包括促进大数据收集、机构间的合作、剂量学分析和医疗转诊。因此，这种一致性在临床患者治疗和研究环境中都是至关重要的。虽然在2018年制定了TG-263标准，为危及器官和靶区结构提供了标准化的命名系统，但并非每个机构都普遍采用这个系统（Mayo等，2017）。目前存在的一些挑战包括命名的软件限制，机构参与或监督的不足，以及从既往的命名法过渡的困难。但研究人员可以利用NLP将临床文件和治疗计划系统的非结构化命名与标准化命名相匹配（Syed等，2020）。

5.4　改善放射病史的记录和交流

ASTRO（美国放射肿瘤学会）也在努力确定放射治疗中需要在电子病历（EMR）和肿瘤数据库中记录的最小数据集，以促进研究、质量改善、跨学科交流和医院系统之间的数据传输，从而改善患者治疗（Hayman等，2019）。包括的数据有治疗部位、剂量、分次、技术和日期等。通常情况下，这些数据都是手动提取的，容易出错，也可能增加文档处理的负担。肿瘤委员会提出了一份治疗概要共识，旨在标准化放射治疗的报告。该概要包括三个部分，其中包含结构化和自由文本的混合内容（Christodouleas等，2020）。因此，实施NLP，以标准化的方式提取这些数据，可以帮助简化临床治疗，确保数据在治疗转移过程中不会丢失（Bitterman等，2020）。

5.5   与治疗有关的毒副作用

　　放射治疗的一个主要关注点是潜在的毒副作用，这些副作用可能在治疗期间或治疗后的几个月到几年内发生。这些数据大多是在治疗期间、治疗总结和随访记录以自由文本的形式获取的，通常在会诊记录中有所提及。尽管副作用是根据美国国家肿瘤研究所（National Cancer Institute，NCI）制定的不良事件通用术语标准（Common Terminology Criteria for Adverse Events，CTCAE）进行分级的，但往往存在不同等级之间的差异，而且回顾收集也十分耗时耗力（Fairchild等，2020）。因此，人们对NLP系统提取CTCAE症状的能力很感兴趣（图1）。NLP在常见的症状识别方面表现出良好的精确度和召回率，包括对以前人类评定者之间一致性较低的症状。然而，假阴性的症状被证明更难被发现（J.C. Hong，Fairchild等，2020）。

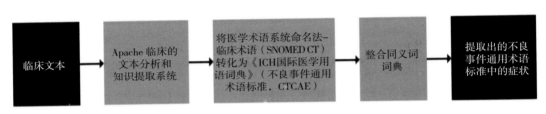

图1   一种NLP实现过程，可用于从肿瘤放射治疗就诊记录中提取不良事件通用术语标准中的症状

　　患者报告的结果也提供了对症状不良事件的重要见解，而根据提供者记录的CTCAE，这些报告的代表性可能不足（Grewal 和 Berman，2019）。因此，美国国家肿瘤研究所NCI也委托创建了PRO-CTCAE，一种由患者报告的结果来捕捉症状毒副作用的测量方法（Basch等，2014）。同样，这些机构还使用许多问卷来获取患者报告的数据，问卷通常包含自由文本条目（Chunget等，2019）。自由文本条目中的细节将受益于NLP的提取，因为手动获取这些数据通常既费力又耗时。

5.6   实时管理

　　此外，NLP还可以在病人治疗的实时管理中发挥作用。随着由电子病历（EMR）系统提供的患者门户和信息平台的日益使用，已经导致了治疗上的变化，如停止激素治疗（Yin等，2018）。这些患者门户和消息平台提供了额外的非结构化数据，然而这些数据通常没有被充分利用，尽管其可以直接影响治疗管理。大约10%～20%的接受放射治疗或化疗的患者需要紧急治疗，不论是急诊科就诊还是住院治疗（Jairam等，2019；Waddle等，2015）。为了减少可预防的就诊次数，机器学习已用于提取以及预处理治疗的信息，用于预测门诊放射治疗或化疗期间的急诊科的就诊情况（Hong等，2018）。在一项前瞻、随机、单一机构的研究中，NLP被用于指导干预。高风险患者被随机分为标准的每周一次临床评估组和每周两次临床评估组，但两组都被允许根据临床判断更频繁地评估患者。Hong等的研究表明，NLP能准确识别高危患者，对这些患者进行额外评估可以减少急诊科的入院人数（Hong等，2020）。通过准确识别这些高危患者，还可以成功地进行早期治疗和有针对性的监测。

6　结论

总而言之，NLP在肿瘤放射治疗中的应用仍处于起步阶段。肿瘤放射治疗医疗团队需要与数据科学家密切合作，以便更加精通信息学领域的知识。在临床上，NLP有潜力应用于患者治疗的各个方面。NLP为更有效的个性化治疗和实时病人管理提供了一条途径。其可以改善与医疗团队中其他成员对复杂放射治疗病史的沟通，从而改善患者信息的传达。由于电子病历数据和肿瘤放射治疗术语的标准化仍在进行中，NLP提供了一种利用现有的大量电子病历数据的方法，否则这些数据将无法进行分析，并且减少了研究的人力需求。NLP能够准确地选择患者进行研究分析，这是生成可靠的真实世界数据关键的第一步，能够为前瞻性临床试验提供补充。最后，NLP在该领域的多种应用中显示出巨大的潜力，但要优化其准确性和可靠性，还需要更多的研究。

参考文献

AAlAbdulsalam, A. K., Garvin, J. H., Redd, A., Carter, M. E., Sweeny, C., & Meystre, S. M. (2018). Automated extraction and classification of cancer stage mentions from unstructured text fields in a central cancer registry. *AMIA Summits on Translational Science Proceedings*, *2018*, 16–25.

Banerjee, I., Bozkurt, S., Caswell-Jin, J. L., Kurian, A. W., & Rubin, D. L. (2019). Natural language processing approaches to detect the timeline of metastatic recurrence of breast cancer. *JCO Clinical Cancer Informatics*, *3*, 1–12. https://doi.org/10.1200/CCI.19.00034.

Barber, E. L., Garg, R., Persenaire, C., & Simon, M. (2021). Natural language processing with machine learning to predict outcomes after ovarian cancer surgery. *Gynecologic Oncology*, *160*(1), 182–186. https://doi.org/10.1016/j.ygyno.2020.10.004.

Basch, E., Reeve, B. B., Mitchell, S. A., Clauser, S. B., Minasian, L. M., Dueck, A. C., Mendoza, T. R., Hay, J., Atkinson, T. M., Abernethy, A. P., Bruner, D. W., Cleeland, C. S., Sloan, J. A., Chilukuri, R., Baumgartner, P., Denicoff, A., St Germain, D., O'Mara, A. M., Chen, A., … Schrag, D. (2014).

Development of the National Cancer Institute's patient-reported outcomes version of the common terminology criteria for adverse events (PRO-CTCAE). *Journal of the National Cancer Institute*, *106*(9), dju244. https://doi.org/10.1093/jnci/dju244.

Bitterman, D. S., Miller, T. A., Harris, D., Lin, C., Finan, S., Warner, J., Mak, R. H., & Savova, G. K. (2020). Extracting radiotherapy treatment details using neural network-based natural language processing. *International Journal of Radiation Oncology, Biology, Physics*, *108*(3), e771–e772. https://doi.org/10.1016/j.ijrobp.2020.07.219.

Bitterman, D. S., Miller, T. A., Mak, R. H., & Savova, G. K. (2021). Clinical natural language processing for radiation oncology: A review and practical primer. *International Journal of Radiation Oncology*Biology*Physics*. *110*(3), 641–655. https://doi.org/10.1016/j.ijrobp.2021.01.044.

Boyce, R. D., Ryan, P. B., Norén, G. N., Schuemie, M. J., Reich, C., Duke, J., Tatonetti, N. P., Trifirò, G., Harpaz, R., Overhage, J. M., Hartzema, A. G., Khayter, M., Voss, E. A., Lambert, C. G., Huser, V., & Dumontier, M. (2014). Bridging islands of information to establish an integrated knowledge base of drugs and health outcomes of interest. *Drug Safety*, *37*(8), 557–567. https://doi.org/10.1007/s40264-014-0189-0.

Chang, D., Hong, W. S., & Taylor, R. A. (2020). Generating contextual embeddings for emergency department chief complaints. *JAMIA Open*, *3*(2), 160–166. https://doi.org/10.1093/jamiaopen/ooaa022.

Chapman, W. W., Christensen, L. M., Wagner, M. M., Haug, P. J., Ivanov, O., Dowling, J. N., & Olszewski, R. T. (2005). Classifying free-text triage chief complaints into syndromic categories with natural language processing. *Artificial Intelligence in Medicine*, *33*(1), 31–40. https://doi.org/10.1016/j.artmed.2004.04.001.

Cheng, L. T. E., Zheng, J., Savova, G. K., & Erickson, B. J. (2010). Discerning tumor status from unstructured MRI reports — completeness of information in existing reports and utility of automated natural language processing. *Journal of Digital Imaging*, *23*(2), 119–132. https://doi.org/10.1007/s10278-009-9215-7.

Christodouleas, J. P., Anderson, N., Gabriel, P., Greene, R., Hahn, C., Kessler, S., Mayo, C. S., McNutt, T., Shulman, L. N., Smith, B. D., West, J., & Williamson, T. (2020). A multidisciplinary consensus recommendation on a synoptic radiation treatment summary: A commission on cancer workgroup report. *Practical Radiation Oncology*, *10*(6), 389–401. https://doi.org/10.1016/j.prro.2020.01.002.

Chung, A. E., Shoenbill, K., Mitchell, S. A., Dueck, A. C., Schrag, D., Bruner, D. W., Minasian, L. M., St. Germain, D., O'Mara, A. M., Baumgartner, P., Rogak, L. J., Abernethy, A. P., Griffin, A. C., & Basch, E. M. (2019). Patient free text reporting of symptomatic adverse events in cancer clinical research using the National Cancer Institute's Patient-Reported Outcomes version of the Common Terminology Criteria for Adverse Events (PRO-CTCAE). *Journal of the American Medical Informatics Association : JAMIA*, *26*(4), 276–285. https://doi.org/10.1093/jamia/ocy169.

Chung, J., Gulcehre, C., Cho, K., & Bengio, Y. (2014). Empirical evaluation of gated recurrent neural networks on sequence modeling. *ArXiv:1412.3555 [Cs]*. http://arxiv.org/abs/1412.3555.

Danforth, K. N., Early, M. I., Ngan, S., Kosco, A. E., Zheng, C., & Gould, M. K. (2012). Automated identification of patients with pulmonary nodules in an integrated health system using administrative health plan data, radiology reports, and natural language processing. *Journal of Thoracic Oncology: Official Publication of the International Association for the Study of Lung Cancer*, *7*(8), 1257–1262. https://doi.org/10.1097/JTO.0b013e31825bd9f5.

D'Avolio, L. W., Nguyen, T. M., Farwell, W. R., Chen, Y., Fitzmeyer, F., Harris, O. M., & Fiore, L. D. (2010). Evaluation of a generalizable approach to clinical information retrieval using the Automated Retrieval Console (ARC). *Journal of the American Medical Informatics Association: JAMIA*, *17*(4), 375–382. https://doi.org/10.1136/jamia.2009.001412.

Demner-Fushman, D. & Lin, J. (2007). Answering clinical questions with knowledge-based and statistical techniques. *Computational Linguistics*, *33*(1), 63–103. https://doi.org/10.1162/coli.2007.33.1.63.

Devlin, J., Chang, M.-W., Lee, K., & Toutanova, K. (2019). BERT: Pre-training of deep bidirectional transformers for language understanding. *ArXiv:1810.04805 [Cs]*. http://arxiv.org/abs/1810.04805.

Duke, J. D. & Friedlin, J. (2010). ADESSA: A real-time decision support service for delivery of semantically coded adverse drug event data. *AMIA ... Annual Symposium Proceedings. AMIA Symposium*, *2010*, 177–181.

Fairchild, A. T., Tanksley, J. P., Tenenbaum, J. D., Palta, M., & Hong, J. C. (2020). Interrater reliability in toxicity identification: Limitations of current standards. *International Journal of Radiation Oncology*Biology*Physics*, 107(5), 996–1000. https://doi.org/10.1016/j.ijrobp.2020.04.040.

Friedlin, J., Overhage, M., Al-Haddad, M. A., Waters, J. A., Aguilar-Saavedra, J. J. R., Kesterson, J., & Schmidt, M. (2010). Comparing methods for identifying pancreatic cancer patients using electronic data sources. *AMIA Annual Symposium Proceedings*, 2010, 237–241.

Friedman, C., Shagina, L., Lussier, Y., & Hripcsak, G. (2004). Automated encoding of clinical documents based on natural language processing. *Journal of the American Medical Informatics Association*, 11(5), 392–402. https://doi.org/10.1197/jamia.M1552.

Garla, V., Taylor, C., & Brandt, C. (2013). Semi-supervised clinical text classification with Laplacian SVMs: An application to cancer case management. *Journal of Biomedical Informatics*, 46(5), 869–875. https://doi.org/10.1016/j.jbi.2013.06.014.

Grewal, A. S. & Berman, A. T. (2019). Patient-centered outcomes in radiation oncology. *Hematology/Oncology Clinics of North America*, 33(6), 1105–1116. https://doi.org/10.1016/j.hoc.2019.08.012.

Hayman, J. A., Dekker, A., Feng, M., Keole, S. R., McNutt, T. R., Machtay, M., Martin, N. E., Mayo, C. S., Pawlicki, T., Smith, B. D., Kudner, R., Dawes, S., & Yu, J. B. (2019). Minimum data elements for radiation oncology: An American Society for radiation oncology consensus paper. *Practical Radiation Oncology*, 9(6), 395–401. https://doi.org/10.1016/j.prro.2019.07.017.

Hong, J. C., Eclov, N. C. W., Dalal, N. H., Thomas, S. M., Stephens, S. J., Malicki, M., Shields, S., Cobb, A., Mowery, Y. M., Niedzwiecki, D., Tenenbaum, J. D., & Palta, M. (2020). System for High-Intensity Evaluation During Radiation Therapy (SHIELD-RT): A prospective randomized study of machine learning–directed clinical evaluations during radiation and chemoradiation. *Journal of Clinical Oncology*, 38(31), 3652–3661. https://doi.org/10.1200/JCO.20.01688.

Hong, J. C., Fairchild, A. T., Tanksley, J. P., Palta, M., & Tenenbaum, J. D. (2020). Natural language processing for abstraction of cancer treatment toxicities: Accuracy versus human experts. *JAMIA Open*, 3(4), 513–517. https://doi.org/10.1093/jamiaopen/ooaa064.

Hong, J. C., Niedzwiecki, D., Palta, M., & Tenenbaum, J. D. (2018). Predicting emergency visits and hospital admissions during radiation and chemoradiation: An internally validated pretreatment machine learning algorithm. *JCO Clinical Cancer Informatics*, 2, 1–11. https://doi.org/10.1200/CCI.18.00037.

Hong, J., Davoudi, A., Yu, S., & Mowery, D. L. (2020). Annotation and extraction of age and temporally-related events from clinical histories. *BMC Medical Informatics and Decision Making*, 20(suppl 11), 338. https://doi.org/10.1186/s12911-020-01333-5.

Hripcsak, G., Austin, J. H. M., Alderson, P. O., & Friedman, C. (2002). Use of natural language processing to translate clinical information from a database of 889,921 chest radiographic reports. *Radiology*, 224(1), 157–163. https://doi.org/10.1148/radiol.2241011118.

Hripcsak, G., Friedman, C., Alderson, P. O., DuMouchel, W., Johnson, S. B., & Clayton, P. D. (1995). Unlocking clinical data from narrative reports: A study of natural language processing. *Annals of Internal Medicine*, 122(9), 681–688. https://doi.org/10.7326/0003-4819-122-9-199505010-00007.

Huang, X., Lin, J., & Demner-Fushman, D. (2006). Evaluation of PICO as a knowledge representation for clinical questions. *AMIA ... Annual Symposium Proceedings. AMIA Symposium*, 359–363.

Jacobs, C. D., Carpenter, D. J., Hong, J. C., Havrilesky, L. J., Sosa, J. A., & Chino, J. P. (2019). Radiation records in the national cancer database: Variations in coding and/or practice can significantly alter survival results. *JCO Clinical Cancer Informatics*, 3, 1–9. https://doi.org/10.1200/CCI.18.00118.

Jairam, V., Lee, V., Park, H. S., Thomas, C. R., Melnick, E. R., Gross, C. P., Presley, C. J., Adelson, K. B., & Yu, J. B. (2019). Treatment-related complications of systemic therapy and radiotherapy. *JAMA Oncology*, 5(7), 1028. https://doi.org/10.1001/jamaoncol.2019.0086.

Kang, T., Zhang, S., Tang, Y., Hruby, G. W., Rusanov, A., Elhadad, N., & Weng, C. (2017). EliIE: An open-source information extraction system for clinical trial eligibility criteria. *Journal of the American Medical Informatics Association*, 24(6), 1062–1071. https://doi.org/10.1093/jamia/ocx019.

Kehl, K. L., Xu, W., Lepisto, E., Elmarakeby, H., Hassett, M. J., Van Allen, E. M., Johnson, B. E., & Schrag, D. (2020). Natural language processing to ascertain cancer outcomes from medical oncologist notes. *JCO Clinical Cancer Informatics*, *4*, 680–690. https://doi.org/10.1200/CCI.20.00020.

Kim, B. J., Merchant, M., Zheng, C., Thomas, A. A., Contreras, R., Jacobsen, S. J., & Chien, G. W. (2014). A natural language processing program effectively extracts key pathologic findings from radical prostatectomy reports. *Journal of Endourology*, *28*(12), 1474–1478. https://doi.org/10.1089/end.2014.0221.

Koehn, P. (2009). *Statistical Machine Translation*. New York: Cambridge University Press.

Lee, J., Song, H.-J., Yoon, E., Park, S.-B., Park, S.-H., Seo, J.-W., Park, P., & Choi, J. (2018). Automated extraction of Biomarker information from pathology reports. *BMC Medical Informatics and Decision Making*, *18*(1), 29. https://doi.org/10.1186/s12911-018-0609-7.

Lee, J., Yoon, W., Kim, S., Kim, D., Kim, S., So, C. H., & Kang, J. (2019). BioBERT: A pre-trained biomedical language representation model for biomedical text mining. *Bioinformatics*, *36*(4), 1234–1240, btz682. https://doi.org/10.1093/bioinformatics/btz682.

Leyh-Bannurah, S.-R., Tian, Z., Karakiewicz, P. I., Wolffgang, U., Sauter, G., Fisch, M., Pehrke, D., Huland, H., Graefen, M., & Budäus, L. (2018). Deep learning for natural language processing in urology: State-of-the-art automated extraction of detailed pathologic prostate cancer data from narratively written electronic health records. *JCO Clinical Cancer Informatics*, *2*, 1–9. https://doi.org/10.1200/CCI.18.00080.

Li, Y., Salmasian, H., Vilar, S., Chase, H., Friedman, C., & Wei, Y. (2014). A method for controlling complex confounding effects in the detection of adverse drug reactions using electronic health records. *Journal of the American Medical Informatics Association: JAMIA*, *21*(2), 308–314. https://doi.org/10.1136/amiajnl-2013-001718.

Ling, A. Y., Kurian, A. W., Caswell-Jin, J. L., Sledge, G. W., Jr, Shah, N. H., & Tamang, S. R. (2019). Using natural language processing to construct a metastatic breast cancer cohort from linked cancer registry and electronic medical records data. *JAMIA Open*, *2*(4), 528–537. https://doi.org/10.1093/jamiaopen/ooz040.

Marafino, B. J., Park, M., Davies, J. M., Thombley, R., Luft, H. S., Sing, D. C., Kazi, D. S., DeJong, C., Boscardin, W. J., Dean, M. L., & Dudley, R. A. (2018). Validation of prediction models for critical care outcomes using natural language processing of electronic health record data. *JAMA Network Open*, *1*(8), e185097. https://doi.org/10.1001/jamanetworkopen.2018.5097.

Mayo, C., Moran, J., Bosch, W., Xiao, Y., McNutt, T., Popple, R., Michalski, J., Feng, M., Marks, L., Fuller, C., Yorke, E., Palta, J., Gabriel, P., Molineu, A., Matuszak, M., Covington, E., Masi, K., Richardson, S., Ritter, T., & Yock, T. (2017). AAPM TG-263: Standardizing nomenclatures in radiation oncology. *International Journal of Radiation Oncology *Biology *Physics*, *100*(4), 1057–1066. https://doi.org/10.1016/j.ijrobp.2017.12.013.

Michalopoulos, G., Wang, Y., Kaka, H., Chen, H., & Wong, A. (2021). UmlsBERT: Clinical domain knowledge augmentation of contextual embeddings using the unified medical language system metathesaurus. *Proceedings of the 2021 Conference of the North American Chapter of the Association for Computational Linguistics: Human Language Technologies*, pp. 1744–1753. https://doi.org/10.18653/v1/2021.naacl-main.139.

New Registry Launched to Track and Improve the Quality of Cancer Care Delivered in the U.S. — American Society for Radiation Oncology (ASTRO) — American Society for Radiation Oncology (ASTRO). (2018). ASTRO. https://www.astro.org/News-and-Publications/News-and-Media-Center/News-Releases/2018/New-registry-launched-to-track-and-improve-the-qua.

Nye, B., Jessy Li, J., Patel, R., Yang, Y., Marshall, I. J., Nenkova, A., & Wallace, B. C. (2018). A corpus with multi-level annotations of patients, interventions and outcomes to support language processing for medical literature. *Proceedings of the Conference. Association for Computational Linguistics. Meeting*, *2018*, 197–207.

Okpor, M. D. (2014). Machine translation approaches: Issues and challenges. *Undefined*. https://www.semanticscholar.org/paper/Machine-Translation-Approaches%3A-Issues-and-Okpor/488bf38420814f742c54f3d1cd2c29a5974698b8.

Oliwa, T., Maron, S. B., Chase, L. M., Lomnicki, S., Catenacci, D. V. T., Furner, B., & Volchenboum, S. L. (2019). Obtaining knowledge in pathology reports through a natural language processing approach with classification, named-entity recognition, and relation-extraction heuristics. *JCO Clinical Cancer Informatics*, *3*, 1–8. https://doi.org/10.1200/CCI.19.00008.

Peabody, J. W., Luck, J., Jain, S., Bertenthal, D., & Glassman, P. (2004). Assessing the accuracy of administrative data in health information systems. *Medical Care*, *42*(11), 1066–1072. https://doi.org/10.1097/00005650-200411000-00005.

PICO Extraction. (n.d.). June 28, 2021. https://ebm-nlp.herokuapp.com/.

Ping, X.-O., Tseng, Y.-J., Chung, Y., Wu, Y.-L., Hsu, C.-W., Yang, P.-M., Huang, G.-T., Lai, F., & Liang, J.-D. (2013). Information extraction for tracking liver cancer patients' statuses: From mixture of clinical narrative report types. *Telemedicine and E-Health*, *19*(9), 704–710. https://doi.org/10.1089/tmj.2012.0241.

Sager, N., Friedman, C., & Lyman, M. S. (1987). *Medical Language Processing: Computer Management of Narrative Data*. Boston: Addison-Wesley Publishing Company.

Savova, G. K., Tseytlin, E., Finan, S., Castine, M., Miller, T., Medvedeva, O., Harris, D., Hochheiser, H., Lin, C., Chavan, G., & Jacobson, R. S. (2017). DeepPhe: A natural language processing system for extracting cancer phenotypes from clinical records. *Cancer Research*, *77*(21), e115–e118. https://doi.org/10.1158/0008-5472.CAN-17-0615.

Soysal, E., Warner, J. L., Denny, J. C., & Xu, H. (2017). Identifying metastases-related information from pathology reports of lung cancer patients. *AMIA Summits on Translational Science Proceedings*, *2017*, 268–277.

Spasić, I., Livsey, J., Keane, J. A., & Nenadić, G. (2014). Text mining of cancer-related information: Review of current status and future directions. *International Journal of Medical Informatics*, *83*(9), 605–623. https://doi.org/10.1016/j.ijmedinf.2014.06.009.

Syed, K., Sleeman IV, W., Ivey, K., Hagan, M., Palta, J., Kapoor, R., & Ghosh, P. (2020). Integrated natural language processing and machine learning models for standardizing radiotherapy structure names. *Healthcare*, *8*(2), 120. https://doi.org/10.3390/healthcare8020120.

Threlfall, T., Wittorff, J., Boutdara, P., Heyworth, J., Katris, P., Sheiner, H., & Fritschi, L. (2005). Collection of population-based cancer staging information in Western Australia — a feasibility study. *Population Health Metrics*, *3*, 9. https://doi.org/10.1186/1478-7954-3-9.

Tsui, F.-C., Espino, J. U., Dato, V. M., Gesteland, P. H., Hutman, J., & Wagner, M. M. (2003). Technical description of RODS: A real-time public health surveillance system. *Journal of the American Medical Informatics Association*, *10*(5), 399–408. https://doi.org/10.1197/jamia.M1345.

Tu, S. W., Peleg, M., Carini, S., Bobak, M., Ross, J., Rubin, D., & Sim, I. (2011). A practical method for transforming free-text eligibility criteria into computable criteria. *Journal of Biomedical Informatics*, *44*(2), 239–250. https://doi.org/10.1016/j.jbi.2010.09.007.

Waddle, M. R., Chen, R. C., Arastu, N. H., Green, R. L., Jackson, M., Qaqish, B. F., Camporeale, J., Collichio, F. A., & Marks, L. B. (2015). Unanticipated hospital admissions during or soon after radiation therapy: Incidence and predictive factors. *Practical Radiation Oncology*, *5*(3), e245–e253. https://doi.org/10.1016/j.prro.2014.08.004.

Walker, G., Soysal, E., & Xu, H. (2019). Development of a natural language processing tool to extract radiation treatment sites. *Cureus*, *11*(10), e6010. https://doi.org/10.7759/cureus.6010.

Wang, J., Deng, H., Liu, B., Hu, A., Liang, J., Fan, L., Zheng, X., Wang, T., & Lei, J. (2020). Systematic evaluation of research progress on natural language processing in medicine over the past 20 years: Bibliometric study on PubMed. *Journal of Medical Internet Research*, *22*(1), e16816. https://doi.org/10.2196/16816.

Weng, C., Tu, S. W., Sim, I., & Richesson, R. (2010). Formal representation of eligibility criteria: A literature review. *Journal of Biomedical Informatics*, *43*(3), 451–467. https://doi.org/10.1016/j.jbi.2009.12.004.

Wong, W.-K., Moore, A., Cooper, G., & Wagner, M. (2002). Rule-based anomaly pattern detection for detecting disease outbreaks. *Eighteenth National Conference on Artificial Intelligence*, 217–223.

Yim, W., Yetisgen, M., Harris, W. P., & Kwan, S. W. (2016). Natural language processing in oncology: A review. *JAMA Oncology*, 2(6), 797–804. https://doi.org/10.1001/jamaoncol.2016.0213.

Yin, Z., Harrell, M., Warner, J. L., Chen, Q., Fabbri, D., & Malin, B. A. (2018). The therapy is making me sick: How online portal communications between breast cancer patients and physicians indicate medication discontinuation. *Journal of the American Medical Informatics Association : JAMIA*, 25(11), 1444–1451. https://doi.org/10.1093/jamia/ocy118.

Yuan, C., Ryan, P. B., Ta, C., Guo, Y., Li, Z., Hardin, J., Makadia, R., Jin, P., Shang, N., Kang, T., & Weng, C. (2019). Criteria2Query: A natural language interface to clinical databases for cohort definition. *Journal of the American Medical Informatics Association*, 26(4), 294–305. https://doi.org/10.1093/jamia/ocy178.

Zhang, X., Kim, J., Patzer, R. E., Pitts, S. R., Patzer, A., & Schrager, J. D. (2017). Prediction of emergency department hospital admission based on natural language processing and neural networks. *Methods of Information in Medicine*, 56(5), 377–389. https://doi.org/10.3414/ME17-01-0024.

Zhu, V. J., Lenert, L. A., Bunnell, B. E., Obeid, J. S., Jefferson, M., & Halbert, C. H. (2019). Automatically identifying social isolation from clinical narratives for patients with prostate Cancer. *BMC Medical Informatics and Decision Making*, 19(1), 43. https://doi.org/10.1186/s12911-019-0795-y.

第四篇

AI应用

第 9 章
基于先验知识的放射治疗计划设计：高效可靠的自动化计划设计技术

Dalong Pang

摘要

　　基于先验知识的放射治疗计划设计（Knowledge-Based Treatment Planning，KBP）是利用数据库中收集的人工治疗计划设计信息和先验知识来自动生成治疗计划。通过对解剖特征的分类，例如靶区和危及器官（organs at risk，OAR），以及二者的空间相对位置，KBP方法从数据库中选择具有类似解剖结构特征的患者的临床计划计算的剂量体积直方图（dose volume histogram，DVH）参数，作为新患者DVH的目标。该方法消除了传统治疗计划设计优化中的试错过程，减少了计划制定时间，提高了计划质量稳定性。选择、比较、提取数据和优化方案的过程可以通过脚本自动化完成，只需几分钟即可生成高质量的放射治疗计划，而不是通常需要几小时甚至几天的时间。本章详细介绍了KBP方法，及一些代表性案例，并讨论了其在放射治疗中的实用性和未来发展方向。

1 概述

　　放射治疗是一个多步骤、流程化的工作过程，通常遵循以下三个步骤：（1）制定处方，（2）治疗计划设计，以及（3）治疗计划实施（Khan等，2021）。虽然每

Department of Radiation Medicine, Georgetown University Medical Center, Washington, DC 20007, USA

个步骤都很重要，但制定高质量治疗计划的能力可以说是满足处方治疗要求中最具技术挑战性的。针对各种复杂情况制定出高质量治疗计划的技能需要多年培训和实践，并且通常仅限于特定治疗方式（Bentel，1996；Xia等，2018）。因此，即使在同一放射治疗机构内，由于治疗计划设计人员经验程度不同，治疗计划质量也存在很大差异（Kubo等，2019；Nelms等，2012）。这种差异限制了运营效率，对治疗计划质量的标准化提出了挑战，并阻碍了标准化治疗方案的采用。此外，从财务和运营角度来看，需要大量资源来培训没有经验或经验有限的工作人员，以达到合理的计划设计能力水平。在过去几十年中，这是大多数放射治疗中心面临的现实情况（Babashov等，2017，Das等，2009）。

传统方法中，治疗计划设计是一个迭代过程，需要多轮试错。计划设计者基于一组初始优化参数，开始生成剂量分布，在大多数情况下临床上并不理想。然后，计划设计者将修改优化参数开始另外一轮优化，以改善剂量分布。这个过程需要重复多次，直到剂量分布满足临床目标。在此过程中，计划设计者的经验对于治疗计划设计的最终结果以及实现该结果所需时间和精力起着非常重要的作用。随着治疗技术变得更加复杂，要实现所需的剂量分布，对计划设计者技能的要求也变得更加严格（Gardner等，2019）。因此，缩短学习时间曲线，生成更加一致和统一的质量计划，并提高运营效率变得越来越重要。

在过去十年中，放射物理学家和其他科学家正全力以赴实现上述愿望，使治疗计划设计过程减少对设计者的依赖，并提高自动化程度。这些方法通常可分为以下几类：（1）基于先验知识的计划设计（Alpuche Aviles等，2018；Appenzoller等，2012；Babier等，2018；Boutilier等，2016；Cagni等，2017；Chang等，2016）；（2）基于协议的计划自动迭代优化（Chanyavanich等，2011；Chatterjee等，2017，2020；Chin Snyder等，2016；Cooper等，2016；Cornell等，2020）；（3）多准则计划优化（Buschmann等，2016；Craft等，2012；Zhang等，2019，2020）；（4）基于人工智能治疗计划设计（Chen等，2019；Ghandour等，2015；Kierkels等，2015；Liu等，2019；Young等，2016）。在本章中，作者将重点讨论基于先验知识的治疗计划设计。

2   基于先验知识（KBP）的治疗计划设计

KBP可以描述为所有利用治疗计划数据库中收集的知识、数据和经验，来预测具有类似解剖特征的新患者可达到的剂量分布，或获得更好的初始优化参数组，以减少优化试错次数的方法。基于数据库的方法和基于模型的方法都可能包含在KBP的领域中（Alpuche Aviles等，2018；Appenzoller等，2012；Babier等，2018；Boutilier等，2016；Cagni等，2017；Chang等，2016；Gardner等，2019）。在基于数据库的方法中，可以根据新患者与数据库中患者之间最接近的解剖特征进行匹配，从数据库中推导出一组更好的初始优化参数，以减少优化次数；而基于模型的KBP则利用特定解剖部位的解剖学和几何特征来构建DVH模型，该模型可以为具有与数据库中相似解剖学特征的新患者预测出可实现的DVH范围（Faught等，2018；Fogliata等，2014）。在以下部分中，作者将描述基于数据库和基于模型的方法来生成治疗计划设计并讨论其临床应用。

2.1　基于库的方法

KBP的核心是一个建立大量患者给定解剖部位的既往计划数据库。虽然没有研究具体说明建立数据库所需的计划数量，但已知的最小的数据库使用了40位患者的计划（Hussein等，2016）。该计划应遵循标准化计划协议，并对所有感兴趣的解剖结构进行统一命名。例如，在头颈部肿瘤中，可能有PTV1、PTV2和PTV3用于同步推量放射（SIB）治疗技术，剂量为70、63和58.1 Gy，以及相当多的OARs被统一命名（Wang等，2019；Wu等，2012）。当然，不同计划之间的质量也会存在差异，其程度取决于计划设计者的经验和能力。数据应包括PTV和OAR体积大小及每位患者对应的DVH值，最重要的是，还要包括可以量化PTV和OAR之间解剖结构的一个或一组参数，用于确定患者之间的解剖相似性，特别是确定需要生成计划的新患者与数据库中已存在患者之间的相似性。

2.2　重叠体积直方图（OVH）

虽然文献中报道了一些用于评估解剖相似性的几何参数，包括OVH、到靶区距离的直方图（DTH）和OAR到PTV的距离，但作者在此仅讨论使用最广泛的OVH相似性参数数据库进行已存患者和新患者之间的评估。OVH是一个几何参数，描述OAR与PTV的相对方向和接近程度。这是一个一维、无单位参数，描述当PTV体积以预定义增量扩大或收缩时，PTV和OAR之间重叠体积百分比如何变化。随着该过程推进，构建与重叠体积和扩大/收缩距离相关的直方图，直到扩大的PTV完全重叠OAR或者收缩的PTV完全与OAR分离。图1显示了OVH曲线的一个示例（Wu等，2009）。

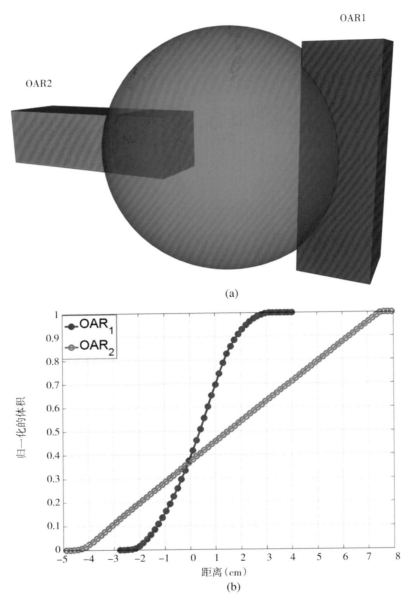

(a)

(b)

图1   一个人工创建的 PTV（计划靶区）和两个人工创建的 OAR（危及器官）之间 OVH 构建示例。
这两个 OAR 具有相同体积，但相对于 PTV 的方向不同。

对应于OAR1和OAR2的两条曲线展示了重叠体积如何随PTV的扩大或收缩而变
化。在给定扩展距离r下，OVH值越小，意味着PTV和OAR之间的距离越近。在此要
注意，距离r不应为笛卡尔坐标系中描述两个对象两点之间的可视化距离，而是体积
重叠效应的间接度量。OVH直方图是为每个OAR和PTV排列构建的，并保存在数据库

中。可以预测，在给定的扩展距离下，较小OVH值将导致较大DVH值。

2.3 OVH和DVH之间的相关性

放射治疗计划设计优化的目标是创建肿瘤剂量最大化和OAR剂量最小化的治疗计划。理想的计划是只给肿瘤剂量而完全不给OAR剂量，显然，这在现实情况下不可能实现。在临床实践中，理想剂量分布也许可以描述为处方剂量等剂量面与靶区边界的形状完全匹配，而其他等剂量面只是靶区边界的扩张或收缩，靶区和OAR之间具有陡峭的剂量梯度（Wu等，2011）。实现这种结果的能力在很大程度上取决于OAR的大小、位置和相对方向。作为此类参数配置的描述符号，OVH描述了这类参数的配置，对于给定参数OVH可以预测出潜在可能实现的DVH。对于给定的在扩展距离r处，PTV和OAR之间的百分比重叠体积v，实现v的r越大，OAR在v处的DVH越小。因此，对于两个相对于PTV的OAR来说，那个需要更大r来产生相同v的OAR将在该体积v下具有更低的DVH，更容易控制剂量。基于这种相关性，OVH可用于在数据库中选择OVH值与新患者相似的患者。在具有相似OVH的患者组中，可选择DVH最低的方案作为新患者放疗计划的优化目标（Wu等，2012、2013）。在下一节中，作者将给出选择过程的介绍。

2.4 为新患者选择DVH值作为优化目标

现在已经用每个患者的PTV构建了一个数据库，OAR轮廓也已经勾画过了，与计划相关的DVH值也获取了，我们就可以使用OVH在数据库中选择最佳计划，其中的DVH值作为实现新患者治疗计划或进一步改进的优化目标。

该过程可以概述为以下步骤：（1）计算新患者每对PTV/OAR的OVH；（2）在数据库中搜索具有相似OVH值的患者子集；（3）选择子集中DVH值最小的计划，并将其DVH值设为新患者的DVH目标。

这样的流程可以显著提高计划设计效率，在一定程度上保证了计划设计质量。它不仅消除了在生成可接受计划优化过程中低效的试错过程，也确保了在优化中选择最高质量的计划。可想而知，KBP的应用将大大减少计划设计时间，并创建出一致性更高、质量更好的计划。在下一节中，我们将选择一些已发表的研究来说明其应用，并总结有关该主题的现有文献。

3   KBP的应用

文献中已经报道了许多关于KBP应用的研究。KBP已应用于需要逆向计划设计和优化的临床场景，并且治疗方案已通过统一的结构命名进行标准化，包括头颈部肿瘤、前列腺癌、妇科肿瘤、乳腺癌和胃肠道肿瘤。

3.1   KBP在头颈肿瘤放疗计划设计中的作用

由于许多类型的头颈肿瘤很可能累及颈部淋巴结，因此PTV经常需要扩大体积至双侧颈部，并且需要给予不同的治疗剂量（Orlandi等，2010）。此外，该区域还有大量的OAR与PTV毗邻。因此，头颈肿瘤计划设计通常是最复杂且最具挑战性的，需要高水平的专家来制定高质量计划。因此，放疗计划自动化优化最常追求的是尽量减少对计划设计者个人技能的依赖。

Wu等（2009，2011，2012，2013，2014，2017）是最早开发基于KBP进行头颈部肿瘤治疗计划设计方法的研究者之一。他们开发了本章前几节中描述的OVH参数，用于量化患者解剖结构的相似性，以检索数据库中合适的DVH参数作为新患者计划的设计目标。在一项研究中，他们建立了一个包含91个头颈部肿瘤患者计划的数据库，并应用KBP方法生成计划与临床计划进行比较，结果表明，KBP计划在PTV覆盖范围方面并不逊色，但脊髓、脑干和腮腺的剂量显著降低。此外，用KBP的计划制定时间要短很多（Wu等，2012）。

除了Wu等的研究外，还有其他研究人员也进行了KBP在头颈部肿瘤中应用的类似研究。Lian等（2013）和Yuan等（2014）采取了不同的方法，没有直接根据解剖相似性从数据库中检索计划，而是使用数据库中的计划创建模型来预测新患者DVH值。他们使用的解剖特征是OAR和PTV之间的靶区距离直方图。模型预测的OAR剂量指数平均值与临床计划之间的误差在2.1%以内。

3.2   基于KBP的前列腺癌放疗计划设计

在前列腺癌治疗计划设计中，也广泛应用了KBP。Appenzoller等（2012）使用OAR到PTV表面的最小距离作为评估依据，预测直肠和膀胱可达到的DVH值。Good等（2013）使用每个射束角度的BEV总投影作为量化解剖相似性的指标，以从数据库中检索计划DVH值来预测新患者的DVH值。其KBP计划在大多数病例中具有更均匀的剂量分布，PTV和统计数据显示三个OAR的剂量都较低，但在约6%的病例中，KBP计划的DVH结果比数据库计划要差。Sheng等（2015）应用了另外一种解剖指标，即每个OAR到PTV的百分比距离以及精囊前后轴向形成的凹角，来检索新患者DVH值。

3.3 KBP在肺癌、乳腺癌和胃肠道肿瘤放疗计划设计中的应用

文献报道了肺部和乳腺以及其他多个部位肿瘤治疗计划设计中的KBP应用（ChinSnyder等，2016；Cornell等，2020；Delaney等，2017；Hoffmann等，2021；Kavanaugh等，2019；Rago等，2021；VantHof等，2019）。在所有情况下，KBP生成的计划要么优于临床计划，要么不相上下。

如前所述，KBP应用并不限于特定部位。逆向计划和优化是唯一要求。现已有关于针对直肠、骨盆和肝脏等部位肿瘤的基于KBP自动计划设计的研究的报道（Celik等，2021；Hussein等，2016；Sheng等，2019；Wu等，2016；Wu等，2016；张等，2018）。

3.4 基于KBP的计划设计在跨机构中的应用

除了在同一机构内评估，Wu等进一步将KBP方法应用于跨机构研究，以证明KBP的可转移性和质量一致性（Wu等，2017）。他们扩展了从IMRT计划数据库生成VMAT计划的方法（Wu等，2013），从而使KBP方法适用于不同治疗技术。这项技术已在Varian的RapidPlan中实现了商业化。

3.5 KBP在多模态治疗方式的应用

尽管大多数KBP研究集中于基于直线加速器的放射治疗技术上，但Wu等将KBP方法扩展到了Cyberknife治疗计划设计（Wu等，2014）。他们建立了一个包含400位患者临床计划的数据库，并进行了回顾性和前瞻性的KBP计划生成。结果表明，几乎所有的KBP计划至少与数据库中的最佳质量计划一样，证明了KBP技术适用于为其他治疗方式生成高质量计划的效能。

4 结论

通过上述讨论可以看出，基于个人经验和试错法的传统治疗计划设计流程正在逐渐被自动化治疗计划设计所取代。基于先验知识的治疗计划设计只是众多自动化计划技术中的一种。自动化计划设计技术在放射治疗领域的逐步广泛应用无疑将显著提高计划设计的效率和质量。

参考文献

Alpuche Aviles, J. E., Cordero Marcos, M. I., Sasaki, D., Sutherland, K., Kane, B., & Kuusela, E. (2018). Creation of knowledge-based planning models intended for large scale distribution: Minimizing the effect of outlier plans. *Journal of Applied Clinical Medical Physics*, *19*(3), 215–226.

Appenzoller, L. M., Michalski, J. M., Thorstad, W. L., Mutic, S., & Moore, K. L. (2012). Predicting dose-volume histograms for organs-at-risk in IMRT planning. *Medical Physics*, *39*(12), 7446–7461.

Babashov, V., Aivas, I., Begen, M., Cao, J., Rodrigues, G., D'Souza, D., Lock, M., & Zaric, G. (2017). Reducing patient waiting times for radiation therapy and improving the treatment planning process: A discrete-event simulation model (radiation treatment planning). *Clinical Oncology*, *29*(6), 385–391.

Babier, A., Boutilier, J. J., McNiven, A. L., & Chan, T. C. (2018). Knowledge-based automated planning for oropharyngeal cancer. *Medical Physics*, *45*(7), 2875–2883.

Bentel, G. C. (1996). *Radiation Therapy Planning* (Vol. 162). New York: McGraw-Hill.

Boutilier, J. J., Craig, T., Sharpe, M. B., & Chan, T. C. (2016). Sample size requirements for knowledge-based treatment planning. *Medical Physics*, *43*(3), 1212–1221.

Buschmann, M., Seppenwoolde, Y., Wiezorek, T., Weibert, K., & Georg, D. (2016). Advanced optimization methods for whole pelvic and local prostate external beam therapy. *Physica Medica*, *32*(3), 465–473.

Cagni, E., Botti, A., Micera, R., Galeandro, M., Sghedoni, R., Orlandi, M., Iotti, C., Cozzi, L., & Iori, M. (2017). Knowledge-based treatment planning: An inter-technique and inter-system feasibility study for prostate cancer. *Physica Medica*, *36*, 38–45.

Celik, E., Baues, C., Claus, K., Fogliata, A., Scorsetti, M., Marnitz, S., & Cozzi, L. (2021). Knowledge-based intensity-modulated proton planning for gastroesophageal carcinoma. *Acta Oncologica*, *60*(3), 285–292.

Chang, A. T., Hung, A. W., Cheung, F. W., Lee, M. C., Chan, O. S., Philips, H., Cheng, Y.-T., & Ng, W.-T. (2016). Comparison of planning quality and efficiency between conventional and knowledge-based algorithms in nasopharyngeal cancer patients using intensity modulated radiation therapy. *International Journal of Radiation Oncology* Biology* Physics*, *95*(3), 981–990.

Chanyavanich, V., Das, S. K., Lee, W. R., & Lo, J. Y. (2011). Knowledge-based IMRT treatment planning for prostate cancer. *Medical Physics*, *38*(5), 2515–2522.

Chatterjee, A., Serban, M., Abdulkarim, B., Panet-Raymond, V., Souhami, L., Shenouda, G., Sabri, S., Jean-Claude, B., & Seuntjens, J. (2017). Performance of knowledge-based radiation therapy planning for the glioblastoma disease site. *International Journal of Radiation Oncology* Biology* Physics*, *99*(4), 1021–1028.

Chatterjee, A., Serban, M., Faria, S., Souhami, L., Cury, F., & Seuntjens, J. (2020). Novel knowledge-based treatment planning model for hypofractionated radiotherapy of prostate cancer patients. *Physica Medica*, *69*, 36–43.

Chen, X., Men, K., Li, Y., Yi, J., & Dai, J. (2019). A feasibility study on an automated method to generate patient-specific dose distributions for radiotherapy using deep learning. *Medical Physics*, *46*(1), 56–64.

Chin Snyder, K., Kim, J., Reding, A., Fraser, C., Gordon, J., Ajlouni, M., Movsas, B., & Chetty, I. J. (2016). Development and evaluation of a clinical model for lung cancer patients using stereotactic body radiotherapy (SBRT) within a knowledge-based algorithm for treatment planning. *Journal of Applied Clinical Medical Physics*, *17*(6), 263–275.

Cooper, B. T., Li, X., Shin, S. M., Modrek, A. S., Hsu, H. C., DeWyngaert, J., Jozsef, G., Lymberis, S. C., Goldberg, J. D., & Formenti, S. C. (2016). Preplanning prediction of the left anterior descending artery maximum dose based on patient, dosimetric, and treatment planning parameters. *Advances in Radiation Oncology*, *1*(4), 373–381.

Cornell, M., Kaderka, R., Hild, S. J., Ray, X. J., Murphy, J. D., Atwood, T. F., & Moore, K. L. (2020). Noninferiority study of automated knowledge-based planning versus human-driven optimization across multiple disease sites. *International Journal of Radiation Oncology* Biology* Physics*, *106*(2), 430–439.

Craft, D. L., Hong, T. S., Shih, H. A., & Bortfeld, T. R. (2012). Improved planning time and plan quality through multicriteria optimization for intensity-modulated radiotherapy. *International Journal of Radiation Oncology* Biology* Physics*, *82*(1), e83–e90.

Das, I. J., Moskvin, V., & Johnstone, P. A. (2009). Analysis of treatment planning time among systems and planners for intensity-modulated radiation therapy. *Journal of the American College of Radiology*, *6*(7), 514–517.

Delaney, A. R., Dahele, M., Tol, J. P., Slotman, B. J., & Verbakel, W. F. (2017). Knowledge-based planning for stereotactic radiotherapy of peripheral early-stage lung cancer. *Acta Oncologica*, *56*(3), 490–495.

Faught, A. M., Olsen, L., Schubert, L., Rusthoven, C., Castillo, E., Castillo, R., Zhang, J., Guerrero, T., Miften, M., & Vinogradskiy, Y. (2018). Functional-guided radiotherapy using knowledge-based planning. *Radiotherapy and Oncology*, *129*(3), 494–498.

Fogliata, A., Belosi, F., Clivio, A., Navarria, P., Nicolini, G., Scorsetti, M., Vanetti, E., & Cozzi, L. (2014). On the pre-clinical validation of a commercial model-based optimisation engine: Application to volumetric modulated arc therapy for patients with lung or prostate cancer. *Radiotherapy and Oncology*, *113*(3), 385–391.

Fogliata, A., Reggiori, G., Stravato, A., Lobefalo, F., Franzese, C., Franceschini, D., Tomatis, S., Mancosu, P., Scorsetti, M., & Cozzi, L. (2017). RapidPlan head and neck model: The objectives and possible clinical benefit. *Radiation Oncology*, *12*(1), 1–12.

Gardner, S. J., Kim, J., & Chetty, I. J. (2019). Modern radiation therapy planning and delivery. *Hematology/Oncology Clinics*, *33*(6), 947–962.

Ghandour, S., Matzinger, O., & Pachoud, M. (2015). Volumetric-modulated arc therapy planning using multicriteria optimization for localized prostate cancer. *Journal of Applied Clinical Medical Physics*, *16*(3), 258–269.

Good, D., Lo, J., Lee, W. R., Wu, Q. J., Yin, F.-F., & Das, S. K. (2013). A knowledge-based approach to improving and homogenizing intensity modulated radiation therapy planning quality among treatment centers: An example application to prostate cancer planning. *International Journal of Radiation Oncology* Biology* Physics*, *87*(1), 176–181.

Hoffmann, L., Knap, M., Alber, M., & Møller, D. (2021). Optimal beam angle selection and knowledge-based planning significantly reduces radiotherapy dose to organs at risk for lung cancer patients. *Acta Oncologica*, *60*(3), 293–299.

Hussein, M., South, C. P., Barry, M. A., Adams, E. J., Jordan, T. J., Stewart, A. J., & Nisbet, A. (2016). Clinical validation and benchmarking of knowledge-based IMRT and VMAT treatment planning in pelvic anatomy. *Radiotherapy and Oncology*, *120*(3), 473–479.

Kavanaugh, J. A., Holler, S., DeWees, T. A., Robinson, C. G., Bradley, J. D., Iyengar, P., Higgins, K. A., Mutic, S., & Olsen, L. A. (2019). Multi-institutional validation of a knowledge-based planning model for patients enrolled in RTOG 0617: Implications for plan quality controls in cooperative group trials. *Practical Radiation Oncology*, *9*(2), e218–e227.

Khan, F. M., Sperduto, P. W., & Gibbons, J. P. (2021). *Khan's Treatment Planning in Radiation Oncology*. Philadelphia: Lippincott Williams & Wilkins.

Kierkels, R. G., Visser, R., Bijl, H. P., Langendijk, J. A., van't Veld, A. A., Steenbakkers, R. J., & Korevaar, E. W. (2015). Multicriteria optimization enables less experienced planners to efficiently produce high quality treatment plans in head and neck cancer radiotherapy. *Radiation Oncology*, *10*(1), 1–9.

Kubo, K., Monzen, H., Ishii, K., Tamura, M., Nakasaka, Y., Kusawake, M., Kishimoto, S., Nakahara, R., Matsuda, S., & Nakajima, T. (2019). Inter-planner variation in treatment-plan quality of plans created with a knowledge-based treatment planning system. *Physica Medica*, *67*, 132–140.

Lian, J., Yuan, L., Ge, Y., Chera, B. S., Yoo, D. P., Chang, S., Yin, F., & Wu, Q. J. (2013). Modeling the dosimetry of organ-at-risk in head and neck IMRT planning: An intertechnique and interinstitutional study. *Medical Physics*, *40*(12), 121704.

Liu, Z., Fan, J., Li, M., Yan, H., Hu, Z., Huang, P., Tian, Y., Miao, J., & Dai, J. (2019). A deep learning method for prediction of three-dimensional dose distribution of helical tomotherapy. *Medical Physics*, *46*(5), 1972–1983.

Nelms, B. E., Robinson, G., Markham, J., Velasco, K., Boyd, S., Narayan, S., Wheeler, J., & Sobczak, M. L. (2012). Variation in external beam treatment plan quality: An inter-institutional study of planners and planning systems. *Practical Radiation Oncology*, 2(4), 296–305.

Orlandi, E., Palazzi, M., Pignoli, E., Fallai, C., Giostra, A., & Olmi, P. (2010). Radiobiological basis and clinical results of the Simultaneous Integrated Boost (SIB) in Intensity Modulated Radiotherapy (IMRT) for head and neck cancer: A review. *Critical Reviews in Oncology/Hematology*, 73(2), 111–125.

Rago, M., Placidi, L., Polsoni, M., Rambaldi, G., Cusumano, D., Greco, F., Indovina, L., Menna, S., Placidi, E., & Stimato, G. (2021). Evaluation of a generalized knowledge-based planning performance for VMAT irradiation of breast and locoregional lymph nodes — Internal mammary and/or supraclavicular regions. *PLoS One*, 16(1), e0245305.

Sheng, Y., Li, T., Zhang, Y., Lee, W. R., Yin, F.-F., Ge, Y., & Wu, Q. J. (2015). Atlas-guided prostate intensity modulated radiation therapy (IMRT) planning. *Physics in Medicine & Biology*, 60(18), 7277.

Sheng, Y., Zhang, J., Wang, C., Yin, F.-F., Wu, Q. J., & Ge, Y. (2019). Incorporating case-based reasoning for radiation therapy knowledge modeling: A pelvic case study. *Technology in Cancer Research & Treatment*, 18, 1533033819874788.

Van't Hof, S., Delaney, A. R., Tekatli, H., Twisk, J., Slotman, B. J., Senan, S., Dahele, M., & Verbakel, W. F. (2019). Knowledge-based planning for identifying high-risk stereotactic ablative radiation therapy treatment plans for lung tumors larger than 5 cm. *International Journal of Radiation Oncology* Biology* Physics*, 103(1), 259–267.

Wang, Y., Heijmen, B. J., & Petit, S. F. (2019). Knowledge-based dose prediction models for head and neck cancer are strongly affected by interorgan dependency and dataset inconsistency. *Medical Physics*, 46(2), 934–943.

Wu, B., Kusters, M., Kunze-Busch, M., Dijkema, T., McNutt, T., Sanguineti, G., Bzdusek, K., Dritschilo, A., & Pang, D. (2017). Cross-institutional Knowledge-Based Planning (KBP) implementation and its performance comparison to Auto-Planning Engine (APE). *Radiotherapy and Oncology*, 123(1), 57–62.

Wu, B., McNutt, T., Zahurak, M., Simari, P., Pang, D., Taylor, R., & Sanguineti, G. (2012). Fully automated simultaneous integrated boosted–intensity modulated radiation therapy treatment planning is feasible for head-and-neck cancer: A prospective clinical study. *International Journal of Radiation Oncology* Biology* Physics*, 84(5), e647–e653.

Wu, B., Pang, D., Lei, S., Gatti, J., Tong, M., McNutt, T., Kole, T., Dritschilo, A., & Collins, S. (2014). Improved robotic stereotactic body radiation therapy plan quality and planning efficacy for organ-confined prostate cancer utilizing overlap-volume histogram-driven planning methodology. *Radiotherapy and Oncology*, 112(2), 221–226.

Wu, B., Pang, D., Simari, P., Taylor, R., Sanguineti, G., & McNutt, T. (2013). Using overlap volume histogram and IMRT plan data to guide and automate VMAT planning: A head-and-neck case study. *Medical Physics*, 40(2), 021714.

Wu, B., Ricchetti, F., Sanguineti, G., Kazhdan, M., Simari, P., Chuang, M., Taylor, R., Jacques, R., & McNutt, T. (2009). Patient geometry-driven information retrieval for IMRT treatment plan quality control. *Medical Physics*, 36(12), 5497–5505.

Wu, B., Ricchetti, F., Sanguineti, G., Kazhdan, M., Simari, P., Jacques, R., Taylor, R., & McNutt, T. (2011). Data-driven approach to generating achievable dose–volume histogram objectives in intensity-modulated radiotherapy planning. *International Journal of Radiation Oncology* Biology* Physics*, 79(4), 1241–1247.

Wu, H., Jiang, F., Yue, H., Li, S., & Zhang, Y. (2016). A dosimetric evaluation of knowledge-based VMAT planning with simultaneous integrated boosting for rectal cancer patients. *Journal of Applied Clinical Medical Physics*, 17(6), 78–85.

Xia, P., Godley, A., Shah, C., Videtic, G. M., & Suh, J. (2018). *Strategies for Radiation Therapy Treatment Planning*. New York: Springer Publishing Company.

Young, M. R., Craft, D. L., Colbert, C. M., Remillard, K., Vanbenthuysen, L., & Wang, Y. (2016). Volumetric-modulated arc therapy using multicriteria optimization for body and extremity sarcoma. *Journal of Applied Clinical Medical Physics*, 17(6), 283–291.

Yuan, L., Wu, Q. J., Yin, F. F., Jiang, Y., Yoo, D., & Ge, Y. (2014). Incorporating single-side sparing in models for predicting parotid dose sparing in head and neck IMRT. *Medical Physics*, *41*(2), 021728.

Zhang, J., Ge, Y., Sheng, Y., Wang, C., Zhang, J., Wu, Y., Wu, Q., Yin, F.-F., & Wu, Q. J. (2020). Knowledge-based tradeoff hyperplanes for head and neck treatment planning. *International Journal of Radiation Oncology* Biology* Physics*, *106*(5), 1095–1103.

Zhang, J., Ge, Y., Sheng, Y., Yin, F. F., & Wu, Q. J. (2019). Modeling of multiple planning target volumes for head and neck treatments in knowledge-based treatment planning. *Medical Physics*, *46*(9), 3812–3822.

Zhang, Y., Li, T., Xiao, H., Ji, W., Guo, M., Zeng, Z., & Zhang, J. (2018). A knowledge-based approach to automated planning for hepatocellular carcinoma. *Journal of Applied Clinical Medical Physics*, *19*(1), 50–59.

第 10 章
放射治疗计划设计中的人工智能

Xiaofeng Zhu[*]，Jiajin Fan[*]，Ashish Chawla[*] and Dandan Zheng[†]

摘要

治疗计划设计是肿瘤放射治疗流程中最关键的一步，传统方法中需要大量手工操作、高度训练的专业知识以及训练有素的专家之间的互动。在过去十年中，基于人工智能（AI）算法的自动优化治疗计划领域已经进行了大量研究工作，并取得了卓有成效的进步。这些算法可以分为弱人工智能算法，包括基于先验知识的算法、基于规则的算法和多目标优化探索的算法，以及强人工智能算法。

本章将概述这四类算法，介绍从弱人工智能算法到强人工智能算法的数学基础和技术基础。同时讨论主成分分析、卷积神经网络、生成对抗网络和强化学习等流行方法。此外，在本章中，作者还将回顾这些方法在提高治疗计划设计的效率、一致性和质量方面取得的成就。

1 概述

放射治疗是肿瘤的主要治疗方式之一，超过一半的肿瘤患者需要放射治疗。治疗计划设计是放射治疗流程中一个重要且费力的步骤。在过去几十年中，治疗计划设计变得更加复杂，计划设计者借助统筹学和计算机科学能够设计出高度复杂的放射治疗计划，以最大限度地减少对正常组织的损伤并最大限度地控制肿瘤。类似于应用自动

* Inova Schar Cancer Institute, Falls Church VA, USA
† University of Rochester Medical Center, Rochester NY, USA

化改进许多其他医学领域的一样，人工智能（AI）也被用于放射治疗计划的自动化和改进。除了通过自动化处理劳动密集型的计划优化过程来节省成本外，基于人工智能的放射治疗计划设计还有其他几个主要优势。与手动计划设计相比，改进后的计划生成速度对于要求响应时间短的情况来说非常有必要，例如在线适应性放射治疗和急诊放疗。AI计划设计使得先进的治疗计划专业知识可以广泛传播，提高计划设计质量的一致性，减少医疗水平的差异性。先进的AI具有提供比手动计划设计更高质量的计划的潜力。在本章中，作者将描述人工智能在放射治疗计划设计中的技术基础以及当前的临床应用情况。

放射治疗计划可以通过正向或逆向方式进行优化创建。正向计划通常用于简单的计划任务，计划设计者手动设计射束孔径，生成医生所需剂量的计划。逆向计划通常涉及更复杂的剂量设计过程，根据患者解剖结构勾画轮廓，将医生所需的剂量分布设定为处方剂量和剂量体积约束条件，通过优化以上约束的损失函数逆向生成计划。基于机器的自动计划设计方法可以大致分为两个主要类别，弱人工智能方法和强人工智能方法。弱人工智能方法已经应用于当前的临床软件，强人工智能方法正在广泛研究中，其中一些已应用在最近发布的商业软件中。这两个类别都包含各种数学算法。尽管放射治疗计划的自动优化正在迅速进入强人工智能时代，在本章中，作者也将阐述弱人工智能方法，其为强人工智能方法奠定了基础，并且仍然是当前的临床应用的主导。作者希望用简单的数学知识帮助读者更好地理解更复杂、更新的方法。

2　放射治疗计划设计流程和自动化

图1显示了逆向计划流程，包括手动计划设计过程（A），三个弱人工智能过程，包括自动化规则实施和推理（ARIR，B），基于先验知识的计划设计（KBP，C），多目标优化（MCO，D），以及通用强人工智能过程（E）。

2.1　自动化规则的实施和推理（ARIR）

人工计划设计典型的过程涉及手动设置射束和剂量优化目标，迭代微调目标以获取满足临床要求的计划。医生的要求通过一轮或多轮的计划评估整合到计划设计过程中，具体轮数取决于在计划评估过程中是否提出了更改建议。自动化规则实施和推理（ARIR）算法通过强化编码规则和"if-then"动作来模拟人工过程。最流行的ARIR

算法是应用在Pinnacle治疗计划系统（Philips Radiation Oncology Systems，Fitchburg，Wisconsin）中的Auto-Planning™。使用Auto-Planning™，计划设计者可指定指一个包括基本目标处方和危及器官（OAR）剂量约束目标的计划技术，该技术面向一种治疗类型而不是患者个人的治疗。对于患者个体，Auto-Planning™算法会自动生成辅助计划设计的结构，并模拟人工计划设计者的行为，通过多次迭代微调优化目标。自约十年前问世以来，Auto-Planning™已在许多研究中生成临床可接受的调强放射治疗（IMRT）和容积弧形调强放疗（VMAT）计划，几乎不需要或仅需极少的手动干预，极大减少了计划设计者与治疗计划系统（TPS）之间的交互时间，并提高了计划质量的一致性（Chen 等，2018；Gintz 等，2016；Hansen 等，2016；Hazell 等，2016；Kusters 等，2017；Nawa 等，2017）。

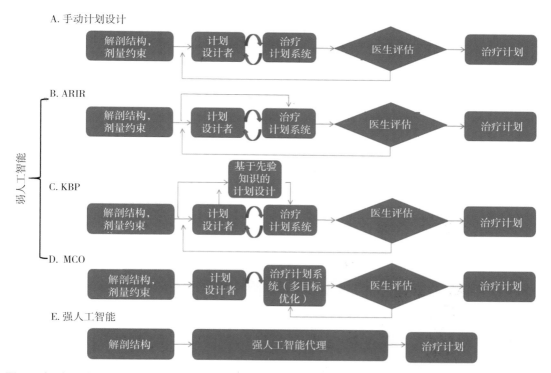

图1　（A）手动计划，（B）ARIR，（C）KBP，（D）MCO 和（E）强人工智能在治疗计划中的流程。AI：人工智能；ARIR：自动化规则实施和推理；KBP：基于先验知识的计划设计；MCO：多目标优化。经许可转载自 Wang 等（2019）。

2.2　基于先验知识的剂量体积直方图（DVH）

基于先验知识的计划设计（KBP）是治疗计划自动设计中最流行的方法之一。其基于回顾既往类似患者的高质量计划，以获取可指导新患者的逆向计划信息，从而减少达到符合标准治疗计划所需的迭代调整次数。在这个方向，早期以使用剂量体积直方图（DVH）预测和逆向优化实现，目前已经商业化。DVH是医生评估治疗计划时使用的一个重要指标。这种评估通常是离散的，只检查每个DVH上的特定点来评估靶区或危及器官剂量限制是否满足临床证据和既往经验中肿瘤控制或正常组织毒性的要求。因此，典型的人工计划优化也是基于这些离散点的目标，因为既往的毒性证据和人类经验通常只是在这些离散点上进行量化评估。基于DVH的KBP方法的出现不仅实现了治疗计划设计过程的自动化，还将优化中的点目标转变为线目标，点目标仍然可以进行类似地应用。这是因为与仅使用离散点的人类专家不同，KBP人工智能可以预测和量化DVH的整体情况。

目前在临床使用中最受欢迎的KBP算法是RapidPlan™，其集成在瓦里安Eclipse TPS（Varian Medical System，Palo Alto，California）中。由于KBP算法使用统计或简单机器学习方法实现基于DVH的预测，训练所需的病例数量适中，通常只有几十例。通过训练这些病例，在建模过程中建立了DVH与靶区/危及器官的解剖/几何特征之间的关系。危及器官和靶区的几何关系由靶区距离直方图（DTH）表示。为了减少模型变量的数量，使用主成分分析（PCA）等方法学习提取DTH和DVH的特征。关于RapidPlan™和类似的内部算法开发和临床应用已经发表了许多研究（Fogliata等，2014，2015；Wu等，2011；Zhu等，2011a）。与Auto-Planning™类似，RapidPlan™也被发现可以极大地提高治疗计划设计的效率和一致性（Berry等，2016b；Kubo等，2017；Rice等，2019；Scaggion等，2018；Schubert等，2017）。由于不需要迭代微调优化目标，RapidPlan™的计划生成速度甚至更快，而两种算法的计划质量相当（Smith等，2019）。

2.3 多目标优化

逆向计划优化的任务在数学上来说是最小化损失函数，该函数是对靶区和正常组织剂量约束进行求导所得的惩罚值的加权之和。在人工计划生成的迭代过程中，计划设计者微调剂量标准及其权重。然而，由于临床因素以及计划设计者与医生之间的沟通和理解偏差，计划设计者确定的相互冲突的标准之间的最优权衡方案可能无法被医生接受。在人工设计计划过程中，当医生拒绝一个计划并提出新的优先参数时，计划设计者会重新启用一组新的剂量约束条件以找到更合适的解决方案。相比之下，多目标优化（MCO）在逆向计划初始的优化过程中同时生成并锚定多个的帕累托计划，而不是单个计划。基于这些帕累托最优计划，其中单个危及器官剂量约束可在不损害靶区约束的情况下进行优化，医生可以浏览预先生成的一系列帕累托最优计划中不同的剂量曲面，并交互式地选择所需的最优权衡计划（Breedveld 等，2009； Chen 等，2012； Romeijn 等，2004； van de Water 等，2013）。

MCO可以采用后验方法进行实现，在这种方法中，用户浏览可行计划的帕累托（Pareto）数据库，通过交互式滑动条来调整剂量标准的组合从而选择最优计划；也可以采用先验方法，在逆向优化之前定义一组明确的剂量设置，根据赋予的优先级依次最小化目标值，以在剂量曲面上达到单一最优计划（Biston 等，2021； Breedveld 等，2007 2012）。目前，两个商业化的治疗计划系统已经搭载了MCO，且都采用后验方法：先期推出的MCO系统RayStation（RaySearch，Stockholm，Sweden）和较近期推出的Eclipse（Varian Medical System，Palo Alto，California）。

2.4　基于体素的剂量预测和强人工智能

基于DVH的KBP、ARIR和MCO等弱人工智能方法的一个主要缺点是缺乏空间剂量信息，因而会丢失空间的一些重要相关剂量点。因此，当前人工智能放射治疗计划研究已将重点放在了空间剂量分布或基于体素的剂量预测方法上。体素剂量预测不仅能够提供准确的空间剂量信息来指导机器决策，还能实现治疗计划工作流程的完全自动化，无需基于DVH的逆向优化。科学家们已经进行了大量基于体素剂量的人工智能计划研究。其中许多使用了KBP，但也发展了包括MCO在内的其他方法（Babier 等，2018 2020；Fan 等，2019；Kearney 等，2018；Li 等，2021；Ma 等，2021；Mashayekhi 等，2022； McIntosh & Purdie，2017；McIntosh等，2017）。由于这类方法与基于DVH的预测方法相比，预测复杂性增加，通常要使用基于深度学习的方法。在接下来的章节中，将介绍一些最相关的深度学习算法，以及当前使用这些算法的临床进展。作者先介绍基于DVH预测的KBP算法和过程，为介绍更复杂的算法打下基础并进行对比。

3　放射治疗计划设计中的人工智能方法

视觉特征提取和模式识别是AI放射治疗计划中各种设计方法的基础。特征提取可以降低数据维度，小的数据集更容易进行探索和可视化，使得数据处理更轻松快速，无需处理多余变量。此处，作者将介绍一些在放射治疗计划设计中使用的最流行的人工智能方法/算法：（1）在基于DVH的KBP中应用的，用以表征剂量分布的人工特征提取方法；（2）使用深度学习进行剂量预测的自动特征提取；（3）生成对抗网络；（4）使用状态–动作探索机器参数预测的强化学习。

3.1　在基于剂量体积直方图（DVH）的先验知识计划设计（KBP）中人工提取特征

在放射治疗中，每个计划的剂量分布都由患者个体解剖结构来确定，因此为预测剂量分布和实现计划设计自动化，人工智能算法使用称为特征的关键指标来推断解剖结构和剂量之间的关系。ARIR和KBP都使用人工特征提取，例如使用剂量体积直方图（DVH）和靶区距离直方图（DTH）。经典的机器学习工具，如主成分分析（PCA），经常用于降维。在接下来的段落中，作者将以基于DVH的KBP为例，介绍人工特征提取的基本过程和重要概念。

基于DVH的KBP算法和具有深度学习架构及组合性的强人工智能算法的一个共同目标，是开发能够适配来自解剖结构或图像作为输入且以剂量为输出的良好模型。由于图像和剂量图都是有非常多体素的高维数据，因此需要降维处理以适应计算机模型。在基于DVH的KBP中，通过提取两端的特征实现了大幅度降维，例如使用靶区距离直方图（DTH）作为输入，并使用剂量体积直方图（DVH）作为输出。通过这样做，输入端（图像）和输出端（剂量）的三维数据都被降维成了一维数据。通过经典机器学习工具（如主成分分析）可进一步将直方图数据降维，把一维曲线减少为两个或三个参数。

图2展示了基于DVH的KBP过程的关键示例图。图2（a）显示了以函数形式表示给定危及器官（OAR）的所有体素剂量与体素到肿瘤靶区最小3D距离之间的关系。直观来看，由于肿瘤靶区是高剂量区，正常组织体素的剂量随着其与肿瘤靶区距离增加而减少。在这个图中，每个点代表OAR的一个体素，不同颜色表示来自不同轴向CT断面的体素，这就解释了相同距离上的不同剂量与射束距离之间的关系。

通过将所有点投射到剂量轴上，就得到了一个累积DVH图，其中OAR的3D剂量云被缩减为一维的DVH曲线，如图2（b）所示。变量的数量从数千个（3D剂量云）减少到约一百个，这主要取决于曲线分辨率。类似地，通过将3D距离云投影到距离轴上，距离图的几何信息也被压缩到一维的DTH曲线中，如图2（c）所示。

然后，将一维DTH作为输入数据用于模型训练，以预测一维DVH输出。在建模过程中，通常应用主成分分析（PCA）等方法对一维数据进行进一步的缩减。

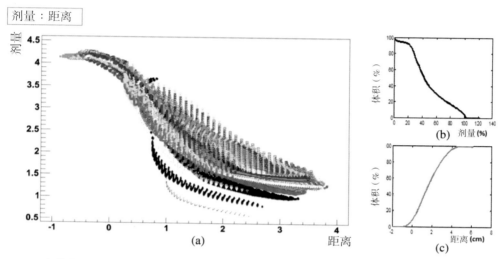

图 2　KBP 中的人工提取特征。（a）距离 – 剂量直方图的集合。相同 CT 层面的体素使用相同颜色和点绘制，显示正常组织剂量随着与肿瘤距离的增加而减少。在这种方法中，通过将 3D 数据降维为 1D 来人工提取特征：（b）通过投影到剂量轴获得 DVH（预测的输出），以及 （c）通过投影到距离轴获得 DTH（预测的输入）。

主成分分析（PCA）使用协方差计算来寻找高维数据集（X、Y、Z等）内部的关系。可以将其看作是将多维椭圆拟合到数据中，其中椭圆的每个轴代表一个主成分。如果椭圆的某个轴很小，则沿该轴的方差也很小，因此可以将其去除以减少维度。为了找到椭圆的每个轴，首先从数据集中减去每个变量的均值，以将数据集中在原点附近。然后，计算数据的协方差矩阵、特征值和对应的特征向量。公式（1）显示了X和Y之间协方差的计算：

$$Cov\left(X,Y\right)=\frac{\sum_{i=1}^{n}(X_{i}-\bar{X})(Y_{i}-\bar{Y})}{(n-1)} \qquad 公式（1）$$

其中n是数据点的数量，$\bar{X}$ 和 $\bar{Y}$ 分别是平均值。归一化每个正交特征向量以转化为单位向量。完成这一步后，每个互相正交的单位特征向量可以被解释为拟合数据的椭圆轴。这种基准的选择将协方差矩阵转化为对角形式，对角线元素表示每个轴的方差。

在简单的KBP中，通常对DTH和DVH应用PCA。通过PCA，每个曲线通常由2～3

个PCA成分进行特征化和重构。因此，整个输入数据被减少为大约10个变量的向量。图3显示了一个前列腺癌患者放射治疗的示例。在该案例中，几何输入被减少为9个变量，膀胱和直肠各有3个DTH主成分，还包括PTV和两个OAR（膀胱和直肠）的体积。如图3所示，使用平行坐标图来实现输入数据之间的非线性相关性的可视化，并基于约200位患者的数据库进行辅助建模。

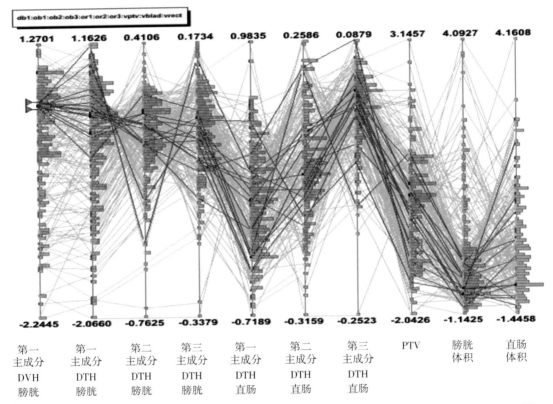

图 3　基于 DVH 的前列腺癌 KBP 建模案例的示例，展示了一个平行坐标图来辅助特征可视化和建模。该图显示了一个输出参数（膀胱 DVH 的第一主成分）与 9 个输入参数（PTV 和膀胱、直肠的体积，膀胱和直肠的 3 个 DTH 主成分）之间的关系。来自同一患者计划的变量通过绿色线连接。蓝色线突出显示了位于左侧两个箭头所示的窄括号内患者的输出参数。

　　通过一维直方图投影的降维和进一步的PCA分解，基于DVH的KBP方法的建模问题变成从大约10个输入变量到少数输出变量的建模过程，如图4所示的完整工作流程。使用PCA，输入的DTH数据被压缩成约10个变量的向量X。这些变量被映射到输出向量Y，Y也是从训练DVH中降维的主成分变量。这个映射过程被称为建模，可以使用简单的统计学方法或经典的机器学习方法，如支持向量回归或人工智能神经网络。

作为放射治疗计划人工智能设计的先驱者，简单的KBP方法研究了不同的人工特征提取和建模方法，已经得到了积极效果和广泛应用（Berry 等，2016a； Yuan 等，2012； Zhang 等，2018； Zhu 等，2011b）。有时，在映射（建模）任务简单且训练数据集大小有限时，简单的统计学模型可能表现出与机器学习方法相当甚至更好的性能（Landers 等，2018）。除了DVH预测，还被用于预测射束角度等，以促进治疗计划设计的自动化（Yuan 等，2015； Zhang 等，2011）。随着该方法在临床治疗计划系统中的商业化应用，已被广泛应用于各种部位肿瘤的治疗计划设计，并提高了治疗效率和质量一致性，具有临床可接受的治疗计划质量，有时甚至超过人类计划设计者的平均水平（Amaloo 等，2019； Chang 等，2016； Fogliata 等，2017，2019； Kubo 等，2017； Scaggion 等，2018； Smith 等，2019； Tinoco 等，2020； Tol 等，2015； Wu 等，2016a，2016b）。

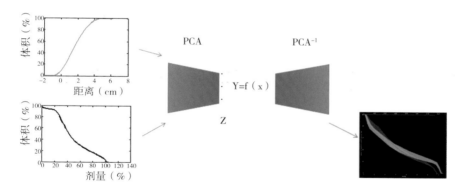

图 4　基于DVH的KBP工作流程，展示了下采样和上采样的过程：使用PCA进行降维，逆PCA（PCA⁻¹）进行 DVH 曲线重构。输入（DTH）和输出（DVH）都使用 PCA 进行压缩，将其减少为包含约 10 个变量的简单输入向量 X 和输出向量 Y。从 X 到 Y 的映射可以使用统计学或简单机器学习方法实现。对于新患者，通过逆 PCA 将预测的向量 Y 转换回预测的 DVH。在这个示例中，两个 OAR 的预测 DVH 显示在右下图中，半透明带表示存在的不确定性或置信区间。

3.2　自动提取特征向量：卷积神经网络（CNN）

与人工提取特征的弱AI方法相比，近期的强AI方法采用了深度学习和其他人工智能方法进行特征自动提取。这些深度学习方法通过受人脑结构和功能启发的算法，进一步消除了人为的干预。

卷积神经网络（CNN）是一种流行的深度学习方法，其模拟人类视觉神经元，广泛用于诸如图像分割领域中的空间特征提取和数据降维。该方法基于卷积滤波器，是图像处理中常用的特征提取工具。图5（a）显示了一个简化示例：一个3×3的二维矩阵表示标记为肿瘤或危及器官（OAR）的CT体素；一个到靶区距离的矩阵；一个剂量矩阵，其中肿瘤期望获得100%的处方剂量且OAR剂量迅速下降。图5（b）展示了使用卷积/反卷积滤波器进行剂量下降特征提取和降维的过程，也称为编码/解码滤波器。在这个示例中，使用一个2×2的编码滤波器，将3×3的输入图像/剂量矩阵压缩为一个2×2的矩阵。选择该编码滤波器是为了突出沿对角线方向的剂量差异。然后可以使用解码滤波器将压缩矩阵重构，还原原始输入的分辨率和特征。显然，卷积步骤是下采样，反卷积则是逆向过程。在反卷积中，转置卷积核被放在每个像素上。像素值与卷积核权重相乘，产生上采样的矩阵/图像。理想情况下，重构的输出应与输入相同，进而通过最小二乘法来最小化输入和重构输出之间的差异来拟合解码滤波器。

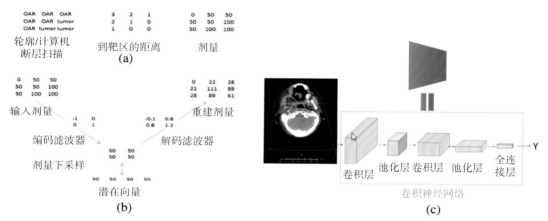

图5　卷积/反卷积过程的简单示例，展示了基于CNN的治疗计划中的特征自动提取：（a）由CT/勾画到靶区的距离和理想剂量组成的3×3矩阵输入；（b）使用编码滤波器将输入图像3×3矩阵下采样为2×2的压缩矩阵，然后使用解码滤波器将其重构为3×3的输出矩阵；（c）展示了用于治疗计划的特征自动提取CNN的组成模块：3D CT/勾画/剂量特征被压缩为一维向量Y，即潜在向量。

与上一节介绍的人工特征提取中使用的一维转换不同，CNN直接将卷积滤波器应用于输入图像。图5（c）展示了特征自动提取CNN的组成模块，包括卷积层、激活层和池化层。卷积层通过使用一组小滤波器来减小图像数据尺寸，这些滤波器表征了仅由一个神经单元所见的有限空间特征。为了模拟神经元激活过程，卷积层的输出经过激活函数进行处理。例如，修正线性单元（ReLU）：$g(x) = \max(0, x)$，具有快速计算和非线性的特点，在CNN中被广泛使用。激活层的输出可以进一步通过池化层进行降维，例如最大池化局部滤波器，以简单地计算特征图块的最大值。输入图像的平移、旋转和缩放等小的变化不会影响卷积池化的结果。在多层卷积和池化网络中，通过特征提取和降维，空间的不变性得以保持。最后一层总是由一个全连接的神经网络组成，输出为一维数据数组向量Y，即潜在向量，也就是最终提取的特征。

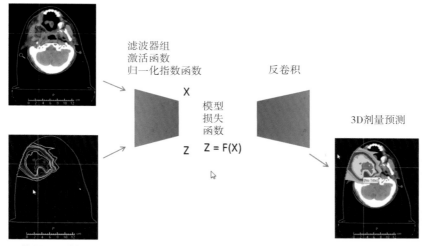

图 6　使用下采样和上采样 CNN 架构实现的 3D 剂量预测。潜在向量 Y 是反卷积的输入。

因此，潜在向量是高维输入数据的低维表示，可以应用于剂量预测，如图6所示，也可以通过对潜在向量进行上采样来应用于其他任务，如分类和分割（勾画）。

在撰写本文时，CNN被认为是用于强AI治疗计划设计最流行的深度学习方法。包括各种网络架构，如最初用于生物医学图像分割的U-net，DenseNet和ResNet。在这些任务中，剂量是根据患者图像、靶区和危及器官勾画预测得到，有时还会将人工剂量或距离特征添加到输入项中以提高预测效率和准确性（Barragan-Montero 等，2019；Kajikawa 等，2019；Kandalan 等，2020；Kearney 等，2018a，2018b；Liu 等，2019；Ma 等，2021a；Ma 等，2019a，2019b；Nguyen 等，2019a 2019b）。

自动特征提取可以在有或没有数据标签的情况下实现。当上采样网络重构原始输入时，可以省略数据标签。在这种情况下，后续的向量X和Y构成一个瓶颈隐藏层，迫使网络学习压缩表征并找到其隐藏结构。因此，模型训练是通过最小化如公式（2）所示的损失函数进行的，具体如下：

$$L = （重构损失）+（正则化项） \qquad 公式（2）$$

重构的损失是预测值和训练值之间的差异。正则化项用于调整网络，避免由于训练数据集有限导致的过拟合。通过神经网络训练，突出肿瘤外剂量跌落的卷积滤波器的权重会增大。最后，一个成功的自动建模神经网络的必有特征是，OAR剂量随着与肿瘤的距离增加而减少。

3.3 生成对抗神经网络（GAN）

大量数据对于CNN的成功至关重要，因为其依赖于百万级的训练参数。然而，在放射治疗中，样本数量非常有限，通常导致样本分布出现偏差。为了克服过拟合和数据偏差，另外一种深度学习方法，生成对抗网络（GAN）可以用于解决复杂的样本分布。使用上采样构建生成器网络，通过学习数据分布的表征来创建伪样本。图7（a）展示了GAN的架构。生成器和鉴别器将通过相互竞争的方式进行迭代训练。其损失函数定义为：

$$L = minmaxE\left[logD\left(G\left(ing\right)\right)+log\left(1-D\left(ing\right)\right)\right] \quad 公式（3）$$

其中，D是鉴别器估计图像为真实图像的发生概率；G是生成器从噪声中生成的伪图像输出；E表示对所有数据实例的期望值；L是最小化G同时最大化D的损失函数。根据图5（a）中的示例，生成器创建了三个伪剂量样本。三个样本的剂量并没有随着与靶区距离的增加而减少，因此$D\left(G\left(img\right)\right)$接近0，损失函数将趋近于∞。

GAN作为一种治疗计划自动设计的AI方式，在小样本数据训练的情况下取得了成功，正在变得越来越受欢迎（Babier 等，2020a；Fan 等，2019b；Kearney 等，2020；Li 等，2020，2021a；Murakami 等，2020）。其中一些直接应用于预测放射剂量通量图，而不是剂量分布。由于退行性的影响，不同的辐射通量图可能产生类似的三维剂量分布，GAN适用于识别非唯一的放射剂量通量图。

3.4 强化学习（RL）：优化机器参数

强化学习（RL）是从动态系统理论发展而来，是对不完全已知的马尔可夫决策过程的最优控制。对马尔可夫决策来说，精确的数学模型和方法是行不通的。对容积弧形调强放疗（VMAT）的计划设计就存在这样一个挑战。在优化过程中，多叶光栅（MLC）形成的照射孔洞的形状几乎有无限多的选择。

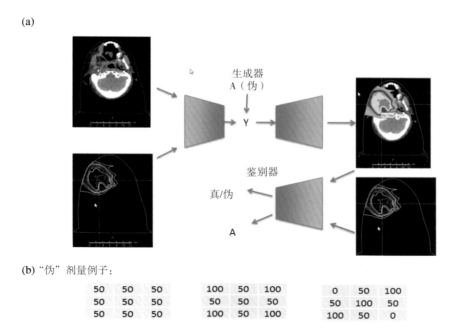

(b) "伪" 剂量例子：

50	50	50
50	50	50
50	50	50

100	50	100
50	50	50
100	50	100

0	50	100
50	100	50
100	50	0

图 7　（a）GAN 的概述: 生成器试图合成能够欺骗最佳鉴别器的伪图像; 鉴别器尝试识别合成图像;（b）
　　　按照图 5（a）的示例, 一个三样本的剂量矩阵, 其中剂量在肿瘤外没有跌落, 将被判别器识别
　　　为 "伪", 而图 5（a）中的剂量样本将被识别为 "真"。

　　强化学习使用在步骤t处的短期反馈rt来评估智能体在特定状态St处的动作at。总反馈包括其长期影响, 定义为 $R_t = \Sigma_{k=t}^{\infty} \gamma^k r_k$, 并随着因子γ（0 ＜ γ ＜ 1）衰减。Q函数为预估的未来总反馈。为了实现最优结果, Q函数通过贝尔曼方程（公式4）进行更新:

$$Q(s,a) = Q(s,a) + \alpha\{r + \gamma max_{a'} Q(s',a') - Q(s,a)\}. \qquad 公式（4）$$

　　Q网络的训练通过目标值和预测值之间的损失函数最小化（公式5）来进行:

$$L = E\{\|| r + \gamma max_{a'} Q(s',a') - Q(s,a) \||\}^2 \qquad 公式（5）$$

　　在VMAT计划设计的应用中, "步骤" 一词通常被定义为直线加速器机架角度间隙或VMAT中的控制点; 该动作包括直线加速器剂量率和MLC叶片位置; 处方剂量和当前设置之间的剂量差被定义为反馈, 用于计算Q值的折现累积成本。通过执行RL确定最小化Q值的策略, 该策略将指导确定每个控制点处MLC位置和剂量率的选择。

　　图8展示了一个例子: 采用单个深度Q学习（DQN）代理控制剂量率和MLC叶片。DQN由三个卷积层、一个全连接层和最后的输出层（带有ReLU激活函数）组成。

DQN训练遵循 ε –贪婪算法，以权衡探索和利用的平衡。通过在每个步骤中给定介于0和1之间的 ε 概率，剂量率和叶片位置将随机改变，Q值也会发生变化。Q值在 $1-\varepsilon$ 的概率下最大化。在初始训练阶段，选择接近于1的 ε 以提供更大的搜索自由度。在训练过程中，逐渐减小 ε 以加快收敛速度，类似于模拟退火过程。

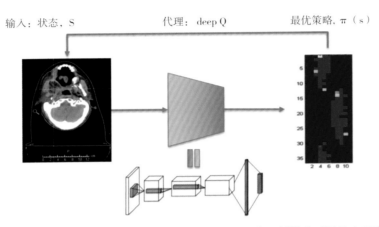

图 8　深度 Q 网络的训练：在每个步骤上优化 MLC 孔洞形状及剂量率以最终实现高质量的治疗计划。

　　由于放射治疗计划设计过程的复杂性和强化学习解决复杂问题的强大能力，强化学习开始被研究用于这一应用领域。虽然这方面的尝试相对较新，但已经取得了一些初步的成功。强化学习的应用范围也从外照射放疗扩展到了高剂量率后装放射治疗（Hrinivich & Lee，2020；Shen 等，2020）。

4　人工智能其他的方法和思考

　　除了上述介绍的方法，还有其他方法被研究用于基于人工智能的放射治疗计划设计。例如，一种方法是使用基于图谱法，从训练图谱池中选择与新图像最接近的图谱，以模拟剂量分布（Conroy 等，2021；McIntosh 等，2017，2021；McIntosh & Purdie，2016，2017）。

　　和其他人工智能应用一样，基于人工智能的治疗计划设计面临许多共同的挑战和影响因素。例如，通常存在数据集大小的限制，因为和其他语义分割问题中数百万张可用的自然图像相比，用于人工智能训练的放射治疗计划数据数量通常只有几百个或更少。此外，尽管放射肿瘤学是最具有标准维护的循证医学领域之一，但从业者个人和机构之间仍存在剂量约束和剂量处方的差异。因此，人工智能设计治疗计划的普适性是一个重要考虑的因素。此外，随着人工智能方法越来越自动化和复杂化，其功能越来越类似于黑盒子。人们也在努力提高治疗计划设计中人工智能的可解释性。最后，和人工智能在其他医学领域面临的问题一样，用于人工智能训练的数据集以及人工智能流程各个步骤中存在各种不可预见的偏差。开发人员和用户需要发现和理解这些偏差，以减轻并纠正其在人工智能计划设计中的影响。

致谢

作者感谢Leigh Conroy博士和Tom Purdie博士对本文进行的内部审查。

参考文献

Amaloo, C., Hayes, L., Manning, M., Liu, H., & Wiant, D. (2019). Can automated treatment plans gain traction in the clinic? *Journal of Applied Clinical Medical Physics, 20*(8), 29–35. https://doi.org/10.1002/acm2.12674.

Babier, A., Boutilier, J. J., McNiven, A. L., & Chan, T. C. Y. (2018). Knowledge-based automated planning for oropharyngeal cancer. *Medical Physics, 45*(7), 2875–2883. https://doi.org/10.1002/mp.12930.

Babier, A., Mahmood, R., McNiven, A. L., Diamant, A., & Chan, T. C. Y. (2020a). Knowledge-based automated planning with three-dimensional generative adversarial networks. *Medical Physics, 47*(2), 297–306. https://doi.org/10.1002/mp.13896.

Babier, A., Mahmood, R., McNiven, A. L., Diamant, A., & Chan, T. C. Y. (2020b). Knowledge-based automated planning with three-dimensional generative adversarial networks. *Medical Physics, 47*(2), 297–306. https://doi.org/10.1002/mp.13896.

Barragan-Montero, A. M., Nguyen, D., Lu, W., Lin, M. H., Norouzi-Kandalan, R., Geets, X., ... Jiang, S. (2019). Three-dimensional dose prediction for lung IMRT patients with deep neural networks: Robust learning from heterogeneous beam configurations. *Medical Physics, 46*(8), 3679–3691. https://doi.org/10.1002/mp.13597.

Berry, S. L., Ma, R., Boczkowski, A., Jackson, A., Zhang, P., & Hunt, M. (2016a). Evaluating inter-campus plan consistency using a knowledge based planning model. *Radiotherapy and Oncology: Journal of the European Society for Therapeutic Radiology and Oncology, 120*(2), 349–355. https://doi.org/10.1016/j.radonc.2016.06.010.

Berry, S. L., Ma, R., Boczkowski, A., Jackson, A., Zhang, P., & Hunt, M. (2016b). Evaluating inter-campus plan consistency using a knowledge based planning model. *Radiotherapy & Oncology, 120*(2), 349–355. https://doi.org/10.1016/j.radonc.2016.06.010.

Biston, M. C., Costea, M., Gassa, F., Serre, A. A., Voet, P., Larson, R., & Gregoire, V. (2021). Evaluation of fully automated a priori MCO treatment planning in VMAT for head-and-neck cancer. *Physica Medica: PM: An International Journal Devoted to the Applications of Physics to Medicine and Biology: Official Journal of the Italian Association of Biomedical Physics, 87*, 31–38. https://doi.org/10.1016/j.ejmp.2021.05.037.

Breedveld, S., Storchi, P. R., & Heijmen, B. J. (2009). The equivalence of multi-criteria methods for radiotherapy plan optimization. *Physics in Medicine and Biology, 54*(23), 7199–7209. https://doi.org/10.1088/0031-9155/54/23/011.

Breedveld, S., Storchi, P. R., Keijzer, M., Heemink, A. W., & Heijmen, B. J. (2007). A novel approach to multi-criteria inverse planning for IMRT. *Physics in Medicine and Biology, 52*(20), 6339–6353. https://doi.org/10.1088/0031-9155/52/20/016.

Breedveld, S., Storchi, P. R., Voet, P. W., & Heijmen, B. J. (2012). iCycle: Integrated, multicriterial beam angle, and profile optimization for generation of coplanar and noncoplanar IMRT plans. *Medical Physics, 39*(2), 951–963. https://doi.org/10.1118/1.3676689.

Chang, A. T. Y., Hung, A. W. M., Cheung, F. W. K., Lee, M. C. H., Chan, O. S. H., Philips, H., ... Ng, W. T. (2016). Comparison of planning quality and efficiency between conventional and knowledge-based algorithms in nasopharyngeal cancer patients using intensity modulated radiation therapy. [Comparative Study Evaluation Study]. *International Journal of Radiation Oncology, Biology, Physics, 95*(3), 981–990. https://doi.org/10.1016/j.ijrobp.2016.02.017.

Chen, H., Wang, H., Gu, H., Shao, Y., Cai, X., Fu, X., & Xu, Z. (2018). Study for reducing lung dose of upper thoracic esophageal cancer radiotherapy by auto-planning: Vvolumetric-modulated arc therapy vs intensity-modulated radiation therapy. [Comparative Study]. *Medical Dosimetry: Official Journal of the American Association of Medical Dosimetrists, 43*(3), 243–250. https://doi.org/10.1016/j.meddos.2017.09.001.

Chen, W., Unkelbach, J., Trofimov, A., Madden, T., Kooy, H., Bortfeld, T., & Craft, D. (2012). Including robustness in multi-criteria optimization for intensity-modulated proton therapy. *Physics in Medicine and Biology, 57*(3), 591–608. https://doi.org/10.1088/0031-9155/57/3/591.

Conroy, L., Khalifa, A., Berlin, A., McIntosh, C., & Purdie, T. G. (2021). Performance stability evaluation of atlas-based machine learning radiation therapy treatment planning in prostate cancer. *Physics in Medicine and Biology, 66*(13), 134001. https://doi.org/10.1088/1361-6560/abfff0.

Fan, J., Wang, J., Chen, Z., Hu, C., Zhang, Z., & Hu, W. (2019a). Automatic treatment planning based on three-dimensional dose distribution predicted from deep learning technique. *Medical Physics, 46*(1), 370–381. https://doi.org/10.1002/mp.13271.

Fan, J., Wang, J., Chen, Z., Hu, C., Zhang, Z., & Hu, W. (2019b). Automatic treatment planning based on three-dimensional dose distribution predicted from deep learning technique. *Medical Physics, 46*(1), 370–381. https://doi.org/10.1002/mp.13271.

Fogliata, A., Belosi, F., Clivio, A., Navarria, P., Nicolini, G., Scorsetti, M., ... Cozzi, L. (2014). On the pre-clinical validation of a commercial model-based optimisation engine: Application to volumetric modulated arc therapy for patients with lung or prostate cancer. [Research Support, Non-U.S. Gov't Validation Study]. *Radiotherapy & Oncology, 113*(3), 385–391. https://doi.org/10.1016/j.radonc.2014.11.009.

Fogliata, A., Cozzi, L., Reggiori, G., Stravato, A., Lobefalo, F., Franzese, C., ... Scorsetti, M. (2019). RapidPlan knowledge based planning: Iterative learning process and model ability to steer planning strategies. *Radiation Oncology, 14*(1), 187. https://doi.org/10.1186/s13014-019-1403-0.

Fogliata, A., Nicolini, G., Bourgier, C., Clivio, A., De Rose, F., Fenoglietto, P., ... Cozzi, L. (2015). Performance of a knowledge-based model for optimization of volumetric modulated arc therapy plans for single and bilateral breast irradiation. [Research Support, Non-U.S. Gov't]. *PloS one, 10*(12), e0145137. https://doi.org/10.1371/journal.pone.0145137.

Fogliata, A., Reggiori, G., Stravato, A., Lobefalo, F., Franzese, C., Franceschini, D., ... Cozzi, L. (2017). RapidPlan head and neck model: The objectives and possible clinical benefit. *Radiation Oncology, 12*(1), 73. https://doi.org/10.1186/s13014-017-0808-x.

Gintz, D., Latifi, K., Caudell, J., Nelms, B., Zhang, G., Moros, E., & Feygelman, V. (2016). Initial evaluation of automated treatment planning software. [Evaluation Study]. *Journal of Applied Clinical Medical Physics, 17*(3), 331–346. https://doi.org/10.1120/jacmp.v17i3.6167.

Hansen, C. R., Bertelsen, A., Hazell, I., Zukauskaite, R., Gyldenkerne, N., Johansen, J., ... Brink, C. (2016). Automatic treatment planning improves the clinical quality of head and neck cancer treatment plans. *Clinical and Translational Radiation Oncology, 1*, 2–8. https://doi.org/10.1016/j.ctro.2016.08.001.

Hazell, I., Bzdusek, K., Kumar, P., Hansen, C. R., Bertelsen, A., Eriksen, J. G., ... Brink, C. (2016). Automatic planning of head and neck treatment plans. [Research Support, Non-U.S. Gov't]. *Journal of Applied Clinical Medical Physics, 17*(1), 272–282. https://doi.org/10.1120/jacmp.v17i1.5901.

Hrinivich, W. T. & Lee, J. (2020). Artificial intelligence-based radiotherapy machine parameter optimization using reinforcement learning. *Medical Physics, 47*(12), 6140–6150. https://doi.org/10.1002/mp.14544.

Kajikawa, T., Kadoya, N., Ito, K., Takayama, Y., Chiba, T., Tomori, S., ... Jingu, K. (2019). A convolutional neural network approach for IMRT dose distribution prediction in prostate cancer patients. *Journal of Radiation Research, 60*(5), 685–693. https://doi.org/10.1093/jrr/rrz051.

Kandalan, R. N., Nguyen, D., Rezaeian, N. H., Barragan-Montero, A. M., Breedveld, S., Namuduri, K., ... Lin, M. H. (2020). Dose prediction with deep learning for prostate cancer radiation therapy: Model adaptation to different treatment planning practices. [Research Support, N.I.H., Extramural]. *Radiotherapy and Oncology: Journal of the European Society for Therapeutic Radiology and Oncology, 153*, 228–235. https://doi.org/10.1016/j.radonc.2020.10.027.

Kearney, V., Chan, J. W., Haaf, S., Descovich, M., & Solberg, T. D. (2018a). DoseNet: A volumetric dose prediction algorithm using 3D fully-convolutional neural networks. *Physics in Medicine and Biology, 63*(23), 235022. https://doi.org/10.1088/1361-6560/aaef74.

Kearney, V., Chan, J. W., Valdes, G., Solberg, T. D., & Yom, S. S. (2018b). The application of artificial intelligence in the IMRT planning process for head and neck cancer. [Review]. *Oral Oncology, 87*, 111–116. https://doi.org/10.1016/j.oraloncology.2018.10.026.

Kearney, V., Chan, J. W., Wang, T., Perry, A., Descovich, M., Morin, O., ... Solberg, T. D. (2020). DoseGAN: A generative adversarial network for synthetic dose prediction using attention-gated discrimination and generation. *Scientific Reports, 10*(1), 11073. https://doi.org/10.1038/s41598-020-68062-7.

Kubo, K., Monzen, H., Ishii, K., Tamura, M., Kawamorita, R., Sumida, I., ... Nishimura, Y. (2017). Dosimetric comparison of RapidPlan and manually optimized plans in volumetric modulated arc therapy for prostate cancer. [Comparative Study]. *Physica Medica: PM: An International Journal Devoted to the Applications of Physics to Medicine and Biology: Official Journal of the Italian Association of Biomedical Physics, 44*, 199–204. https://doi.org/10.1016/j.ejmp.2017.06.026.

Kusters, J., Bzdusek, K., Kumar, P., van Kollenburg, P. G. M., Kunze-Busch, M. C., Wendling, M., ... Kaanders, J. (2017). Automated IMRT planning in Pinnacle: A study in head-and-neck cancer. [Comparative Study Evaluation Study]. *Strahlentherapie und Onkologie: Organ der Deutschen Rontgengesellschaft ... [et al.], 193*(12), 1031–1038. https://doi.org/10.1007/s00066-017-1187-9.

Landers, A., Neph, R., Scalzo, F., Ruan, D., & Sheng, K. (2018). Performance comparison of knowledge-based dose prediction techniques based on limited patient data. *Technology in Cancer Research & Treatment, 17*, 1533033818811150. https://doi.org/10.1177/1533033818811150.

Li, X., Wang, C., Sheng, Y., Zhang, J., Wang, W., Yin, F. F., ... Ge, Y. (2021a). An artificial intelligence-driven agent for real-time head-and-neck IMRT plan generation using conditional Generative Adversarial Network (cGAN). *Medical Physics, 48*(6), 2714–2723. https://doi.org/10.1002/mp.14770.

Li, X., Wang, C., Sheng, Y., Zhang, J., Wang, W., Yin, F. F., ... Ge, Y. (2021b). An artificial intelligence-driven agent for real-time head-and-neck IMRT plan generation using conditional Generative Adversarial Network (cGAN). *Medical Physics, 48*(6), 2714–2723. https://doi.org/10.1002/mp.14770.

Li, X., Zhang, J., Sheng, Y., Chang, Y., Yin, F. F., Ge, Y., ... Wang, C. (2020). Automatic IMRT Planning via Static Field Fluence Prediction (AIP-SFFP): A deep learning algorithm for real-time prostate treatment planning. *Physics in Medicine and Biology, 65*(17), 175014. https://doi.org/10.1088/1361-6560/aba5eb.

Liu, Z., Fan, J., Li, M., Yan, H., Hu, Z., Huang, P., ... Dai, J. (2019). A deep learning method for prediction of three-dimensional dose distribution of helical tomotherapy. *Medical Physics, 46*(5), 1972–1983. https://doi.org/10.1002/mp.13490.

Ma, J., Nguyen, D., Bai, T., Folkerts, M., Jia, X., Lu, W., ... Jiang, S. (2021a). A feasibility study on deep learning-based individualized 3D dose distribution prediction. *Medical Physics, 48*(8), 4438–4447. https://doi.org/10.1002/mp.15025.

Ma, J., Nguyen, D., Bai, T., Folkerts, M., Jia, X., Lu, W., ... Jiang, S. (2021b). A feasibility study on deep learning-based individualized 3D dose distribution prediction. *Medical Physics, 48*(8), 4438–4447. https://doi.org/10.1002/mp.15025.

Ma, M., Kovalchuk, N., Buyyounouski, M. K., Xing, L., & Yang, Y. (2019a). Incorporating dosimetric features into the prediction of 3D VMAT dose distributions using deep convolutional neural network. [Research Support, N.I.H., Extramural Research Support, Non-U.S. Gov't]. *Physics in Medicine and Biology, 64*(12), 125017. https://doi.org/10.1088/1361-6560/ab2146.

Ma, M., M, K. B., Vasudevan, V., Xing, L., & Yang, Y. (2019b). Dose distribution prediction in isodose feature-preserving voxelization domain using deep convolutional neural network. *Medical Physics, 46*(7), 2978–2987. https://doi.org/10.1002/mp.13618.

Mashayekhi, M., Tapia, I. R., Balagopal, A., Zhong, X., Barkousaraie, A. S., McBeth, R., ... Nguyen, D. (2022). Site-Agnostic 3D dose distribution prediction with deep learning neural networks. *Medical Physics, 49*(3), 1391–1406. https://doi.org/10.1002/mp.15461.

McIntosh, C., Conroy, L., Tjong, M. C., Craig, T., Bayley, A., Catton, C., ... Purdie, T. G. (2021). Clinical integration of machine learning for curative-intent radiation treatment of patients with prostate cancer. [Research Support, Non-U.S. Gov't]. *Nature Medicine, 27*(6), 999–1005. https://doi.org/10.1038/s41591-021-01359-w.

McIntosh, C. & Purdie, T. G. (2016). Contextual atlas regression forests: Multiple-atlas-based automated dose prediction in radiation therapy. [Research Support, Non-U.S. Gov't]. *IEEE Transactions on Medical Imaging, 35*(4), 1000–1012. https://doi.org/10.1109/TMI.2015.2505188.

McIntosh, C. & Purdie, T. G. (2017). Voxel-based dose prediction with multi-patient atlas selection for automated radiotherapy treatment planning. *Physics in Medicine and Biology, 62*(2), 415–431. https://doi.org/10.1088/1361-6560/62/2/415.

McIntosh, C., Welch, M., McNiven, A., Jaffray, D. A., & Purdie, T. G. (2017). Fully automated treatment planning for head and neck radiotherapy using a voxel-based dose prediction and dose mimicking method. *Physics in Medicine and Biology, 62*(15), 5926–5944. https://doi.org/10.1088/1361-6560/aa71f8.

Murakami, Y., Magome, T., Matsumoto, K., Sato, T., Yoshioka, Y., & Oguchi, M. (2020). Fully automated dose prediction using generative adversarial networks in prostate cancer patients. [Research Support, Non-U.S. Gov't]. *PLoS one, 15*(5), e0232697. https://doi.org/10.1371/journal.pone.0232697.

Nawa, K., Haga, A., Nomoto, A., Sarmiento, R. A., Shiraishi, K., Yamashita, H., & Nakagawa, K. (2017). Evaluation of a commercial automatic treatment planning system for prostate cancers. [Evaluation Study]. *Medical Dosimetry: Official Journal of the American Association of Medical Dosimetrists, 42*(3), 203–209. https://doi.org/10.1016/j.meddos.2017.03.004.

Nguyen, D., Jia, X., Sher, D., Lin, M. H., Iqbal, Z., Liu, H., & Jiang, S. (2019a). 3D radiotherapy dose prediction on head and neck cancer patients with a hierarchically densely connected U-net deep learning architecture. [Research Support, Non-U.S. Gov't]. *Physics in Medicine and Biology, 64*(6), 065020. https://doi.org/10.1088/1361-6560/ab039b.

Nguyen, D., Long, T., Jia, X., Lu, W., Gu, X., Iqbal, Z., & Jiang, S. (2019b). A feasibility study for predicting optimal radiation therapy dose distributions of prostate cancer patients from patient anatomy using deep learning. [Research Support, Non-U.S. Gov't]. *Scientific Reports, 9*(1), 1076. https://doi.org/10.1038/s41598-018-37741-x.

Rice, A., Zoller, I., Kocos, K., Weller, D., DiCostanzo, D., Hunzeker, A., & Lenards, N. (2019). The implementation of RapidPlan in predicting deep inspiration breath-hold candidates with left-sided breast cancer. *Medical Dosimetry: Official Journal of the American Association of Medical Dosimetrists, 44*(3), 210–218. https://doi.org/10.1016/j.meddos.2018.06.007.

Romeijn, H. E., Dempsey, J. F., & Li, J. G. (2004). A unifying framework for multi-criteria fluence map optimization models. *Physics in Medicine and Biology, 49*(10), 1991–2013. https://doi.org/10.1088/0031-9155/49/10/011.

Scaggion, A., Fusella, M., Roggio, A., Bacco, S., Pivato, N., Rossato, M. A., ... Paiusco, M. (2018). Reducing inter- and intra-planner variability in radiotherapy plan output with a commercial knowledge-based planning solution. *Physica Medica: PM: An International Journal Devoted to the Applications of Physics to Medicine and Biology: Official Journal of the Italian Association of Biomedical Physics, 53*, 86–93. https://doi.org/10.1016/j.ejmp.2018.08.016.

Schubert, C., Waletzko, O., Weiss, C., Voelzke, D., Toperim, S., Roeser, A., ... Cozzi, L. (2017). Intercenter validation of a knowledge based model for automated planning of volumetric modulated arc therapy for prostate cancer. The experience of the German RapidPlan Consortium. [Multicenter Study]. *PloS one, 12*(5), e0178034. https://doi.org/10.1371/journal.pone.0178034.

Shen, C., Nguyen, D., Chen, L., Gonzalez, Y., McBeth, R., Qin, N., ... Jia, X. (2020). Operating a treatment planning system using a deep-reinforcement learning-based virtual treatment planner for prostate cancer intensity-modulated radiation therapy treatment planning. *Medical Physics, 47*(6), 2329–2336. https://doi.org/10.1002/mp.14114.

Smith, A., Granatowicz, A., Stoltenberg, C., Wang, S., Liang, X., Enke, C. A., ... Zheng, D. (2019). Can the student outperform the master? A plan comparison between pinnacle auto-planning and eclipse knowledge-based rapidplan following a prostate-bed plan competition. *Technology in Cancer Research & Treatment, 18*, 1533033819851763. https://doi.org/10.1177/1533033819851763.

Tinoco, M., Waga, E., Tran, K., Vo, H., Baker, J., Hunter, R., ... Court, L. (2020). RapidPlan development of VMAT plans for cervical cancer patients in low- and middle-income countries. [Validation Study]. *Medical Dosimetry: Official Journal of the American Association of Medical Dosimetrists, 45*(2), 172–178. https://doi.org/10.1016/j.meddos.2019.10.002.

Tol, J. P., Dahele, M., Delaney, A. R., Slotman, B. J., & Verbakel, W. F. (2015). Can knowledge-based DVH predictions be used for automated, individualized quality assurance of radiotherapy treatment plans? [Research Support, Non-U.S. Gov't]. *Radiation Oncology, 10*, 234. https://doi.org/10.1186/s13014-015-0542-1.

van de Water, S., Kraan, A. C., Breedveld, S., Schillemans, W., Teguh, D. N., Kooy, H. M., ... Hoogeman, M. S. (2013). Improved efficiency of multi-criteria IMPT treatment planning using iterative resampling of randomly placed pencil beams. *Physics in Medicine and Biology, 58*(19), 6969–6983. https://doi.org/10.1088/0031-9155/58/19/6969.

Wang, C., Zhu, X., Hong, J. C., & Zheng, D. (2019). Artificial Intelligence in radiotherapy treatment planning: Present and future. [Review]. *Technology in Cancer Research & Treatment, 18*, 1533033819873922. https://doi.org/10.1177/1533033819873922.

Wu, B., Ricchetti, F., Sanguineti, G., Kazhdan, M., Simari, P., Jacques, R., ... McNutt, T. (2011). Data-driven approach to generating achievable dose-volume histogram objectives in intensity-modulated radiotherapy planning. [Research Support, Non-U.S. Gov't]. *International Journal of Radiation Oncology, Biology, Physics, 79*(4), 1241–1247. https://doi.org/10.1016/j.ijrobp.2010.05.026.

Wu, H., Jiang, F., Yue, H., Li, S., & Zhang, Y. (2016a). A dosimetric evaluation of knowledge-based VMAT planning with simultaneous integrated boosting for rectal cancer patients. [Evaluation Study]. *Journal of Applied Clinical Medical Physics, 17*(6), 78–85. https://doi.org/10.1120/jacmp.v17i6.6410.

Wu, H., Jiang, F., Yue, H., Zhang, H., Wang, K., & Zhang, Y. (2016b). Applying a RapidPlan model trained on a technique and orientation to another: A feasibility and dosimetric evaluation. *Radiation Oncology, 11*(1), 108. https://doi.org/10.1186/s13014-016-0684-9.

Yuan, L., Ge, Y., Lee, W. R., Yin, F. F., Kirkpatrick, J. P., & Wu, Q. J. (2012). Quantitative analysis of the factors which affect the interpatient organ-at-risk dose sparing variation in IMRT plans. *Medical Physics, 39*(11), 6868–6878. https://doi.org/10.1118/1.4757927.

Yuan, L., Wu, Q. J., Yin, F., Li, Y., Sheng, Y., Kelsey, C. R., & Ge, Y. (2015). Standardized beam bouquets for lung IMRT planning. [Randomized Controlled Trial Research Support, N.I.H., Extramural Research Support, Non-U.S. Gov't]. *Physics in Medicine and Biology, 60*(5), 1831–1843. https://doi.org/10.1088/0031-9155/60/5/1831.

Zhang, J., Wu, Q. J., Xie, T., Sheng, Y., Yin, F. F., & Ge, Y. (2018). An ensemble approach to knowledge-based intensity-modulated radiation therapy planning. *Frontiers in Oncology, 8*, 57. https://doi.org/10.3389/fonc.2018.00057.

Zhang, X., Li, X., Quan, E. M., Pan, X., & Li, Y. (2011). A methodology for automatic intensity-modulated radiation treatment planning for lung cancer. [Research Support, N.I.H., Extramural]. *Physics in Medicine and Biology, 56*(13), 3873–3893. https://doi.org/10.1088/0031-9155/56/13/009.

Zhu, X., Ge, Y., Li, T., Thongphiew, D., Yin, F. F., & Wu, Q. J. (2011a). A planning quality evaluation tool for prostate adaptive IMRT based on machine learning. [Research Support, Non-U.S. Gov't]. *Medical Physics, 38*(2), 719–726. https://doi.org/10.1118/1.3539749.

第 11 章
人工智能在放射治疗计划设计中的临床应用

Leigh Conroy[*] and Thomas G. Purdie[†]

摘要

基于人工智能（AI）的放射治疗计划设计有许多性能优越的技术解决方案。然而，这些算法在临床中作为标准治疗的使用率仍然很低。AI放射治疗计划设计在现实的临床应用中面临诸多挑战，这包括：在动态临床环境中的持续适用性、临床医生的信任、工作流程的整合，以及缺乏质量保证（QA）、算法再训练和维护的指导等方面。本章概述了用于放射治疗计划设计的AI在安全实施和临床常规使用时需要考虑的因素和解决策略。

1 概述

人工智能（AI）可以通过提高效率和改善患者预后来彻底改变医疗保健工作（Hong 等，2020）；然而，大多数AI医疗技术并没有最终应用于患者诊疗。即使许多算法在技术上表现出色，但与临床工作并不相关，或者没有结合临床环境（Hollon 等，2020；McCarroll 等，2018；Nimri 等，2020；Wijnberge 等，2020）。即使AI的验证结果已经接近或超过人类表现，但并没有应用于常规临床实践中。这是由于从想法提出到模拟研究环境，再到临床工作流程实现，整个过程的实现仍具有挑战性

* Department of Radiation Oncology, University of Toronto, Princess Margaret Cancer Centre, 700 University Ave, Toronto, ON M5G 1X7, Canada

† Departments of Radiation Oncology and Medical Biophysics, University of Toronto, Princess Margaret Cancer Centre, 700 University Ave, Toronto, ON M5G 1X7, Canada

（Gaube 等，2021；Wiens 等，2019）。放射治疗计划设计是未来AI应用的一个理想测试平台，因为放射治疗计划的自动剂量预测是典型的计算机视觉问题，而这一问题又是当今的研究热点（McIntosh 等，2021）。

然而，即使AI算法在放射治疗研究中性能优越，但在现实临床应用中仍然很局限（Topol 等，2019）。在放射治疗计划设计中，AI从研究到临床实施的转化面临以下挑战：（i）AI在动态临床环境中的持续适用性（例如，基于临床和技术考虑的临床实践会随时间而变化）；（ii）临床最终用户对AI输出的熟悉程度，以便临床医生获得对AI的信任和使用信心；（iii）将AI整合到成熟、有轻微中断的临床工作流程中；（iv）缺乏质量保证（QA）、AI模型再训练、AI算法维护、数据整理的系统性指导（Challen 等，2019；Parikh 等，2019；Tonekaboni 等，2019）。本章概述了AI在放射治疗计划设计中的安全实施和常规使用的注意事项和解决策略。

肿瘤放射治疗临床中，为了实现将AI逐步应用于放射治疗计划，图1给出了一个框架，该框架要求由相关人员对AI进行评价，并采用合适的方法和指标评估AI的表现。用于AI应用的机器学习（ML）算法开发，应该由一个多学科团队执行。该团队在算法设计和数据整理之初要成立，应包括计算机科学家、医学物理学家和肿瘤放射治疗家，以及包括剂量师/计划设计者在内的其他成员。本章着重阐述了成功临床应用的框架步骤。

2　问题定义、研究范围和数据整理

对于打算应用于临床的AI算法来说，开发的第一个阶段是确定要解决问题的范围。对于治疗计划设计来说，包括诸如治疗部位、患者人群、算法的使用者，以及该算法应用于临床工作流程的哪一阶段这些因素。当务之急是让临床和技术相关人员都参与到确定问题和研究范围的活动中。临床专业知识可以确保这些问题不仅与临床相关，还可满足临床诊疗团队的需求，这样做可以避免开发出一个临床团队认为无法有效支持未来实施的算法（Saria & Subbaswamy，2019）。参与早期开发的临床医生可以继续支持后续的临床验证和实施（Shah 等，2019）。反之，开发算法的技术专家，包括计算机科学家和机器学习开发人员，应该参与早期关于问题定义的讨论，以提供与各种设计和训练相关的可能性、局限性以及潜在缺陷的专家意见。在最早的设计阶段，所有团队成员都应该考虑到伦理方面的影响，包括隐私、安全、和如何公平对待患者（He 等，2019）。

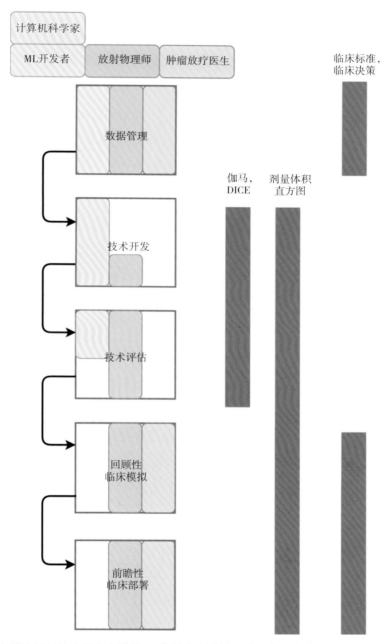

图 1　在肿瘤放射治疗临床中用于 AI 放射治疗计划设计逐步实施的机器学习（ML）框架。
成功临床应用的每一步都需要特定利益攸关者对 AI 进行评估，并应使用合适的方法和指标来评估 AI 性能。
每一步结果都具有双重性：验证 AI 技术或临床效用，了解算法的限制（技术、临床或社会）。在每个步骤
结束后，团队必须决定是否修改算法或其在工作流程中的使用方式还是接受算法的局限性，并确保终端用户
接受培训，理解并预期已知的局限性。

数据整理需要临床和技术两方面的专业知识。放射治疗计划设计通常被视为理想的AI应用，因为有大量标记的影像数据（例如，标记了感兴趣区和空间辐射剂量分布）；然而，过去的治疗计划并不是为了训练AI被标记，或创建的。对于单独患者治疗来说，临床上可以接受的放射治疗计划可能不适用于模型训练。然而临床治疗计划数据可能比仿真治疗计划数据更适用于临床实践（如，通常不考虑临床因素的回顾性计划），但对以前经临床批准的治疗计划进行盲目、不规范的整理可能对AI训练的真实表现产生负面影响。此外，肿瘤放射治疗实践的快速变化需要谨慎使用最近的历史数据。临床医生必须在数据训练开始时就参与进来，以帮助确定与当前治疗最相关的病例，并对未来治疗方向提出意见，以避免训练出的模型在达到临床应用前就已经过时。

从前瞻性数据整理的角度来看，研究人员已充分理解肿瘤放射治疗中的本体论概念和数据元素的统一，正在为治疗计划的组建（例如，剂量规范、治疗部位定义、临床目的、模拟定位成像标准等）构建标准化术语（Mayo 等，2018），这对于提高AI治疗计划的数据质量非常重要。数据协调概念的实施和临床集成将需要自上而下的数据策略和临床部门的支持（包括跨部门或涉及整个医院），这为AI应用提供了另一组重要的相关参与者。

在数据整理阶段需要考虑训练数据中可能存在的偏差（Obermeyer 等，2019）。当有些特定人群的数据代表性不足时，就会出现算法偏差。例如，治疗计划设计中对于一个给定的治疗方案，一小部分患者有临床相关OAR在常规治疗计划并没有标记（例如，对于局部晚期肺癌传统的治疗计划，右臂丛神经只针对右上肺靶区勾画，否则不包含在治疗计划中）。在历史数据集中如果不刻意考虑患者的选择，训练数据中的偏差可能会影响治疗计划中没有明确考虑的其他患者因素，如体重指数（BMI）或种族。训练数据中的这些偏差可能很容易预测和发现，类似于那些不太常见OAR的病例，或者可能在没有仔细考虑的情况下被隐藏起来。偏差也许是一个部门、诊所、某位医生或剂量师/计划设计者。开发团队有责任确保用于训练的数据适用于该算法对应的人群和亚人群。本章第6节讨论了检验算法偏差和稳定性的方法。

3   技术验证

临床应用的第一个验证步骤是确保AI 算法满足基于技术参数的规定性能。这种验证由包括计算机科学家和医学物理学家在内的技术开发团队执行。技术验证指标将取决于AI治疗计划设计算法的性质。常见的技术验证指标（McIntosh 等，2021；McIntosh & Purdie，2016）及其与治疗计划的相关性如下：

形状相似度系数（DSC）：DSC主要用于比较图像分割的解剖结构，即来自不同影像来源的轮廓。例如在医生之间或医生与自动化方法之间进行比较。DSC计算公式为：

$$DSC=2|Union\{A,B\}|/（|A|+|B|）$$

DSC可以比较分段体积之间的重叠情况，其中0%表示没有重叠，100%表示有完全相同的结构。DSC适用于评估治疗计划的剂量分布，比较真实剂量分布与AI产生的剂量分布之间的个体化等剂量线值的二进制掩码的差异。DSC提供了一种易于实施和评估的简单指标，但其局限性在于实际上只提供了对离散剂量水平的独立评估。

γ 指数：γ 指数用于评估放射治疗计划的传输剂量与治疗计划系统计算出的剂量之间的差异情况，例如，在患者特定QA中。γ 指数根据每个点的剂量偏差百分比和每个点的距离，为符合或不符合设定标准的测量点的数量提供一个综合分值，用于达到相同的剂量。因此，通过将传统离散测量点替换成剂量分布中每个体素的剂量，该指数可以成为评估预测剂量和自动计划中产生的整体剂量分布的有效指标。在基于体素的评估中，还没有很好地建立 γ 指数的评估阈值，它会根据不同使用情况而变化。此外，还应该确定一个适当的截止剂量，低于这个数值的剂量分布就不用于分析，以避免将低剂量区的结果偏差带进来。对于处方剂量的低剂量区域，剂量预测算法学习过程的变化会很大。

受试者工作特征曲线（ROC）：ROC曲线是一个显示分类模型在所有分类阈值下性能的图形。此曲线绘制两个参数：

Y轴上的真阳性率（TPR），是召回率的同义词，具体定义如下：

$$TPR=TP/（TP+FN）$$

X轴上的假阳性率（FPR），定义为：

$$FPR=FP/（FP+TN）$$

其中，TP为真阳性，FP为假阳性，TN为真阴性，FN为假阴性。

ROC曲线下面积（AUC）：AUC是ROC曲线下二维面积的度量。AUC提供了对所有可能的分类阈值性能的综合衡量。AUC指模型对随机阳性例子的排序高于随机阴性例子的概率。一个完美分类器的AUC为1.0，而一个没有区分能力模型的AUC为0.5。AUC是尺度不变的；其衡量的是预测结果排名情况，而不是绝对值。AUC不随分类阈值改变。无论选择什么分类阈值，都可以用来衡量模型预测的质量。在放射治疗计划设计中，AUC最有助于研究临床决策和AI治疗计划方法的偏好。

　　除了上述技术指标外，为了评估模型性能，可以根据可用数据集大小和计算强度应用不同的验证策略（图2）。以下方法可作为性能估计、模型调整和参数优化的工具：

　　保留集：数据集只拆分一次；数据在训练、验证和测试之间不会发生变化。当考虑计算资源以及使用从未用于训练的真正独立测试集时，这是首选方法。这种方法只能用于大数据集，并且在使用固定测试集时非常有用。

　　N折交叉验证：数据集被拆分多次，以创建训练和测试数据的多个实例。因为没有留出数据，这种方法整体需要较少的数据。数据同时用于训练和测试，但不在同一实例中使用。交叉验证可以提供置信区间，并对模型性能和评价给出更合理的解释。

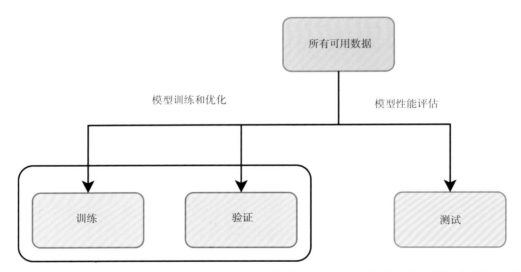

图2　用于模型验证和测试的通用数据组织。对于保留验证，数据集只拆分一次，数据在训练、验证和测试之间不会改变。对于交叉验证，数据在每组中被随机拆分多次。在留一交叉验证中，拆分次数等于数据实例的数量，每个样本在每次拆分中都用于验证。

　　留一法验证：作为交叉验证的特殊情况，数据集会被多次拆分，而且拆分的次数等于数据集中实例数量。因此，学习算法对每个实例应用一次，其他实例作为训练集，选定的实例作为单项测试集。

保留通常被用作独立测试集验证的同义词，尽管在随机拆分数据集和为针对独立测试设计的验证实验之间有很大不同。独立测试集可以用来衡量那些无法通过再采样或保留验证来衡量的性能，例如，在未来未知案例（训练后获得的案例）中的性能。此方法可以向新数据提供现有模型的当前性能信息作为参考。更通俗地讲，该方法可以用于定义现有模型的适用性。

实施保留方法的一个实际问题是，与要求数据拆分和随机分配案例的重采样验证相比，确保训练数据和测试数据的适当分离更为直接。此外，如本章第6节所述，用于测量的通用数据集有益于质量保证和再训练。

4　临床验证

在回顾性环境中开发和测试的AI技术的结果可能无法在现实临床环境中实现。AI在临床上的转化常常被技术开发和临床实施之间的分离所混淆，造成了计算机算法和临床诊疗之间的脱节。回顾性或"模拟"设置可能高估了影响，并且无法考虑到现实的临床因素和偏差（McIntosh 等，2021）。采用迭代的、多学科反馈方法进行AI技术的临床整合，是确保AI技术成功应用于患者诊疗领域的关键。直接整合和监测AI技术与人类互动提供了量化的临床反馈指标，可能有助于识别临床应用中的障碍（Elish，2019）。

在严格的技术验证之后，临床验证是临床应用的下一步重要工作。临床验证的目的是确定算法是否适合临床应用，并监测AI对临床环境的影响。

临床采用的量化指标应基于剂量师/计划设计者、肿瘤放射治疗家和医学物理学家在临床治疗计划评估中使用的指标（例如，剂量–体积限制、治疗计划复杂性指标、定量测量等）。然而，临床验证还必须包括由临床专家根据经验和判断进行的定性评价（例如，基于视觉的等剂量分布检查、给定患者临床病史的治疗计划适用性、对剂量–体积直方图中可能没有反映的剂量–体积特征的评估，如剂量热点位置）。在临床应用之前，对这些基于判断的指标进行评估也至关重要的，以避免AI治疗计划的拒绝率升高，以及临床医生和临床团队对该方法失去信任。

回顾性或"模拟"治疗计划审查是临床验证的第一步，有助于评估临床专家的判断和AI是否适合临床应用（图3）。回顾性评价应根据直接用于临床评价的指标和衡量人类专家的判断，以初步了解AI对临床环境的影响。回顾性评价结果也应遵从这样一个事实，即在应用时，临床决策可能会受到纯粹回顾环境的影响而改变。因此，回顾性评价提供了AI临床适用性的上限，因为模拟环境对评价过程有更多可控性，展现了理想化评价设置，不会受到正常诊疗过程中临床时间表、人员变动、同行会诊等可能影响评估过程和结果的众多因素的影响。

有证据表明，AI的临床应用在回顾性和前瞻性设置之间可能存在脱节，（McIntosh 等，2021），因此临床验证必须在临床应用之前包括一个预期部分。AI技术不能直接提供给临床终端用户，需要与临床工作流程相结合，也需要验证。在根据临床AI应用的自动化水平进行的各种评估中，预期临床评估是临床接受和AI安全应用的关键和必要步骤（图4）。

此外，正如一位临床医生为建立AI治疗计划设计模型而策划的数据可能无法涵盖整个临床医生群体的临床实践一样，多终端用户评估的一个自然延伸是多机构评估。尽管这需要考虑更高层次的实施框架（图1），以确保临床实践指南在组织轮廓、临床治疗目标以及用于建模的数据和生成治疗计划所需的输入数据之间保持一致性。

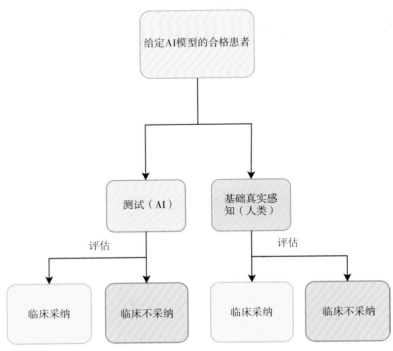

图3　一种用于了解基线 AI 临床可接受性与当前临床基本事实过程（即人类生成的放射治疗计划）的简化框架

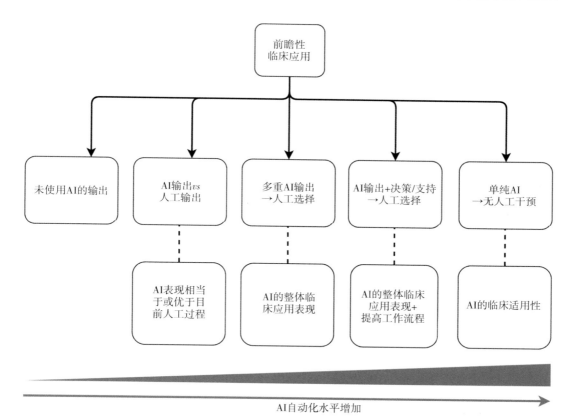

图 4 通过前瞻性的临床 AI 应用，逐步实现治疗计划过程的自动化。根据实施 AI 使用的严格程度和目标，有各种方法来量化 AI 对治疗计划设计的临床适用性。尽管最终的目标可能是一个完全自动化的过程，但应该认识到，当 AI 不能达到临床上可接受的水平时，必须有防止故障发生的方法。显然，让人类专家参与进来，促进关键合作环境，并提供一个合作框架，可以让更多的人采用，至少在最初时候可以获得支持和信任。

5 临床医生的信任、AI的可解释性和偏差

除了技术和临床测试外，AI治疗计划设计的成功整合还需要对终端用户的体验有精细了解，包括剂量师/计划设计者、肿瘤放射治疗医生、医学物理学家，甚至是患者。临床医生往往难以解释AI输出，无法向最终用户提供足够信息。终端用户对AI的预测很难充满信心，因为AI算法往往不能为输出结果提供足够的证据，导致终端用户对AI产生的结果缺乏信任，最终无法在常规临床实践中应用AI。医疗保健提供者不仅期望AI产生的结果有较高的准确性，还期望AI同意其诊疗观点（包括偏差），即使在实践中临床医生间也存在巨大的差异（Challen 等，2019；Parikh 等，2019）。放射治

疗计划具有明确的问题、大量的患者和高度契合的AI工作任务，是未来AI应用的理想空间，不仅可以改善患者的诊疗效果，还可以建立围绕临床医生应用、结果偏差和真实世界影响的集成式AI临床工作流程。

正如AI在所有的医疗应用一样，AI输出缺乏可解释性（"黑匣子"算法），这是临床应用的主要障碍（Holzinger，2018；Holzinger 等，2019）。尽管我们在整个治疗计划设计过程中依赖各种技术和算法，包括图像采集、分割、剂量计算、图像可视化、剂量统计等，但AI算法的输出与其他算法有根本的不同，因为AI预测是从历史数据中学习的，终端用户通常与输出所依据数据的整理过程并不同步。此外，终端用户可能不清楚训练数据是如何专门用于个别患者的。

为了增加对AI应用和临床实施的信任，最重要的是要注重培训所有相关的终端用户，包括剂量师/计划设计者、肿瘤放射治疗医生和医学物理学家。虽然终端用户不需要了解AI算法所有的技术细节，但如果对算法的临床适用性有了共同理解，信任度就会增加，包括预期或可能失败的情况（Cutillo 等，2020）。可解释AI的前期设计，例如对预测得分、离群值标记或热图的置信度，将提高结果透明度和终端用户对算法的信任（HaibeKains 等，2020）。可解释的AI接口应该使用与AI相同的框架，并在整个应用过程中需要大量终端用户（即医生）的输入（Luo 等，2019）。

为了解AI的临床适用性，在临床应用AI进行治疗计划设计最后考虑的一点是衡量医生对AI偏差的容忍度（图5）。通过医生偏见，对AI进行主观上的基本评估可以获得医生终端用户对AI的看法以及影响AI评估结果的临床决策，来区分对AI算法、数据或技术缺陷的容忍度。显然，医生的偏差分析并不是临床应用的要求；然而，在对AI进行初步评估情况下，捕获整个决策过程的能力可以将基于客观测量的治疗计划质量与考虑如何生成治疗计划的质量（AI与人类）区分开来。

医生偏差分析可以获得医生可接受标准的变化，并提供对临床实践与所要遵循的既定临床方案的分析。这最终将提供数据来支持进一步标准化的要求，以及临床方案的变化，并有可能暴露出AI治疗计划设计中以前没有引入真实感知的缺陷。

AI应用的最终目标是提高治疗计划设计的质量，就像所有医学方面一样，如果在技术上或客观上优于既往的患者治疗计划的AI治疗计划之间存在分离并且存在差距，那么在实践中，AI的应用必然失败，而医生的偏差分析可以很容易地量化这种差距。

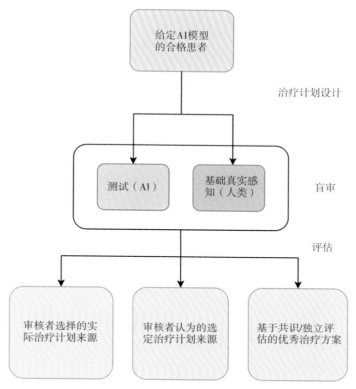

图 5　研究设计中对理解和评估倾向或反对 AI 的偏差要求。（1）提供一个框架，其中医生以盲审方式审查 AI 和人类生成的治疗计划。（2）医生对治疗计划来源的认知（AI 与人类）。（3）对实际优秀治疗计划的独立评估（包括以下一项或多项：量化指标、小组共识审查、独立审查等）。这一框架能够使用如上所述的 AUC 进行量化。

6　AI治疗计划实施的特殊考虑

很明显，AI为工作流程整合和临床实施带来了新挑战，与既往应用在放射治疗计划设计中的技术不同。放射治疗计划设计过程和生成更高质量治疗计划的技术正在不断实现自动化，同时也更加复杂。AI和在治疗计划中引入优化技术有相似之处，然而，即使应用了优化方法，这个过程仍然高度依赖手动，即使终端用户不理解他们的决策是如何用于优化算法的底层逻辑的，仍需要终端用户了解优化方法如何工作。有了AI，类似的手动工作在终端用户生成治疗计划之前就可以完成，包括算法开发、数据整理和算法测试。AI上游的人工工作的转变也突显了优化和AI在工作流程中的根本区别。优化方法为终端用户提供了一个通用工具，可应用于几乎所有需要计划的治疗。相比之下，AI对终端用户来说更严格，因为AI模型直接与特定的治疗计划要求联系在一起。这些临床工作流程为下游临床实施引入了不同影响因素：

（1）数据整理： AI模型的开发需要在相似患者的临床权衡决定时保持一致，这可能是人类偏见驱动临床决定的结果。

（2）标准化数据输入：保持AI模型训练的输入数据与要使用AI的新患者之间的一致性至关重要。轮廓勾画实践中的不一致，包括/排除勾画靶区和器官，以及包括尚未用于临床的重要器官，都可能使模型不适用（如第2节所述）。

（3）稳定性偏差：对于一个给定的AI模型，训练数据是静态的，但临床实践会随着时间的推移而不断变化，包括具有可接受不同偏差的临床团队，临床方案较大和较小的修改，以及设备变化带来的剂量分布差异。

（4）AI模型的适用性： AI模型通常是针对特定临床情况使用，因此必须了解模型的局限性（例如，使用针对一种剂量分布训练的AI模型应用于不同剂量分布的治疗计划）可能会产生潜在的不利输出（如下文第7节所述）。

（5）自动化偏差：医生支持或反对AI（如第4节所述），使人们能够更好地理解由模型和算法限制导致AI失败的结果，这些限制可以通过数据或其他更好的方法进行改进。

7 质量保证、再训练和维护

最佳临床实践和工作流程一直在变化，这为ML模型的应用和长期使用带来了极大的阻碍。不同机构的临床治疗计划实践差异很大，在技术和临床管理进步的推动下可以快速发展。

因此，ML模型的初始技术和临床验证在应用前必须不断进行验证。尽管放射治疗计划设计强有力的质量保证在肿瘤放射治疗中具有重要历史意义，但还没有确立对ML治疗计划设计方法的训练、验证和测试的系统方法（Kalet等，2020）。

还应该定期对照原始模型对现有模型进行测试，以确保新数据的引入不会对结果产生不利影响。这代表了优化方法和AI之间的另一个根本区别（如第5节所述）。没有正式分析的情况下，优化算法的质量保证过程通常是受限的。终端用户有责任确立优化空间并建立优化所需的感兴趣区域，设定目标和权重，以及在优化迭代之间评估治疗计划。应用AI时，随着模型建立或重新训练，需要一个正式的过程来确保模型可以模拟预期的临床实践。

质量保证过程中的一个基本步骤是要了解不合格病例或没有提供充分临床结果的失败病例的原因。实际上在符合协议的情况下，失败可能是由于训练数据的局限性，并且失败的样本为训练提供了一个新的有用数据来源。在其他情况下，可能因为模型并不适用实际情况，或者没有足够/缺失数据导致失败。在这种情况下，该样本可能不适用于任何当前或未来的模型。

有几种方法可以用于确保对给定AI治疗计划模型的维护。最基本的要求是，添加数据（图6）或从模型中删除数据不应降低已被临床团队接受的先前的性能。因此，应该保留一组代表临床表现正常变化的患者，以便在模型的整个生命周期内用于测试，并且这些患者可以很容易地由多个终端用户进行随时审查（最好是进行端对端的比较）。重新训练有可能改变某些病例的输出，而其他病例即使从数量的角度来看也不会改变（例如，评估剂量-体积的临床标准），并且变化的限制在第一次评估时必须建立好。例如，基于（1）低于标准值预定百分比的剂量-体积标准限值和（2）仍通过临床可接受标准剂量-体积限值的模型之间治疗计划的改变是可以接受的。此外，基于图像的指标，如γ指数、等剂量线相关的Dice相似系数或剂量-体积直方图曲线的整体评估。这些将提供进一步的技术评估指标，以了解模型更新前后治疗计划之间的差异。如果根据既定标准，重新训练的模型与以前的模型不同，则需要进一步训练或恢复到以前的模型。

模型维护和质量保证评估的第二层次应包括临床审查，以了解用更新的模型生成的治疗计划的质量，该模型无法用定量指标来评估。与上述评估类似，可以使用相同的患者测试集来确保更新后模型生成的临床治疗计划是可接受的。

质量保证、维护和重新训练的一个潜在考虑因素是临床实践可能随着时间的推移而发生变化，并可以合并到用于模型训练的数据中。靶区与OAR轮廓勾画实践的变化，包括靶区外扩边界的变化或器官轮廓勾画的差异，可能会在数据中引入不希望看到的变化，从而产生用于重新训练的劣质模型（Conroy 等，2021）。此外，包括或排除器官和/或靶区也可能对新模型治疗计划质量产生不利影响。这对评估来说是一个特别大的挑战，因为治疗计划的测试集数据可能没有这些额外的器官和/或靶区用于分析。

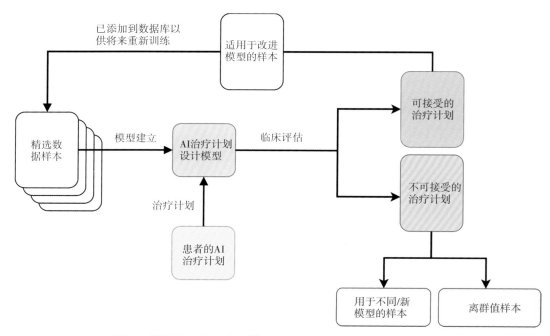

图 6　质量保证（QA）、模型再训练和维护的一般简化框架。

上述结构建立了治疗计划，对未来的模型再训练很有帮助，并提高了模型的性能。对于那些被认为是临床上不可接受或质量低于可用于决策的治疗计划，样本可用于建立一个全新模型，或可用于补充现有模型一致性的验证。在所有情况下，都必须建立质量保证程序，以确保数据整理的准确性。还应对样本随时间的变化进行中期分析，以了解随着时间的变化临床实践中是否存在偏差。删除相对较旧的数据是一个有效的解决方案（移动平均）。

8　结论

　　基于AI的放射治疗计划设计有许多性能优越的技术解决方案，然而，这些算法作为标准的临床诊疗标准的使用率仍然很低。基于AI的治疗计划设计在现实世界的临床应用中所面临的挑战包括：在临床环境中的适用性、获取临床医生的信任、工作流程的整合，以及缺乏关于算法维护、测试和重新训练的指导。必须制定适宜的解决策略并将其落实到临床常规流程中，以确保安全有效地使用AI进行放射治疗计划设计。

参考文献

Challen, R., Denny, J., Pitt, M., Gompels, L., Edwards, T., & Tsaneva-Atanasova, K. (2019). Artificial intelligence, bias and clinical safety. *BMJ Quality & Safety*, *28*(3), 231–237. https://doi.org/10.1136/bmjqs-2018-008370.

Conroy, L., Khalifa, A., Berlin, A., McIntosh, C., & Purdie, T. G. (2021). Performance stability evaluation of atlas-based machine learning radiation therapy treatment planning in prostate cancer. *Physics in Medicine & Biology*, *66*(13), 134001. https://doi.org/10.1088/1361-6560/abfff0.

Cutillo, C. M., Sharma, K. R., Foschini, L., Kundu, S., Mackintosh, M., & Mandl, K. D. (2020). Machine intelligence in healthcare — perspectives on trustworthiness, explainability, usability, and transparency. *Npj Digital Medicine*, *3*(1), 47. https://doi.org/10.1038/s41746-020-0254-2.

Elish, M. C. (2019). Moral crumple zones: Cautionary tales in human-robot interaction. *Engaging Science, Technology, and Society*, *5*, 40. https://doi.org/10.17351/ests2019.260.

Gaube, S., Suresh, H., Raue, M., Merritt, A., Berkowitz, S. J., Lermer, E., Coughlin, J. F., Guttag, J. V., Colak, E., & Ghassemi, M. (2021). Do as AI say: Susceptibility in deployment of clinical decision-aids. *Npj Digital Medicine*, *4*(1), 31. https://doi.org/10.1038/s41746-021-00385-9.

Haibe-Kains, B., Adam, G. A., Hosny, A., Khodakarami, F., Waldron, L., Wang, B., McIntosh, C., Goldenberg, A., Kundaje, A., Greene, C. S., Broderick, T., Hoffman, M. M., Leek, J. T., Korthauer, K., Huber, W., Brazma, A., Pineau, J., Tibshirani, R., Hastie, T., … Aerts, H. J. W. L. (2020). Transparency and reproducibility in artificial intelligence. *Nature*, *586*(7829), E14–E16. https://doi.org/10.1038/s41586-020-2766-y.

He, J., Baxter, S. L., Xu, J., Xu, J., Zhou, X., & Zhang, K. (2019). The practical implementation of artificial intelligence technologies in medicine. *Nature Medicine*, *25*(1), 30–36. https://doi.org/10.1038/s41591-018-0307-0.

Hollon, T. C., Pandian, B., Adapa, A. R., Urias, E., Save, A. V., Khalsa, S. S. S., Eichberg, D. G., D'Amico, R. S., Farooq, Z. U., Lewis, S., Petridis, P. D., Marie, T., Shah, A. H., Garton, H. J. L., Maher, C. O., Heth, J. A., McKean, E. L., Sullivan, S. E., Hervey-Jumper, S. L., … Orringer, D. A. (2020). Near real-time intraoperative brain tumor diagnosis using stimulated Raman histology and deep neural networks. *Nature Medicine*, *26*(1), 52–58. https://doi.org/10.1038/s41591-019-0715-9.

Holzinger, A. (2018). From machine learning to explainable AI. *DISA 2018 — IEEE World Symposium on Digital Intelligence for Systems and Machines, Proceedings*, 55–66. https://doi.org/10.1109/DISA.2018.8490530.

Holzinger, A., Langs, G., Denk, H., Zatloukal, K., & Müller, H. (2019). Causability and explainability of artificial intelligence in medicine. *WIREs Data Mining and Knowledge Discovery*, *9*(4), 1–13. https://doi.org/10.1002/widm.1312.

Hong, J. C., Eclov, N. C. W., Dalal, N. H., Thomas, S. M., Stephens, S. J., Malicki, M., Shields, S., Cobb, A., Mowery, Y. M., Niedzwiecki, D., Tenenbaum, J. D., & Palta, M. (2020). System for High-Intensity Evaluation During Radiation Therapy (SHIELD-RT): A prospective randomized study of machine learning–directed clinical evaluations during radiation and chemoradiation. *Journal of Clinical Oncology*, *38*(31), 3652–3661. https://doi.org/10.1200/JCO.20.01688.

Kalet, A. M., Luk, S. M. H., & Phillips, M. H. (2020). Radiation therapy quality assurance tasks and tools: The many roles of machine learning. *Medical Physics*, *47*(5), 1–10. https://doi.org/10.1002/mp.13445.

Luo, Y., Tseng, H.-H., Cui, S., Wei, L., Ten Haken, R. K., & El Naqa, I. (2019). Balancing accuracy and interpretability of machine learning approaches for radiation treatment outcomes modeling. *BJR|Open*, *1*(1), 20190021. https://doi.org/10.1259/bjro.20190021.

Mayo, C. S., Moran, J. M., Bosch, W., Xiao, Y., McNutt, T., Popple, R., Michalski, J., Feng, M., Marks, L. B., Fuller, C. D., Yorke, E., Palta, J., Gabriel, P. E., Molineu, A., Matuszak, M. M., Covington, E., Masi, K., Richardson, S. L., Ritter, T., … Yock, T. I. (2018). American Association of Physicists in Medicine Task Group 263: Standardizing nomenclatures in radiation oncology. *International Journal of Radiation Oncology *Biology *Physics*, *100*(4), 1057–1066. https://doi.org/10.1016/j.ijrobp.2017.12.013.

McCarroll, R. E., Beadle, B. M., Balter, P. A., Burger, H., Cardenas, C. E., Dalvie, S., Followill, D. S., Kisling, K. D., Mejia, M., Naidoo, K., Nelson, C. L., Peterson, C. B., Vorster, K., Wetter, J., Zhang, L., Court, L. E., & Yang, J. (2018). Retrospective validation and clinical implementation of automated contouring of organs at risk in the head and neck: A step toward automated radiation treatment planning for low- and middle-income countries. *Journal of Global Oncology*, *4*, 1–11. https://doi.org/10.1200/jgo.18.00055.

McIntosh, C., Conroy, L., Tjong, M. C., Craig, T., Bayley, A., Catton, C., Gospodarowicz, M., Helou, J., Isfahanian, N., Kong, V., Lam, T., Raman, S., Warde, P., Chung, P., Berlin, A., & Purdie, T. G. (2021). Clinical integration of machine learning for curative-intent radiation treatment of patients with prostate cancer. *Nature Medicine*, 27(6), 999–1005. https://doi.org/10.1038/s41591-021-01359-w.

McIntosh, C. & Purdie, T. G. (2016). Contextual atlas regression forests: Multiple-atlas-based automated dose prediction in radiation therapy. *IEEE Transactions on Medical Imaging*, 35(4), 1000–1012. https://doi.org/10.1109/TMI.2015.2505188.

Nimri, R., Battelino, T., Laffel, L. M., Slover, R. H., Schatz, D., Weinzimer, S. A., Dovc, K., Danne, T., & Phillip, M. (2020). Insulin dose optimization using an automated artificial intelligence-based decision support system in youths with type 1 diabetes. *Nature Medicine*, 26(9), 1380–1384. https://doi.org/10.1038/s41591-020-1045-7.

Obermeyer, Z., Powers, B., Vogeli, C., & Mullainathan, S. (2019). Dissecting racial bias in an algorithm used to manage the health of populations. *Science*, 366(6464), 447–453. https://doi.org/10.1126/science.aax2342.

Parikh, R. B., Teeple, S., & Navathe, A. S. (2019). Addressing bias in artificial intelligence in health care. *JAMA*, 322(24), 2377. https://doi.org/10.1001/jama.2019.18058.

Saria, S. & Subbaswamy, A. (2019). *Tutorial: Safe and Reliable Machine Learning*. arXiv, abs/1904.07204.

Shah, N. H., Milstein, A., & Bagley, PhD, S. C. (2019). Making machine learning models clinically useful. *JAMA*, 322(14), 1351. https://doi.org/10.1001/jama.2019.10306.

Tonekaboni, S., Joshi, S., McCradden, M. D., Goldenberg, A., & Ai, A. G. (2019). What clinicians want: Contextualizing explainable machine learning for clinical end use. In F. Doshi-Velez, J. Fackler, K. Jung, D. Kale, R. Ranganath, B. Wallace, & J. Wiens (Eds.), *Proceedings of the 4th Machine Learning for Healthcare Conference* (Vol. 106, pp. 359–380). PMLR.

Topol, E. J. (2019). High-performance medicine: The convergence of human and artificial intelligence. *Nature Medicine*, 25(1), 44–56. https://doi.org/10.1038/s41591-018-0300-7.

Wiens, J., Saria, S., Sendak, M., Ghassemi, M., Liu, V. X., Doshi-Velez, F., Jung, K., Heller, K., Kale, D., Saeed, M., Ossorio, P. N., Thadaney-Israni, S., & Goldenberg, A. (2019). Do no harm: A roadmap for responsible machine learning for health care. *Nature Medicine*, 25(9), 1337–1340. https://doi.org/10.1038/s41591-019-0548-6.

Wijnberge, M., Geerts, B. F., Hol, L., Lemmers, N., Mulder, M. P., Berge, P., Schenk, J., Terwindt, L. E., Hollmann, M. W., Vlaar, A. P., & Veelo, D. P. (2020). Effect of a machine learning-derived early warning system for intraoperative hypotension vs standard care on depth and duration of intraoperative hypotension during elective noncardiac surgery: The HYPE randomized clinical trial. *JAMA — Journal of the American Medical Association*, 323(11), 1052–1060. https://doi.org/10.1001/jama.2020.0592.

第 12 章

人工智能在基于患者种族基因分型进行放射治疗毒性风险预测的应用

Jung Hun Oh，Sangkyu Lee，Maria Thor and Joseph O. Deasy

摘要

对正常组织的额外照射可能会导致损伤，从而降低肿瘤患者的生活质量。毒性风险的可变性被认为是多因素的，涉及到患者特定遗传学、剂量-体积水平和其他风险因素。遗传学和放疗（RT）引发的毒性之间的联系，被称为放射基因组学，已经得到了越来越多的关注。传统统计分析主要集中在不考虑变异之间的非线性相互作用的情况下，检验单个遗传变异的影响。作者已经证明，包括机器学习在内的人工智能（AI）方法可以有效地利用大规模的遗传变异［例如，单核苷酸多态（SNPs）］，并考虑基因标记中那些复杂的相互作用。此外，采用新颖的生物信息网络技术建模分析可以识别与组织特异毒性相关的关键基因。遗传预测模型的下一个挑战将是整合遗传学和RT剂量-体积因素。这样的模型可以识别出毒性反应的高危患者，从而提供个性化、针对风险的治疗计划设计。在这一章中，作者回顾了多个终点结果，得出了相当一部分接受RT治疗患者可用的优势比分层。放射基因组学的进展缓慢，主要是由于缺乏数据集以及其他分析障碍。本章讨论了在处理全基因组变异时需要解决的问题。最后，还展望了未来如何通过将遗传基因组学与RT剂量-体积因素相结合来预测RT引起的毒性风险，以指导个体化RT治疗。

Department of Medical Physics, Memorial Sloan Kettering Cancer Center, New York NY, USA

1   概述

许多正常组织并发症概率（NTCP）模型用于预测放射治疗（RT）引起症状性的并发症，最终目的是指导特定风险的个体化放射治疗计划（Marks 等，2010）制定与实施。放疗诱发毒性反应的风险是多因素的，包括放疗剂量、合并疾病以及遗传因素（Kerns 等，2010）。研究人员已经在全基因组水平上将RT引起的毒性风险与生物遗传变异之间进行关联，以确定可信的生物标志物，同时进一步了解患者特定的放射敏感性（West 等，2014）。成立于2009年的放射基因组学联盟（RGC）加速了这一研究领域的发展（West & Rosenstein，2010；West 等，2010）。放射基因组学的研究是基于表型或性状的差异归因于个体遗传变异的程度。放射基因组学一词在这里用来指对遗传变异和放疗毒性的研究（注："放射基因组学"一词的另一种用法是指肿瘤影像组学特征和基因组特征之间的关系）。

正常组织受到辐射损伤后的修复过程非常复杂，涉及不同规模的分子和细胞间协调处理过程，并取决于组织类型和宿主的其他特征（Denham & Hauer-Jensen，2002）。与其他复杂的表型或性状一样，辐射反应依赖许多影响较小的遗传变异（Sun 等，2021；Yang 等，2010）。因此，寻找具有较大影响的单一基因变异的方法大多是徒劳的。尽管已经确定了一些变异因果，但只适用于给定等位基因的一小部分人群（Kerns 等，2020）。研究人员的假设在多项研究中得到证实，通过对不同基因组区域中许多（数十甚至数百）遗传变异的微小影响进行分层，可以构建鲁棒的预测模型。需要特别提示的是，研究人员专注于生殖细胞携带的常见遗传变异［单核苷酸多态（SNPs）］，而不是罕见变异（Pitter 等，2021）。一个成功的模型不会局限于因果遗传因素；如果总体预测性能得到验证和保证准确，可以产生临床可用的优势比（最安全的1/3患者和最危险的1/3患者以常规方式治疗的优势比大于2），则可以达到成功标准。机器学习/人工智能（AI）非常适合这项任务。此外，正如作者将讨论的那样，所产生的模型可以使用生物信息学网络方法来解释，识别关键的生物标志物。

在这一章中，作者回顾了AI在大规模遗传变异预测建模中的应用，并进一步建议在放射基因组学研究中使用这种建模方法，综合纳入的遗传变异和剂量-体积因素来对患者进行分层，以预测RT引起的毒性，潜在目的是指导个体化治疗计划的制定与实施。

2　GWAS机器学习方法

典型的全基因组关联研究（GWAS）分析研究了来自多个个体的整个基因组的常见变异及其与目标性状或表型之间的统计关联性。统计分析和机器学习是GWAS分析中最常使用的两种主要方法。在这一部分，作者首先概述统计分析方法，然后是GWAS中使用的基于机器学习的建模方法。

2.1　统计分析方法

传统的统计分析经常被用来确定与某一性状或表型密切相关的遗传易感基因。给定SNPs关联的统计能力取决于总体样本中出现的频率、影响大小和终点事件的数量。为了计算每个SNPs的个体显著性，采用卡方检验或回归分析进行单变量单SNP-性状关联分析。被称为高危预测因子的临床变量可以被添加到单变量回归分析中，以调整单个SNPs的P值。关联度由所谓的曼哈顿图或QQ（分位数–分位数）曲线图表示。总体而言，大多数假定的风险基因具有较小效应（优势比<1.5）（Hindorff 等，2009）。在统计分析方法中，可以在GWAS之前进行效能计算，以计算有效样本量，获得足够的统计效力，同时将假阴性和假阳性结果降至最低（Hong & Park，2012）。在下文中，描述了GWAS分析中的考虑事项。

2.1.1　多重假设检验

多重假设检验是GWAS的一个主要问题，因为同时测试了大量的SNPs。Bonferroni修正法和置换检验是处理这一问题的常用方法（Hendricks 等，2014）。置换检验是控制I类错误（假阳性结果）的一般技术，其在样本之间随机地重新分配端点值以判断随机相关的可能性。然而，对于高通量数据，置换测试的计算成本很高。相比之下，Bonferroni校正只是多个测试在统计上独立假设下调整标准P值的阈值。Bonferroni校正在GWAS中被广泛使用，但其过于保守。Bonferroni分析可能导致单个SNPs关联的过度校正，原因是由于整个基因组的连锁不平衡（LD）而部分相关的非独立SNPs导致（Kang 等，2018）。当基因分型数据被归入时，这种情况会进一步加剧，会增加 LD 区块内的SNPs的数量（Bohmanova 等，2010）。

2.1.2　群体结构校正

群体样本分层是GWAS的一个关键问题。当研究群体中存在等位基因频率的系统性遗传差异时，会导致虚高的假阳性和假阴性错误率，群体样本分层就显得非常重要

（Hellwege 等，2017；Naret 等，2018）。因此，在关联测试之前，对人群分层的修正非常重要。通常，将描述样本人群遗传结构的几个主成分在回归建模中作为协变量，从而可以校正单变量关联的P值（Price 等，2006）。

2.1.3　基因分型

目前的GWAS阵列通常会在每个血液样本上产生100万个基因类型。然而，全基因组中的SNPs数量要多得多。为了改善基因组覆盖率和增加较高的潜在关联的能力，广泛使用了基因型填充，这导致有1000多万个未分型的SNPs使用了共同的群体参考（Malhotra 等，2014；Marchini & Howie，2010；Pei 等，2010）。尽管基因填充是关联分析中提高统计能力的强大工具，但如上所述，其进一步增加了P值校正的挑战（Schurz 等，2019）。填充还促进了多项研究的统合分析，其中使用了不同的GWAS数组。在填充后，填充变异的质量控制很重要。这包括去除填充率低的SNPs（例如，R2＜0.3），以及去除人群中不常出现的SNPs，被称为次要低频率等位基因（MAF）。通常不考虑MAF低于5%的SNPs截止点。PLINK软件工具对于GWAS数据的处理非常有用，包括质量过滤和计算有效的显著性检验（Purcell 等，2007）。两个公开的填充服务器：TOPMed填充服务器（https：//imputation.biodatacatalyst.nhlbi.nih. gov）和密歇根填充服务器（https：//imputationserver.sph. umich.edu）；两者都提供了一个用户友好的基因型填充界面，并且都使用Minimac4算法进行基因型填充（Das 等，2016）。

2.1.4　精细图谱

筛选局部基因组等位变异的SNPs被称为"tag SNPs"。因此，tag SNPs可用来重构没有筛选过的SNPs（Hyten 等，2007；Ilhan & Tezel，2013）。值得注意的是，从GWAS中选出的有效SNPs并不一定就是所需要的，而是真正与基因组LD结构相关的SNPs（Stram，2004）。因此，GWAS之后通常是post-GWAS处理，根据tag SNPs及其周围基因组结构找到的SNPs，称为"精细图谱"（Spain & Barrett，2015）。这是可以通过测试来自SNPs的GWAS信号来实现的，通常采用Haploview软件对LD中的tag SNP进行同区域的统计（Barrett，2009）。精细图谱的两个主要定量方法是惩罚性逻辑回归和贝叶斯方法，这两种方法都可以用于联合分析tag SNPs附近的SNPs，并产生较小的推定因果SNPs（惩罚性逻辑回归）或因果SNPs的后验概率（贝叶斯方法）。有关这些方法的更多细节，可以在 Schaid等的一篇综述论文中找到（Schaid 等，

2018）。

2.2　机器学习方法

2.2.1　选择基因组特征作为模型建立的输入项

虽然统计学方法寻求高的置信度，即所识别的SNPs至少在统计上与患者群体的终点有关，但机器学习建模可以采取一种公正、综合的方法来建立预测模型。在使用机器学习方法时允许不强调SNP识别，同时增强了建立更鲁棒预测模型的能力。然而，大量的SNPs需要减少特征。幸运的是，确定大量但不太多的SNP作为模型建立输入的单变量方法是一种实用的方法。

2.2.2　验证机器学习模型

关于模型验证的最佳方法，人们很难达成共识。大多数研究都会为模型的最终测试保留数据。这可以是未与模型构建数据混合的第二个数据集，也可以是随机采样的独立数据集的一小部分。由于模型固定时对数据需求减少，因此通常用于验证的数据较少。7∶3的划分比例是一种常见方法。在用于模型建立的70%数据中，将数据重复地划分为类似训练/测试集很常见。大多数机器学习算法都需要固定参数用于模型，这些参数被称为 "超参数"。然后，通过数据多次重排，拆分训练/测试数据进行模型的建立。通过测试集的结果逐步修改或锁定超参数。深入研究训练/测试策略的通常做法是使用交叉验证方法来估计性能。在所谓的k折交叉验证方法中，数据被分成大小相等的k个亚组（Koul 等，2018）。在每个迭代中，k-1个亚组样本用于模型拟合，其余样本用于模型性能评估，对每个组重复该过程。特别是，当数据中样本数量较少时，可以使用留一交叉验证的方法，其中k=n（样本数量）。（Cheng 等，2017）。自举是另一种重采样方法，其使得通过替换从整个数据中随机选择的训练样本，并使用不属于训练数据的样本来进行测试。

2.2.3　从GWAS中开发预测特征的方法

目前科学家们已经提出了几种机器学习方法来建立多SNP模型的GWAS预测，作者对此进行了综述。

2.2.3.1　支持向量机

Wei等（2009）使用支持向量机（SVM）方法来预测1型糖尿病的患病风险，使用GWAS作为数据集并在独立数据集上验证模型，两者获得的曲线下面积（AUC）约为0.84（Wei 等，2009）。Kim 等（2013）提出了一种GWAS的预测方法，包括两个步骤：（a）基于针对隐性、加性和显性模型的最大三个趋势检验统计量，使用MAX检验来识别每个SNPs的遗传模型；（b）使用基于SNPs的惩罚支持向量机建立最终的预测模型（Kim 等，2013）。Mittag等（2012）使用几种学习方法对惠康信托病例对照联合会（WTCCC）的七种疾病进行了GWAS分析，发现机器学习方法的预测能力基本相似，因此建议为 GWAS建立简单模型，如线性SVMs，以获得更好的模型解释（Mittag et al、2015）。

2.2.3.2　惩罚性逻辑回归

在另外一项研究中，Wei等（2013）采用带有L1惩罚的逻辑回归模型来建立炎症性肠病的预测模型。由于L1正则化模型的优点，在拟合预测模型时，具有高度相关的冗余SNPs，特别是在连锁不平衡（LD）内，可能被过滤掉（Wei 等，2013）。因此，该方法具有同时执行特征选择和预测建模的优点。因此，惩罚性逻辑回归除非常适合作为其他机器学习方法应用之前的过滤步骤此外，还可根据L1系数值估计SNPs效应大小可以量化单个SNPs的贡献。Yang等（2020）介绍了一种辅助调整置换程序，用于联合多SNP回归模型中选择L1 LASSO（最小绝对收缩和选择算子）调整参数，以识别与表型相关的SNPs（Yang 等，2020）。最近，Nouira和Azencott（2022）开发了一种多组任务的LASSO方法，MuGLasso，用于总体GWAS数据的多变量分析（Nouira & Azencott，2022）。在这个方法中，特征选择是在LD组级别进行，每个任务对应一个子群。

2.2.3.3　随机森林模型

随机森林是GWAS中使用最广泛的机器学习方法（Botta 等，2014；Cosgun 等，2011；Nguyen 等，2015；Oh 等，2017），非常适合于具有许多可能预测值和非线性相互作用的无偏模型构建。随机森林算法是一种集成方法，其为每个应用程序建立一组决策树（Denisko和Hoffman，2018）。在森林构建中，有两个随机选择过程起作用。每棵树由基于单变量的决策节点组成，使用自举数据进行随机采样和替换，其样本数量与原始数据相同。特征选择中的随机过程是在每个节点分裂处选择随机特征子集，同时选择产生最小方差的SNP特征。通过建立这种决策树的 "森林"，该模型产生了无偏估计及预测，尽管任何一棵树都不适合随机抽样数据。相应地，单个SNPs和决策树并不主导预测结果。Nguyen等（2015）提出了GWAS的两阶段随机森林方法（Nguyen 等，2015）。在第一步中，计算SNPs的重要性分数，并根据注入的SNPs最大重要性计算*P*值，从而识别与信息有关和无关的SNPs。然后，在随机森林建模过程中只使用与信息有关的SNPs。Botta等（2014）提出一种基于树状结构的集成方法，称为T-Trees，目的是考虑在LD跨全基因组变异中观察到相关结构，该方法用同一区块的几个SNPs上多变量非线性分裂函数取代了单变量线性分裂函数（Botta 等，2014）。Cosgun等（2011）测试了几种机器学习方法，包括随机森林回归、增强回归树和支持向量回归，以GWAS为数据基础建立一个非裔美国人华法林维持剂量的预测模型（Cosgun等，2011）。在各种华法林剂量反应试验中，包含200个SNPs的随机森林回归方法的预测准确率最高。

2.2.3.4　深度学习

最近开发了多种深度学习方法用于GWAS分析和预测。Mieth等（2021）引进了一种基于深度学习的方法，称为DeepCOMBI，以确定GWAS中SNP-表型关联（Mieth等，2021）。在这种建模方法中，采用了分层相关性传播（LRP）方法来计算SNPs的相关性分数，并仅对基于相关性分数选择的一组SNP进行了关联统计测试（Bach 等，2015）。Sun等（2020）提出了一个基于多隐含层Cox的生存模型，该模型采用了前馈深度学习神经网络（DNN），其中最后一个输出层产生一个预后指数（Sun 等，2020）。Arloth等（2020）提出了一种深度学习模型，称为DeepWAS，其可以识别疾病/性状相关的潜在SNPs（Arloth 等，2020）。

2.2.3.5　基于网络分析

使用网络表示生物基因作用的基本前提是，功能相关的基因或基因座［通过基因-基因相互作用、路径或表达数量性状的基因座（eQTL）］更有可能具有因果联合效应（Oti & Brunner，2007）。Azencott等（2013）提出了一种基于网络的方法，称为SConES，利用最小切割重组来识别底层网络下与表型相关的遗传基因座集合（Azencott 等，2013）。在他们的研究中，提出了三种网络类型：（a）基因组序列网络，其中基因组相邻SNPs连接在一起；（b）基因成员网络，其中邻近相同基因的SNPs连接在一起；（c）基因相互作用网络，其中与基因-基因相互作用网络相关的两个基因的SNPs连接在一起。表1总结了应用于GWAS的各种机器学习方法。

表 1 GWAS 中使用的机器学习方法

方法	算法	疾病 / 特征	参考文献
SVM		1 型糖尿病	(Wei et al., 2009)
SVM		慢性粒细胞白血病	(Kim et al., 2013)
SVM		WTCCC	(Mittag et al., 2015)
LASSO		严重性肠病	(Wei et al., 2013)
LASSO		心血管疾病	(S. Yang et al., 2020)
LASSO	MuGLasso	乳腺癌	(Nouira & Azencott, 2022)
RF		华法林剂量	(Cosgun et al., 2011)
RF	T-Tress	WTCCC	(Botta et al., 2014)
RF	ts-RF	帕金森和阿尔茨海默病	(Nguyen et al., 2015)
RF	PRFR	前列腺癌放射治疗毒性反应	(Oh et al., 2017)
DL		老年性黄斑变性	(T. Sun et al., 2020)
DL	DeepWAS	多发性硬化，重度抑郁障碍，身高	(Arloth et al., 2020)
DL	DeepCOMBI	WTCCC	(Mieth et al., 2021)
Network	SConES	拟南芥开花时间表型	(Azencott et al., 2013)

注：WTCCC：惠康信托病例对照联合会；WVM：支持向量机；LASSO：最小绝对收缩和选择算子；RF：随机森林；DL：深度学习

2.3 机器学习和统计分析的混合方法

Oh等（2017）在GWAS中提出了一种将统计分析与机器学习相结合的混合方法（Oh 等，2017），称为预条件随机森林回归（PRFR）。首先，在建模之前，目标端点单变量P值大于0.001的SNPs被排除，使问题易于处理。与全基因组的显著性水平（通常为5×10^{-8}）相比，这个P值阈值适中，选择这个阈值是为了将大量的SNPs减少到一个合理范围（500～2000），同时具有尽可能多的潜在生物标志物。机器学习阶段从一个称为预条件的步骤开始，用于解释人口结构。然后是将观察到的结果改变为"预条件"的结果，以便包含每个患者的更多信息。用有监督的主成分分析（SPCA）来执行以下步骤：使用训练数据中原始二进制输出相关的高排名的SNP（数百个）计算主成分（PCs）。在逻辑回归中加权由此产生少数PC结果，就会得到调整后的 "预设结果"，然后将这个"预设结果"用于随机森林回归建模。这个思路通过将二元结果改变为更像预期平均结果来产生输出信息。与其他替代方法相比，PRFR方法已在几个GWAS肿瘤治疗相关结果方面显示出了更好的预测性能，包括前列腺癌放射治疗后晚期直肠出血（Oh 等，2017）、勃起功能障碍（Oh 等，2017）、前列腺癌的泌尿生殖毒性（Lee 等，2018），乳腺癌治疗引起的疲劳（Lee 等，2020），以及与RT相关的对侧乳腺癌发病风险等（Lee 等，2020）。

图1展示了PRFR与其他方法在前列腺癌治疗后直肠出血、勃起功能障碍和泌尿生殖系统毒性（尿滴沥）预测方面的性能比较。对于所有端点，**PRFR** 的性能最高、标准差最小，这表明了其可靠性。请注意，所有模型都是用额外的验证数据（建模未使用）进行测试。根据预测结果对患者分为6组，1组为最低风险组，6组为最高风险组。如图2所示，对于所有的端点，预测发病率和观测发病率之间的一致性良好，显示了有希望的治疗优势比。

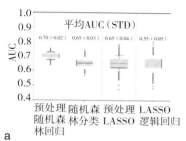
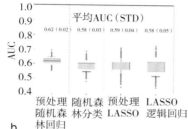
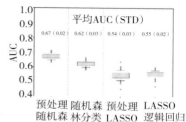

图 1　PRFR（预设条件的随机森林回归）与其他方法在前列腺癌患者治疗后（a）直肠出血、（b）勃起功能障碍和（c）泌尿生殖系统毒性（尿滴沥）的验证数据在额外验证数据上的性能比较。STD：标准差；AUC：曲线下面积；LASSO：最小绝对收缩率和选择运算符。经许可转载自 Oh 等（2017）。

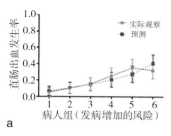
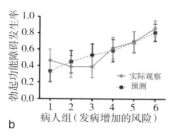
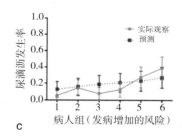

图 2　在验证数据集上比较结果（a）直肠出血，（b）勃起功能障碍，和（c）泌尿生殖系统毒性（尿滴沥）等的预测发病率和实际发病率比较。误差条表示标准误差。经许可转载自 Oh 等（2017）。

2.4　在NTCP模型中集成剂量–体积指标和遗传因素

为了更好地指导RT治疗计划制定，除了RT剂量外，开发准确的NTCP预测模型至关重要。该模型使用遗传风险因素外的补充信息。一些研究已经提出将SNPs的影响作为NTCP 模型中的剂量修正因子（DMFs）的方法（Coates 等，2015；Tucker 等，2013）。将关于SNPs的信息整合到预测模型中可以调整RT剂量的效果，组合信息可能会产生更好的预测能力。Coates等（2015）提出了一种方法，将遗传变异信息整合到Lyman–Kutcher–Burman（LKB）NTCP模型作为 DMF，使用变异拷贝数（CNV）和XRCC1基因中的SNPs 5489来建立前列腺癌治疗后直肠出血和勃起功能障碍的发病预测模型（Coates 等，2015）。集成的模型提升了交叉验证的预测能力。Tucker等（2013）开发了一个针对肺癌放射性肺炎的预测模型，将来自10个基因（*XRCC1*，*XRCC3*、*APEX1*、*MDM2*、*TGFß*、*TNFα*、*TNFR*、*MTHFR*、*MTRR*和*VEGF*）的16个SNPs纳入LKB模型作为DMF，表明SNPs明显提高了LKB模型预测精度（Tucker 等，2013）。请注意，这些研究只分析了一小部分选定的SNPs。在某些情况下，不清楚其是否选自大量的SNPs。毋容置疑，许多SNPs（数百或数千）和RT剂量在基于机器学习方法中的集成仍未得到充分探索。

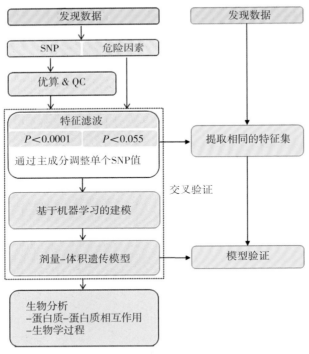

图 3　构建剂量 – 体积 – 遗传预测模型的一般工作流程。

在多基因组预测建模时，重要的是要考虑到基因组数据和传统剂量学或临床数据的不同性质。基因组数据的维度要高得多，这意味着更多的基因组特征可以随机识别为具有显著性。此外，临床和剂量学变量通常是基于先前研究或对终点机理理解而制定的。因此，可能需要一个更复杂的方法来评估遗传学与RT剂量相结合的效果，而不仅仅是将RT剂量整合到遗传建模中。例如，遗传学的机器学习模型中由优势比表示的预测能力可以添加到现有RT剂量–体积模型中，这样可以综合评估遗传因素影响的大小。图3展示了建立剂量–体积–遗传预测模型的一般工作流程。

3　识别与毒性相关的生物因素：机器学习在GWAS中的关键优势

在建立预测模型之后，利用生物信息技术对关键SNPs进行功能性解释对于深入了解RT引起毒性相关的生物功能是有必要的（Lee等，2018，2020； Oh 等，2017）。为了在基因水平上进行生物学分析，要将SNPs定位到相关表型的基因。SNPs–基因定位有两种主要方法。首先，SNPs可以根据基因组内物理上的接近程度分配给基因。然而，因为对接近程度没有明确阈值，可能会引入假阳性映射。在另一种方法中，利用组织特有的eQTL效应将SNP定位到基因。eQTL是一个区域，在该区域能够在基因表达样本上驱动遗传变异，但eQTL的SNPs在调节区往往过度表达（Fagny等，2017；Miller等，2015）。这种方法的一个缺点是，并非所有eQTL效应都被研究过。一旦确定了关键SNPs基因列表，就可以进行基因本体论或蛋白质–蛋白质相互作用分析，识别在基因共同作用下的关键生物学过程，这表征了SNPs功能效应。为此，可以进行富集分析，用来测试一组基因或本体富集的意义。由此产生的复合P值表示与RT引起毒性相关的生物作用的重要性。多个数据库提供了基因本体分析工具，包括AmiGO 2（http：//amigo. geneontology.org/amigo）、DAVID（https：//david.ncifcrf.gov/）和 商业数据库 MetaCore（https：//portal.genego.com/）。Lamparter 等（2016）提出了一个强大的工具，称为路径评分算法 （Pascal），可以从GWAS计算基因和路径分数作为关联摘要统计（Lamparter，Marbach，Rueedi，Kutalik，& Bergmann，2016）。这个工具能够在缺乏基因数据的情况下识别与表型相关的关键途径。

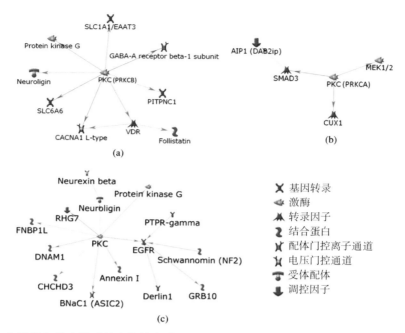

图4　基于来自随机森林建模后的生物信息学分析，以确定关键的蛋白质–蛋白质相互作用网络，用于前列腺癌放射治疗后(a)直肠出血、(b)勃起功能障碍，和(c)泌尿生殖系统的毒性(尿滴沥)的发病基因分析。连接表明已知的相互作用。一些相互作用的基因先前已被确定为与三个终点有关。经许可转载自 Oh 等（2017）和 Lee 等（2018）。

接下来，研究人员在GWAS中进行基于机器学习建模后的生物学分析。在PRFR建模后的生物学信息分析中，Oh等（2017）发现离子运输活动与前列腺癌患者RT引起的直肠出血显著相关（Oh 等，2017）。在几项小鼠模型研究中，这一过程已被证明对直肠黏膜损伤的修复至关重要（McCole 等，2005）。图4显示了使用重要SNPs相应基因识别的蛋白质–蛋白质相互作用的直接连接网络。在临床前模型中，几项研究的结果表明维生素D受体（VDR）缺乏与直肠出血有关［图4（a）］（Froicu 等，2003；Kong 等，2008）。对于勃起功能障碍，前两个生物过程是心脏收缩功能和血液循环的负调节。图4（b）显示了可能与勃起功能障碍有关的一个蛋白质–蛋白质相互作用网络。一些临床前研究已经发现PKC（Wingard 等，2007）和SMAD3（Zhang 等，2008）与勃起功能障碍有关。对于同一队列中泌尿生殖系统的毒性，Lee等（2018）确定了一个显著富集的功能组，由9个基因本体论结构组成，与神经损伤发生密切相关。这是一个看似合理的生物学过程，因为下尿路受到周围各种神经的支配（Lee 等，2018）。在进一步网络分析中，有7种蛋白质，包括蛋白激酶C（PKC）、膜联蛋白I、蛋白激酶G、表皮生长因子受体（EGFR）、神经鞘蛋白、酸敏感离子通道2和神经素等与下尿路综合征有关［图4（c）］。在另一项研究中，Lee等（2020）发现环磷酸腺苷（cAMP）介导的信号通路与RT相关的对侧乳腺癌发病有关（Lee等，2020），既往已被证明通过与ATM基因相互作用促进RT引起的人类肺癌细胞凋亡（Cho等，2014）。在进一步的蛋白质–蛋白质相互作用分析中，鉴定出两组不同的簇，分别由8个蛋白质组成。文献研究表明，这8种蛋白质都被报道与乳腺癌、辐射或两者都有关。特别是，8种蛋白质中有4种（CD63、Ephrin A、ERBB4和Neuregulin 1）被发现与辐射致癌有关（Kaenel等，2012；Shi等，2015；Sundvall等，2008；Tsai等，2003）。显然，其中一个潜在的思路是，密切相关基因的变异更有可能导致表型变异。这意味着，网络分析可以与GWAS中无偏机器学习方法相结合，可以更好地理解生物机制。

4　结论

综上所述，研究结果清晰地表明，遗传变异是患者放射治疗毒性反应差异的重要因素。幸运的是，AI/机器学习方法代表了一种使用这些信息的实用技术，即使这种变异分布在数百个SNPs中。将种系遗传变异和RT剂量集成到高级可解释的机器学习建模中，有可能提高NTCP模型的准确性，从而减少肿瘤幸存者中RT引起的并发症的发生。重要的是，在GWAS中结合AI/机器学习使用生物信息技术提供了一种公正和强大的方法来确定关键生物机制。尽管这一领域的研究前景广阔，但由于需要为GWAS作为每个相关终点建立专业数据集，所以整体进展缓慢。希望最近的研究结果将有助于在GWAS结合AI/机器学习方法的研究及临床推广加速。

致谢

本研究的部分资金来自美国国立卫生研究院/国家肿瘤研究所肿瘤中心支持基金P30 CA008748，R21 CA234752（PI：J.H. Oh），以及乳腺癌研究基金会的资助，BCRF-17-193。

参考文献

Arloth, J., Eraslan, G., Andlauer, T. F. M., Martins, J., Iurato, S., Kuhnel, B., ... Mueller, N. S. (2020). DeepWAS: Multivariate genotype-phenotype associations by directly integrating regulatory information using deep learning. *PLoS Computational Biology, 16*(2), e1007616. https://doi.org/10.1371/journal. pcbi.1007616.

Azencott, C. A., Grimm, D., Sugiyama, M., Kawahara, Y., & Borgwardt, K. M. (2013). Efficient network-guided multi-locus association mapping with graph cuts. *Bioinformatics, 29*(13), i171–179. https://doi. org/10.1093/bioinformatics/btt238.

Bach, S., Binder, A., Montavon, G., Klauschen, F., Muller, K. R., & Samek, W. (2015). On pixel-wise explanations for non-linear classifier decisions by layer-wise relevance propagation. *PLoS One, 10*(7), e0130140. https://doi.org/10.1371/journal.pone.0130140.

Barrett, J. C. (2009). Haploview: Visualization and analysis of SNP genotype data. *Cold Spring Harbor Protocol, 2009*(10), pdb ip71. https://doi.org/10.1101/pdb.ip71.

Bohmanova, J., Sargolzaei, M., & Schenkel, F. S. (2010). Characteristics of linkage disequilibrium in North American Holsteins. *BMC Genomics, 11*, 421. https://doi.org/10.1186/1471-2164-11-421.

Botta, V., Louppe, G., Geurts, P., & Wehenkel, L. (2014). Exploiting SNP correlations within random forest for genome-wide association studies. *PLoS One, 9*(4), e93379. https://doi.org/10.1371/journal.pone.0093379.

Cheng, H., Garrick, D. J., & Fernando, R. L. (2017). Efficient strategies for leave-one-out cross validation for genomic best linear unbiased prediction. *Journal of Animal Science and Biotechnology, 8*, 38. https://doi. org/10.1186/s40104-017-0164-6.

Cho, E. A., Kim, E. J., Kwak, S. J., & Juhnn, Y. S. (2014). cAMP signaling inhibits radiation-induced ATM phosphorylation leading to the augmentation of apoptosis in human lung cancer cells. *Molecular Cancer, 13*, 36. https://doi.org/10.1186/1476-4598-13-36.

Coates, J., Jeyaseelan, A. K., Ybarra, N., David, M., Faria, S., Souhami, L., ... El Naqa, I. (2015). Contrasting analytical and data-driven frameworks for radiogenomic modeling of normal tissue toxicities in prostate cancer. *Radiotherapy and Oncology, 115*(1), 107–113. https://doi.org/10.1016/j.radonc.2015.03.005.

Cosgun, E., Limdi, N. A., & Duarte, C. W. (2011). High-dimensional pharmacogenetic prediction of a continuous trait using machine learning techniques with application to warfarin dose prediction in African Americans. *Bioinformatics, 27*(10), 1384–1389. https://doi.org/10.1093/bioinformatics/btr159.

Das, S., Forer, L., Schonherr, S., Sidore, C., Locke, A. E., Kwong, A., ... Fuchsberger, C. (2016). Next-generation genotype imputation service and methods. *Nature Genetics, 48*(10), 1284–1287. https://doi. org/10.1038/ng.3656.

Denham, J. W. & Hauer-Jensen, M. (2002). The radiotherapeutic injury — a complex 'wound'. *Radiotherapy and Oncology, 63*(2), 129–145. https://doi.org/10.1016/s0167-8140(02)00060-9.

Denisko, D. & Hoffman, M. M. (2018). Classification and interaction in random forests. *Proceedings of the National Academy of Sciences of the United States of America, 115*(8), 1690–1692. https://doi.org/10.1073/ pnas.1800256115.

Fagny, M., Paulson, J. N., Kuijjer, M. L., Sonawane, A. R., Chen, C. Y., Lopes-Ramos, C. M., ... Platig, J. (2017). Exploring regulation in tissues with eQTL networks. *Proceedings of the National Academy of Sciences of the United States of America, 114*(37), E7841–E7850. https://doi.org/10.1073/pnas.1707375114.

Froicu, M., Weaver, V., Wynn, T. A., McDowell, M. A., Welsh, J. E., & Cantorna, M. T. (2003). A crucial role for the vitamin D receptor in experimental inflammatory bowel diseases. *Molecular Endocrinology, 17*(12), 2386–2392. https://doi.org/10.1210/me.2003-0281.

Hellwege, J. N., Keaton, J. M., Giri, A., Gao, X., Velez Edwards, D. R., & Edwards, T. L. (2017). Population stratification in genetic association studies. *Current Protocols in Human Genetics, 95*, 1 22 21–21 22 23. https://doi.org/10.1002/cphg.48.

Hendricks, A. E., Dupuis, J., Logue, M. W., Myers, R. H., & Lunetta, K. L. (2014). Correction for multiple testing in a gene region. *European Journal of Human Genetics, 22*(3), 414–418. https://doi.org/10.1038/ ejhg.2013.144.

Hindorff, L. A., Sethupathy, P., Junkins, H. A., Ramos, E. M., Mehta, J. P., Collins, F. S., & Manolio, T. A. (2009). Potential etiologic and functional implications of genome-wide association loci for human diseases and traits. *Proceedings of the National Academy of Sciences of the United States of America, 106*(23), 9362–9367. https://doi.org/10.1073/pnas.0903103106.

Hong, E. P. & Park, J. W. (2012). Sample size and statistical power calculation in genetic association studies. *Genomics & Informatics, 10*(2), 117–122. https://doi.org/10.5808/GI.2012.10.2.117.

Hyten, D. L., Choi, I. Y., Song, Q., Shoemaker, R. C., Nelson, R. L., Costa, J. M., ... Cregan, P. B. (2007). Highly variable patterns of linkage disequilibrium in multiple soybean populations. *Genetics, 175*(4), 1937–1944. https://doi.org/10.1534/genetics.106.069740.

Ilhan, I. & Tezel, G. (2013). How to select tag SNPs in genetic association studies? The CLONTagger method with parameter optimization. *OMICS, 17*(7), 368–383. https://doi.org/10.1089/omi.2012.0100.

Kaenel, P., Mosimann, M., & Andres, A. C. (2012). The multifaceted roles of Eph/ephrin signaling in breast cancer. *Cell Adhesion & Migration, 6*(2), 138–147. https://doi.org/10.4161/cam.20154.

Kang, J., Rancati, T., Lee, S., Oh, J. H., Kerns, S. L., Scott, J. G., ... Rosenstein, B. S. (2018). Machine learning and radiogenomics: Lessons learned and future directions. *Frontiers in Oncology, 8*, 228. https://doi.org/10.3389/fonc.2018.00228.

Kerns, S. L., Fachal, L., Dorling, L., Barnett, G. C., Baran, A., Peterson, D. R., ... West, C. M. L. (2020). Radiogenomics consortium genome-wide association study meta-analysis of late toxicity after prostate cancer radiotherapy. *Journal of the National Cancer Institute, 112*(2), 179–190. https://doi.org/10.1093/jnci/djz075.

Kerns, S. L., Kundu, S., Oh, J. H., Singhal, S. K., Janelsins, M., Travis, L. B., ... Rosenstein, B. S. (2015). The prediction of radiotherapy toxicity using single nucleotide polymorphism-based models: A step toward prevention. *Seminars in Radiation Oncology, 25*(4), 281–291. https://doi.org/10.1016/j.semradonc.2015.05.006.

Kim, J., Sohn, I., Kim, D. D., & Jung, S. H. (2013). SNP selection in genome-wide association studies via penalized support vector machine with MAX test. *Computational and Mathematical Methods in Medicine, 2013*, 340678. https://doi.org/10.1155/2013/340678.

Kong, J., Zhang, Z., Musch, M. W., Ning, G., Sun, J., Hart, J., ... Li, Y. C. (2008). Novel role of the vitamin D receptor in maintaining the integrity of the intestinal mucosal barrier. *The American Journal of Physiology-Gastrointestinal and Liver Physiology, 294*(1), G208–216. https://doi.org/:10.1152/ajpgi.00398.2007.

Koul, A., Becchio, C., & Cavallo, A. (2018). Cross-validation approaches for replicability in psychology. *Frontiers in Psychology, 9*, 1117. https://doi.org/10.3389/fpsyg.2018.01117.

Lamparter, D., Marbach, D., Rueedi, R., Kutalik, Z., & Bergmann, S. (2016). Fast and rigorous computation of gene and pathway scores from SNP-based summary statistics. *PLoS Computational Biology, 12*(1), e1004714. https://doi.org/10.1371/journal.pcbi.1004714.

Lee, S., Deasy, J. O., Oh, J. H., Di Meglio, A., Dumas, A., Menvielle, G., ... Vaz-Luis, I. (2020). Prediction of breast cancer treatment-induced fatigue by machine learning using genome-wide association data. *JNCI Cancer Spectrum, 4*(5), pkaa039. https://doi.org/10.1093/jncics/pkaa039.

Lee, S., Kerns, S., Ostrer, H., Rosenstein, B., Deasy, J. O., & Oh, J. H. (2018). Machine learning on a genome-wide association study to predict late genitourinary toxicity after prostate radiation therapy. *International Journal of Radiation Oncology, Biology, Physics, 101*(1), 128–135. https://doi.org/10.1016/j.ijrobp.2018.01.054.

Lee, S., Liang, X., Woods, M., Reiner, A. S., Concannon, P., Bernstein, L., ... Oh, J. H. (2020). Machine learning on genome-wide association studies to predict the risk of radiation-associated contralateral breast cancer in the WECARE Study. *PLoS One, 15*(2), e0226157. https://doi.org/10.1371/journal.pone.0226157.

Malhotra, A., Kobes, S., Bogardus, C., Knowler, W. C., Baier, L. J., & Hanson, R. L. (2014). Assessing accuracy of genotype imputation in American Indians. *PLoS One, 9*(7), e102544. https://doi.org/10.1371/journal.pone.0102544.

Marchini, J. & Howie, B. (2010). Genotype imputation for genome-wide association studies. *Nature Reviews Genetics, 11*(7), 499–511. https://doi.org/10.1038/nrg2796.

Marks, L. B., Yorke, E. D., Jackson, A., Ten Haken, R. K., Constine, L. S., Eisbruch, A., Bentzen, S.M., Nam, J., & Deasy, J. O. (2010). Use of normal tissue complication probability models in the clinic. *International Journal of Radiation Oncology, Biology, Physics, 76*(3 Suppl), S10–19. https://doi.org/10.1016/j.ijrobp.2009.07.1754.

McCole, D. F., Rogler, G., Varki, N., & Barrett, K. E. (2005). Epidermal growth factor partially restores colonic ion transport responses in mouse models of chronic colitis. *Gastroenterology, 129*(2), 591–608. https://doi.org/10.1016/j.gastro.2005.06.004.

Mieth, B., Rozier, A., Rodriguez, J. A., Hohne, M. M. C., Gornitz, N., & Muller, K. R. (2021). DeepCOMBI: Explainable artificial intelligence for the analysis and discovery in genome-wide association studies. *NAR Genomics and Bioinformatics, 3*(3), lqab065. https://doi.org/10.1093/nargab/lqab065.

Miller, C. L., Pjanic, M., & Quertermous, T. (2015). From locus association to mechanism of gene causality: The devil is in the details. *Arteriosclerosis, Thrombosis, and Vascular Biology, 35*(10), 2079–2080. https://doi.org/10.1161/ATVBAHA.115.306366.

Mittag, F., Romer, M., & Zell, A. (2015). Influence of feature encoding and choice of classifier on disease risk prediction in genome-wide association studies. *PLoS One, 10*(8), e0135832. https://doi.org/10.1371/journal.pone.0135832.

Naret, O., Chaturvedi, N., Bartha, I., Hammer, C., Fellay, J., & Swiss, H. I. V. C. S. (2018). Correcting for population stratification reduces false positive and false negative results in joint analyses of host and pathogen genomes. *Frontiers in Genetics, 9*, 266. https://doi.org/10.3389/fgene.2018.00266.

Nguyen, T. T., Huang, J., Wu, Q., Nguyen, T., & Li, M. (2015). Genome-wide association data classification and SNPs selection using two-stage quality-based Random Forests. *BMC Genomics, 16* (suppl 2), S5. https://doi.org/10.1186/1471-2164-16-S2-S5.

Nouira, A. & Azencott, C.-A. (2022). Multitask group Lasso for Genome Wide association Studies in diverse populations. *Pacific Symposium on Biocomputing, 27*, 163–174.

Oh, J. H., Kerns, S., Ostrer, H., Powell, S. N., Rosenstein, B., & Deasy, J. O. (2017). Computational methods using genome-wide association studies to predict radiotherapy complications and to identify correlative molecular processes. *Scientific Reports, 7*, 43381. https://doi.org/10.1038/srep43381.

Oti, M. & Brunner, H. G. (2007). The modular nature of genetic diseases. *Clinical Genetics, 71*(1), 1–11. https://doi.org/10.1111/j.1399-0004.2006.00708.x.

Pei, Y. F., Zhang, L., Li, J., & Deng, H. W. (2010). Analyses and comparison of imputation-based association methods. *PLoS One, 5*(5), e10827. https://doi.org/10.1371/journal.pone.0010827.

Pitter, K. L., Casey, D. L., Lu, Y. C., Hannum, M., Zhang, Z., Song, X., ... Setton, J. (2021). Pathogenic ATM mutations in cancer and a genetic basis for radiotherapeutic efficacy. *Journal of the National Cancer Institute, 113*(3), 266–273. https://doi.org/10.1093/jnci/djaa095.

Price, A. L., Patterson, N. J., Plenge, R. M., Weinblatt, M. E., Shadick, N. A., & Reich, D. (2006). Principal components analysis corrects for stratification in genome-wide association studies. *Nature Genetics, 38*(8), 904–909. https://doi.org/10.1038/ng1847.

Purcell, S., Neale, B., Todd-Brown, K., Thomas, L., Ferreira, M. A., Bender, D., ... Sham, P. C. (2007). PLINK: A tool set for whole-genome association and population-based linkage analyses. *American Journal of Human Genetics, 81*(3), 559–575. https://doi.org/10.1086/519795.

Schaid, D. J., Chen, W., & Larson, N. B. (2018). From genome-wide associations to candidate causal variants by statistical fine-mapping. *Nature Reviews Genetics, 19*(8), 491–504. https://doi.org/10.1038/s41576-018-0016-z.

Schurz, H., Muller, S. J., van Helden, P. D., Tromp, G., Hoal, E. G., Kinnear, C. J., & Moller, M. (2019). Evaluating the accuracy of imputation methods in a five-way admixed population. *Frontiers in Genetics, 10*, 34. https://doi.org/10.3389/fgene.2019.00034.

Shi, J., Ren, Y., Zhen, L., & Qiu, X. (2015). Exosomes from breast cancer cells stimulate proliferation and inhibit apoptosis of CD133+ cancer cells in vitro. *Molecular Medicine Reports, 11*(1), 405–409. https://doi.org/10.3892/mmr.2014.2749.

Spain, S. L. & Barrett, J. C. (2015). Strategies for fine-mapping complex traits. *Human Molecular Genetics, 24*(R1), R111–119. https://doi.org/10.1093/hmg/ddv260.

Stram, D. O. (2004). Tag SNP selection for association studies. *Genetic Epidemiology, 27*(4), 365–374. https://doi.org/10.1002/gepi.20028.

Sun, S., Dong, B., & Zou, Q. (2021). Revisiting genome-wide association studies from statistical modelling to machine learning. *Briefings in Bioinformatics, 22*(4), bbaa263. https://doi.org/10.1093/bib/bbaa263.

Sun, T., Wei, Y., Chen, W., & Ding, Y. (2020). Genome-wide association study-based deep learning for survival prediction. *Statistics in Medicine, 39*(30), 4605–4620. https://doi.org/10.1002/sim.8743.

Sundvall, M., Iljin, K., Kilpinen, S., Sara, H., Kallioniemi, O. P., & Elenius, K. (2008). Role of ErbB4 in breast cancer. *Journal of Mammary Gland Biology and Neoplasia, 13*(2), 259–268. https://doi.org/10.1007/s10911-008-9079-3.

Tsai, M. S., Shamon-Taylor, L. A., Mehmi, I., Tang, C. K., & Lupu, R. (2003). Blockage of heregulin expression inhibits tumorigenicity and metastasis of breast cancer. *Oncogene, 22*(5), 761–768. https://doi.org/10.1038/sj.onc.1206130.

Tucker, S. L., Li, M., Xu, T., Gomez, D., Yuan, X., Yu, J., ... Liao, Z. (2013). Incorporating single-nucleotide polymorphisms into the Lyman model to improve prediction of radiation pneumonitis. *International Journal of Radiation Oncology, Biology, Physics, 85*(1), 251–257. https://doi.org/10.1016/j.ijrobp.2012.02.021.

Wei, Z., Wang, K., Qu, H. Q., Zhang, H., Bradfield, J., Kim, C., ... Hakonarson, H. (2009). From disease association to risk assessment: An optimistic view from genome-wide association studies on type 1 diabetes. *PLoS Genetics, 5*(10), e1000678. https://doi.org/10.1371/journal.pgen.1000678.

Wei, Z., Wang, W., Bradfield, J., Li, J., Cardinale, C., Frackelton, E., ... International, I. B. D. G. C. (2013). Large sample size, wide variant spectrum, and advanced machine-learning technique boost risk prediction for inflammatory bowel disease. *American Journal of Human Genetics, 92*(6), 1008–1012. https://doi.org/10.1016/j.ajhg.2013.05.002.

West, C., Azria, D., Chang-Claude, J., Davidson, S., Lambin, P., Rosenstein, B., ... Yuille, M. (2014). The REQUITE project: Validating predictive models and biomarkers of radiotherapy toxicity to reduce side-effects and improve quality of life in cancer survivors. *Clinical Oncology (R Coll Radiol), 26*(12), 739–742. https://doi.org/10.1016/j.clon.2014.09.008.

West, C. & Rosenstein, B. S. (2010). Establishment of a radiogenomics consortium. *Radiotherapy & Oncology, 94*(1), 117–118. https://doi.org/10.1016/j.radonc.2009.12.007.

West, C., Rosenstein, B. S., Alsner, J., Azria, D., Barnett, G., Begg, A., ... Yarnold, J. (2010). Establishment of a radiogenomics consortium. *International Journal of Radiation Oncology, Biology, Physics, 76*(5), 1295–1296. https://doi.org/10.1016/j.ijrobp.2009.12.017.

Wingard, C., Fulton, D., & Husain, S. (2007). Altered penile vascular reactivity and erection in the Zucker obese-diabetic rat. *Journal of Sexual Medicine, 4*(2), 348–362; discussion 362–363. https://doi.org/10.1111/j.1743-6109.2007.00439.x.

Yang, J., Benyamin, B., McEvoy, B. P., Gordon, S., Henders, A. K., Nyholt, D. R., ... Visscher, P. M. (2010). Common SNPs explain a large proportion of the heritability for human height. *Nature Genetics, 42*(7), 565–569. https://doi.org/10.1038/ng.608.

Yang, S., Wen, J., Eckert, S. T., Wang, Y., Liu, D. J., Wu, R., ... Zhan, X. (2020). Prioritizing genetic variants in GWAS with lasso using permutation-assisted tuning. *Bioinformatics, 36*(12), 3811–3817. https://doi.org/10.1093/bioinformatics/btaa229.

Zhang, L. W., Piao, S., Choi, M. J., Shin, H. Y., Jin, H. R., Kim, W. J., ... Suh, J. K. (2008). Role of increased penile expression of transforming growth factor-beta1 and activation of the Smad signaling pathway in erectile dysfunction in streptozotocin-induced diabetic rats. *Journal of Sexual Medicine, 5*(10), 2318–2329. https://doi.org/10.1111/j.1743-6109.2008.00977.x.

第 13 章
影像组学在预后和评估治疗反应中的应用

Michael J. Baine

摘要

影像组学是一个相对较新的领域，旨在利用诊断影像中未利用或未充分利用的信息作为具有临床意义的工具，从而改变诊断成像在未来临床实践中的应用方式。通过分析单个体素的特征以及这些特征如何与周围体素中相似特征的相互作用，以及在单个特征内建立模型或在整个成像集中对特征进行分类，可以生成和挖掘大量数据。此外，在当前的影像基因组学领域，研究人员正在努力了解这些个体影像组学特征和模式在细胞和亚细胞水平上真实的代表意义。自从影像组学的概念形成以来，一直被认为可以为临床诊疗的多个方面提供可操作的信息。

到目前为止，大多数影像组学相关的出版物都集中于两个潜在用途上：提供作为新诊断恶性肿瘤患者临床和病理预后标准的辅助信息，产生能够预测特定治疗反应的影像组学特征，以了解治疗可能性和疗效程度。通过这些应用，潜在的临床效用显而易见。为患者提供尽可能准确的预后信息，可以对治疗方案进行更全面、更实际的讨论，并有助于更好地优化利用医疗资源。

通过实时准确地预测治疗反应，可以制定出更合适的个体治疗方案，确定治疗的总持续时间，并有助于进一步阐明每个患者对哪种治疗或其组合可以获得最佳治疗反应。

然而，人们对影像组学另外两个潜在用途的兴趣越来越浓厚：一种用途是使用明显超出肿瘤尺寸缩小范围的放射线信号来跟踪正在进行的治疗反应，从而为患者和医

Department of Radiation Oncology, University of Nebraska Medical Center, Omaha NE, USA

务人员提供重要信息，以确定是应该继续当前的治疗或转向其他选择，特别是对于难以使用标准成像技术客观评估肿瘤或在后续成像中显示出混合反应的情况下。另一种影像组学特征的潜在用途是提供有关研究结构学、基因突变状态或靶向受体状态的高精度信息，这可以为患者和临床医生提供以无需活检的方式获得原发性肿瘤和转移性疾病信息的一条途径，从而降低患者相关风险和发病率。

通过本章，作者试图介绍现代影像组学所获得知识和当前的挑战，重点关注影像组学研究的上述四个方向。作者的目标是提供对影像组学文献的高层次概述，并在文中进行评论，同时也指出存在数据不一致或缺陷的领域。通过这些描述，作者希望阐明该领域正在持续发展且不断增长的令人兴奋的成果，并提出需要进一步发展的领域，以帮助指导读者考虑和设计未来的研究方向，这些方向将在未来几年中逐步完善。为了与整体主题保持一致，作者还将就人工智能如何融入影像组学特征的发展以及在整体评估该领域时出现的一般性主题提供评论。本章末尾的表1总结了影像组学在肿瘤治疗中应用的主要方面。

1　影像组学作为预后的辅助手段

影像组学作为预后的辅助手段对于新诊断的恶性肿瘤患者来说至关重要。了解预后信息对患者来说具有重要意义，可以帮助确定是否接受更积极的治疗、能否承受副作用风险以及在诊所之外如何调整家庭生活、财务和旅行等。传统方法中，预后主要依据患者所患恶性肿瘤的类型、临床分期和病理分级。然而，随着我们对各种恶性肿瘤的认识不断增加，一些新的方面也被考虑在内，例如乳腺癌激素受体状态、生长因子受体突变或扩增、特定突变是否存在（如中枢神经系统原发性恶性肿瘤）以及乳腺癌和前列腺癌等肿瘤的常见突变特征。通过影像组学分析产生的大量数据有望提供一种用于评估患者预后的额外工具，并超出了目前任何临床、病理学或组织学可用的工具。单独使用或与其他可用的预后工具联合使用时，这些影像组学特征可为当前可能最可靠的个体预后评估提供支持，从而提供目前可能是可靠的个体预后评估。

在所有考虑使用影像组学来支持患者预后分析的恶性肿瘤中，最可靠的数据是存在于中枢神经系统原发性恶性肿瘤，更确切地说，是胶质母细胞瘤中。将胶质母细胞瘤所有相关的影像组学文献收集起来并进行综合考虑，可以得到几个一致的发现。多序列MRI结合各种影像组学特征被证明能够预测无进展生存期、疾病复发以及患者总生存期（Oltra-Sastre等，2019）。此外，Ammari及其团队还证明，在治疗前结合临床和影像组学信息（从对比增强T1和T2磁共振成像中提取），能够根据9、12和15个月的总生存率对复发性胶质母细胞瘤患者进行分层。

值得注意的是，尽管其算法能够区分存活12个月或更长时间的患者，并且在测试中AUC高达0.85，但尚无法构建一种可靠的算法来预测无进展生存期，这可能是因为在贝伐珠单抗使用的情况下难以准确确定胶质母细胞瘤的疾病进展（Ammrai等，2021）。

然而，Beig等的研究对所有影像组学研究具有重要影响，无论其应用如何。他们证明了来自不同性别和肿瘤亚区的对比增强MRI的T1影像组学特征具有不同的预后和预测能力。这些发现表明，影像组学特征不太可能是适用于所有情况的一种通用方法。要真正实现影像组学在神经胶质瘤诊疗中的临床效用，必须考虑人口因素和肿瘤内部情况的精确分析（Beig等，2021）。

影像组学特征也被证明在预测中枢神经系统原发性恶性肿瘤以外患者的预后方面具有潜力。例如，Bhatia等发现，基于MRI影像组学特征可以预测接受免疫检查点抑制剂治疗后的黑色素瘤颅内转移患者的总生存期，尽管在多变量分析中差异没有统计学意义（Bhatia等，2019）。目前尚不清楚这种预测能力的丧失是由于训练和测试集中患者数量较少，特征提取技术过于严格，还是影像组学在这种情况下普遍失效。Langenhuizen等扩展了颅内影像组学预测领域，证明了使用SRS治疗的听神经瘤患者治疗前MRI纹理衍生特征的预测模型，可以预测肿瘤未来生长的可能性，AUC为0.93（Langenhuizen等，2020）。

影像组学在颅外各种恶性肿瘤诊疗中的预测能力也完成了一些研究。Liu等结合临床病理学特征和基于多中心治疗前MRI的深度学习影像组学特征分析，构建了一个可以预测接受新辅助放化疗后局部晚期直肠癌患者发生远处转移可能性的预测模型。其模型表现优于单独的临床特征分析（$P < 0.001$）（Liu等，2021）。类似的结果也在其他研究中得到了证实，表明基于治疗前MRI影像学特征有望显著改善直肠癌患者的预后（Wang等，2021）。基于FDG PET影像组学特征已被证明可以改善接受手术切除的非小细胞肺癌患者的无病生存预测，超过仅依靠临床和组织学特征的预测效能（Kirienko等，2018）。

此外，Huang等发现，根据肿瘤影像档案数据，五个影像组学特征可以预测ALK突变的非小细胞肺癌患者生存率，尽管在未接受靶向治疗的患者中疗效更好，同时也证明在接受ALK靶向药物治疗的患者中普遍表现不佳，这再次说明临床和人群信息对影像组学特征的预测能力具有重要影响（Huang等，2019）。其他研究还证明了影像组学在妇科恶性肿瘤诊疗中的预测能力，表明基于CT和MRI的影像组学模型可以比单独使用临床或病理特征更好地预测卵巢癌患者的无进展生存期和总生存期（Nougaret等，2021），并可以用治疗前MRI影像组学特征合理地预测淋巴结阳性的宫颈癌患者治疗后的临床结果（Park等，2020）。同样，影像组学显示出对胃肠道恶性肿瘤的预测潜力，尽管不同部位疾病的结果存在较大差异。基于治疗前扫描的PET影像组学特征已被证明可以预测接受三联疗法（包括新辅助放化疗和手术切除）的食管鳞癌患者的无病生存率和总生存率。然而，重要的是必须要注意，这些影像学特征的预测能力似乎并不比单独使用Delta SUV或病理反应程度变化的效果更好，尽管与临床参数结合使用的效果更佳（Chen等，2019）。对于食管癌患者，也发现治疗前CT影像组学特征可以根据患者情况对总体生存率进行分层，尽管在验证组患者中的测试并没有得到验证。此外，这些研究得出的AUC仍然相对不高，通常低于0.7，并且尚不清楚这些特征的引入是否会显著提高当前使用的人群统计和临床信息的预测能力（Larue等，2018）。

相比之下，在一项涉及近1600名患者的大型连续回顾性研究中，Jiang等发现由19个影像组学特征构成的预测模型提供了强大预测能力，可以预测接受治疗后胃癌患者的无病生存率和总生存率，并且预测能力明显优于临床病理学特征或TNM分期（Jiang等，2008）。此外，作者的小组证明，在预测接受立体定向放射治疗（SBRT）的患者的疗效时，影像组学特征模型的预测能力仅略微提高，即使在进一步引入临床特征的情况下也是如此。

此外，在预测无病生存方面，单独使用七个特征明显优于常规临床预测因子的效果（AUC分别为0.78和0.66）（Parr等，2020）。

尽管影像组学特征已经被证明具有改善患者预后的能力是一致的，但每项相关研究中发现的特征本质上是异质的，即使在特定疾病中也是如此。目前，在比较特征实施的难易程度或整体临床实用性方面完成的工作还很少。因此，迄今为止已发表的每一篇论文都被降级为概念验证的演示，而不是在不久的将来提供具有可操作性的工具或方法。

2　治疗反应预测

随着对肿瘤患者治疗选择了解的不断深入，患者目前经常面临使用的多种治疗方法。此外，随着个性化医疗不断发展，临床医生普遍希望能够获得为处于这种情况的患者提供哪些治疗方案可以获得最佳个体结果的相关信息。然而，目前临床医生和患者都缺乏这方面的重要信息，导致患者和医生根据一般实践模式或通常的临床最佳选择确定特定治疗模式。然而，迄今为止，多项研究表明，利用影像组学的数据可以提供更多关于对特定治疗产生的反应的可能性信息，从而有可能使患者能够真正以针对自己的方式权衡治疗选择。

非小细胞肺癌是一种具有多种治疗选择的恶性肿瘤。被诊断为局部晚期的患者，目前的治疗模式包括根治性化放疗以及新辅助放化疗或单独化疗后切除。迄今为止，几乎没有基于患者的个体化最佳治疗策略的指南，导致当前指南使用的是最近发布的大规模临床试验，而不是更灵活的个性化方法。然而，影像组学通过对这些不同治疗策略可能反应的治疗前预测，提供了指导治疗策略选择的帮助，从而允许选择优化的治疗方案。例如，治疗前的CT影像组学特征已证明在预测非小细胞肺癌患者对前期化疗临床反应方面具有很好的潜力，准确率达到85.7%，AUC为0.941。这种模型有望在根治性切除之前对前期治疗方案进行更好的患者分层（Chang等，2021）。此外，治疗前CT扫描的瘤内和瘤周纹理特征中的13个特征模型也被证明能够预测ⅢA期非小细胞肺癌患者新辅助放化疗联合手术切除后出现显著病理反应的可能性，AUC为0.86。重要的是，同一模型还与无病生存率和总生存率升高相关，这表明其临床效用在设计此类患者的最佳治疗策略选择和临床预后方面的能力非常强大（Khorrami等，2019）。

来自局部晚期非小细胞肺癌患者放化疗前肿瘤代谢FDG PET扫描体积的影像组学特征也被发现能够预测局部治疗反应，如放化疗过程中的第二次FDG PET所发现的治疗反应。重要的是，具有或高或低SUV肿瘤区域的预测能力的影像组学特征是可变的；因此，保证医学影像学特征测量精度，以提供一致或可重复的结果是必要的（Duan等，2020）。影像组学在非小细胞肺癌治疗中的潜在效用不仅限于局部晚期，也在转移患者中得到证实，对于这些患者来说，存在许多种治疗的选择，包括细胞毒性化疗、免疫治疗和靶向治疗。在这一患者群体中，基于治疗前FDG PET衍生的影像组学特征，包括来自原发肿瘤影像的六个独立特征，能够比目前使用的PD-L1肿瘤比例分数更好地预测免疫检查点抑制剂派姆单抗（Pembrolizumab）的治疗反应（AUC = 0.9 vs 0.6）（Valentinuzzi 等，2020）。此外，使用深度学习特征的影像组学建模方法已被发现可以预测EGFR TKI治疗后的无进展生存期。那些被认定为是低进展风险群体的患者，与高进展风险群体相比，根据治疗前CT影像建模预测，无进展生存期有望提高2个月。这一点尤为重要，因为发现具有EGFR可靶向受体的变体的IV期非小细胞肺癌患者仍有可能对EGFR酪氨酸激酶抑制剂产生异质性反应（Song等，2020）。然而，最重要的是，影像组学特征似乎不仅对肿瘤内区域具有特异性，而且对影像获得的相关方式和时间也具有特异性。

为了证实这一点，本章作者的团队研究了来自四维CT的841个影像组学特征，以确定呼吸周期各个阶段影像组学特征的稳定性。作者的数据表明，虽然一些特征在整个呼吸周期中保持相对稳定，方差系数小于10%，但大约四分之一的特征被发现具有显著的可变性。因此，在临床实践中应用可能不可靠。此外，当仅使用稳定特征来预测接受SBRT的早期非小细胞肺癌患者的总生存期时，与接受SBRT的模型相比，预测能力显著提升（Du等，2019）。

类似的研究也强调了影像组学对于初始治疗新诊断直肠癌患者的潜在效用。例如，研究发现，对于前期接受放化疗的直肠癌患者，治疗前MRI的影像组学特征可以可靠地预测后续反应。预测反应良好与不良的AUC为0.904，预测病理降期的AUC为0.93（Shayesteh等，2017；2019）。Shaish等在一项多中心国际研究中也得出类似结论（Shaish等，2020）。另外，影像组学特征还被证明能够预测同时接受FOLFOX化疗的患者对新辅助放化疗缺乏反应的可能性，从而确定可能需要直接进行手术的患者群体（Zhou等，2019）。需要注意的是，本研究中使用的新辅助化疗方案与美国和欧洲国家通用方案有所不同，这使得研究结果的普适性难以解释。然而，其他研究认为，治疗前MRI的影像组学特征对于预测新辅助放疗可能反应的能力并不比医学影像科医生通过传统医学影像评估更好（van Griethuysen等，2020）。还有研究表明，基于治疗前MRI影像组学特征可以预测仅接受新辅助化疗而不额外进行新辅助放疗后的病理反应，其AUC约为0.93（Li等，2020）。相似地，基于治疗前非对比增强CT的影像组学特征也被证明能够预测直肠癌患者接受新辅助放化疗后的病理完全缓解率，这是总体预后的替代指标，并可能提示后续的手术切除的不必要性。其准确率约为84%（Yuan等，2020）。基于治疗前的MRI影像组学特征已进一步证实，可以预测患者预后和辅助化疗的潜在益处，但由于临床试验结果相互矛盾，进行辅助化疗在临床上仍存在争议（Cui 等，2020）。在非小细胞肺癌中，影像组学的应用不仅限于局部疾病。对于HER-2阳性结肠和直肠癌肝转移病患者而言，基于术前腹部CT的影像学特征显示出了良好的预测HER-2靶向治疗反应的能力，敏感性为92%，特异性为86%（Giannini 等，2020）。这样的信息将为未来的医生提供宝贵的指导，以选择最佳的系统治疗方案，包括潜在的联合治疗来获得最佳的治疗反应。基于直肠癌肝转移患者术前CT影像组学特征的预测也可得到类似的结果。在FOLFIRI联合西妥昔单抗的治疗效果中也得到了验证（Dercle 等，2020）。值得注意的是，作为对上述影像组学特征再现性的各种潜在缺陷的回应，Cusumano等提出了一种术前MRI的影像组学特征，能够预测局部晚期直肠癌患者新辅助放化疗后的病理完全缓解率，无论MRI的场强如何，其AUC为0.72。然而，虽然发现该特征能够跨越1.5 T和3.0 T场强来预测治疗反应，但高场强的准确性在数值上更好（AUC为0.83比0.70），这表明即使在这些数据中，关于影像组学特征可解释性的显著异质性仍然存在（Cusumano 等，2021）。

除了直肠癌外，影像组学特征在胃肠道其他恶性肿瘤中也显示了其潜在用途，尽管结果异质性很强。研究发现，基于治疗前CT的影像组学特征，可以预测接受根治性放化疗的食管鳞癌患者的临床完全缓解的可能性，其可靠性远高于仅通过临床参数进行的预测。然而，将影像组学特征和临床参数组合的综合模型能够提供最高的准确性，再次表明影像组学特征虽可能具有潜在的临床意义，但不太可能独立应用（Luo 等，2020）。然而，另一项研究发现，基于治疗前CT影像组学特征可以预测鳞癌患者在新辅助放化疗后手术切除的病理完全缓解率（Yang等，2019）。这些结果的差异可能是由于临床完全缓解评估缺乏可靠依据，这也得到了临床观察的支持，即在放化疗后临床完全缓解且未接受手术切除的食管癌患者中，最终获得了临床完全缓解。局部复发率高以及不同研究中影像组学结果普遍异质性的事实，再次凸显了将这些结果转化为临床可靠工具时持续存在的困境。

此外，在肝细胞癌诊疗中，影像组学预测治疗能力的数据仍然有限，并在特定临床情况下得到了证实。例如，肝细胞癌对经动脉化疗栓塞（TACE）的反应一致性较差，尽管基于非造影CT的影像组学特征与患者水平的临床特征相结合，已被证明能够预测TACE反应以及该患者群体的总生存率（Guo等，2021）。

影像组学在包括乳腺癌在内的其他高发肿瘤中的治疗反应预测方面也显示了潜

在的临床应用价值。多项研究表明，乳腺癌患者新辅助化疗前的MRI影像组学特征能预测病理完全缓解的可能性。特别是Bian等（2020）、Sutton等（2020）、Zhou等（2020）、Chen等（2020）和Liu等（2019）的研究都支持这一发现。需要注意的是，虽然获得病理完全缓解对预后的判断意义重大，但在初诊时其本身并不是最相关的临床决策终点，特别是如果进行新辅助化疗的决定是为了使患者获得更少的外科切除范围。从这点来看，能预测显著缓解、任何缓解或降低外科切除范围的影像组学特征可能具有更大的临床益处。尽管这些具体特征在临床上的益处并不显著，但其证明了一个概念，即基于初诊时的影像组学特征可以预测化疗反应。

近年来，特别引人关注的是，已经显示出基于术前MRI的影像组学特征能够预测新诊断乳腺癌患者对新辅助内分泌治疗肿瘤反应的可能性（Hilal等，2018）。其他研究也尝试过类似的关联性研究，但是其使用的是术前PET的影像学特征（Li等，2020–2）。虽然这些研究中得出的影像组学特征在AUC方面表现尚可，特别是在包括患者人口统计特征时。但值得注意的是，这些影像组学特征与激素受体表达和肿瘤分期之间也存在显著关联，而这两者都已被独立证实与治疗反应显著性和可能性相关。有趣的是，另一组研究尝试从超声中提取影像组学特征，以预测新辅助化疗的治疗反应（DiCenzo等，2020）。如上所述，这个终点可能在临床上更具有效性，因为大多数乳腺癌患者在常规分期检查中会接受超声检查，而MRI和PET扫描并非常规临床检查。因此，这种与影像组学特征相关的任何应用都必然会增加相关的医疗费用。

影像组学在罕见恶性肿瘤中也显示出预测治疗反应的能力。多项研究表明，治疗前的影像组学特征能够预测骨肉瘤患者对新辅助化疗的反应（Zhong等，2020）。这种能力对于指导这些患者的前期治疗具有重要意义，如果前期化疗不太可能起到帮助作用，可以直接进行手术治疗。通过术前MRI影像提取的影像组学特征还能够预测新诊断鼻咽癌患者对诱导化疗的反应（Zhao等，2020）。值得注意的是，该研究所使用的患者队列来自EB病毒流行区域，因此对非流行区域（如美洲或欧洲）的潜在推广效果仍不清楚。术前MRI的影像组学特征也表现出比临床特征更可靠地预测功能性垂体腺瘤患者手术后激素水平恢复正常的能力，这一发现可能有助于指导患者未来的术后放疗（Fan等，2019）。在超越实体恶性肿瘤的领域中，术前FDG PET扫描的影像组学特征和异质性在新诊断霍奇金淋巴瘤患者中显示出了预测初期化疗反应以及无进展生存和总生存的能力（Lue等，2020）。这些发现可能有助于优化化疗方案的调整，或预测哪些患者未来可能需要干细胞移植。

有趣的是，影像组学特征预测治疗反应的能力似乎并不一定局限于特定疾病，无论在哪种恶性肿瘤中使用，其还能够预测对特定药物类别的反应。使用基于治疗前影像（包括CT、MRI和PET扫描）提取的影像组学特征，已经展示了预测多种肿瘤对免疫检查点抑制剂反应的可能性（Wu 等，2019）。此外，正如Wang等在2021年总结的那样，基于CT和PET提取的影像组学特征还能够确定与免疫表型和免疫治疗反应相关的病理特征，适用于多种恶性肿瘤（Wang 等，2021-2）。然而，重要的是，这些特征的可靠性仍然有待证实，报道的AUC很少有超过0.8。此外，尽管这项工作代表了在这方面产生的大量数据。但值得注意的是，各个研究中得出的特征数量和性质差异很大，可重复性和对临床真正相关性的推广仍然存在不确定性。

再次强调，无论影像组学特征是用于预测特定恶性肿瘤内的治疗反应，还是用于跨恶性肿瘤的特定药物的疗效，迄今为止的数据都非常具有应用前景。然而，正如前面提到的，研究中仍然存在患者人群不一致性，各项调查所使用的方法，以及得出的影像组学特征的不一致性。此外，有证据表明，特征可能会因为从肿瘤的哪个部位提取、所使用的影像数据扫描类型和质量，以及患者在进行扫描时的正常生理和解剖变异等情况而出现巨大差异。考虑到这一点，在将影像组学从科研层面转变为真正的临床价值时，解决这些问题至关重要。

3 治疗反应追踪

同样，影像组学已经在个体化治疗决策方面显示出具有超越现有方法的潜力。特别是在难以通过标准影像方法评估的恶性肿瘤中，这种概念尤为重要。例如，对于那些在手术切除之前接受新辅助治疗的肿瘤患者，如胰腺癌、食管癌和直肠癌，往往缺乏实时评估治疗效果的能力，导致新辅助治疗难以适合个别患者。因此，一些患者可能需要接受更多的新辅助治疗，而其他患者可能从延长术前治疗中获益。此外，在有多种治疗选择的肿瘤中（如新诊断的前列腺癌），如果在放疗过程中发现治疗反应不佳，实时评估接受根治性放疗患者治疗反应的能力可能有助于更好地转向潜在手术干预。这个概念可以防止患者接受不必要的治疗，同时根据个体治疗反应转向更有效的方法，而这些都可以通过用较低医疗费用的无创成像测试实现。

胰腺癌是一种高度恶性肿瘤，使用能够更好地跟踪治疗反应的方法对改善疗效至关重要。众所周知，该肿瘤之所以难治，与肿瘤内明显的间质反应相关，不管在稀疏的恶性细胞之间实际观察到的反应如何，这种反应通常不随治疗而改变。因此，肿瘤大小和形状通常不会因新辅助治疗而发生显著变化，这使得临床上很难确定何时已经进行了足够次数的新辅助化疗，何时考虑引入新辅助放射治疗，以及在前期治疗后缺乏明显的肿瘤萎缩的患者何时可接受手术切除。然而，已有多个研究证明，新诊断胰腺癌患者在新辅助化疗过程中，基于CT的影像组学特征的变化能够比临床医学影像学标准更准确地预测治疗反应和最终手术切除的可能性（Zhang 等，2021）。尽管这些研究中大多数显示出相对适度的区分能力，并存在研究之间异质性，但影像组学分析超越明显的影像学变化，并提供更准确的评估能力，这可能会对如何评估这些患者的情况以及如何进行临床决策产生巨大影响。

　　类似地，对于多种恶性肿瘤患者来说，在前期治疗中和治疗后获得的影像组学特征以及治疗过程中的特征变化，对整体治疗反应和患者疗效具有显著的预测能力。例如，在接受根治性放化疗的III期非小细胞肺癌患者中，治疗前后PET影像组学特征变化相较于传统的标准影像学特征如肿瘤体积和最大标准摄取值（SUVmax）能够更可靠地预测总体治疗反应和无进展生存期（Zhang等，2020）。类似地，在积极接受放化疗的局部晚期非小细胞肺癌患者中，基于锥形束CT扫描的影像组学特征的纵向变化已被证明能够根据总体生存率对患者进行分层，这表明影像组学特征可能逐步预测治疗的总体反应和预后（Shi等，2020）。此外，在接受两个周期的免疫检查点抑制剂治疗的非小细胞肺癌患者中，基于CT扫描的影像组学特征的变化也能够区分对治疗有反应和无反应的患者，并预测相应的总体生存率（Khorrami等，2020）。在直肠癌中，连续MRI的影像组学特征用于MRI引导的放射治疗，已被证明能够可靠地预测接受新辅助放化疗的局部晚期患者的临床和病理完全反应性（Cusumano等，2021）。同样，获得的诊断MRI影像组学特征的变化也显示出类似的作用（Li等，2019）。对于膀胱癌患者，使用基于CT的影像组学特征在治疗前后能够确认新辅助化疗的治疗反应（Cha等，2020）。

　　然而，需要注意的是，目前的研究主要集中在区分获得和未获得病理完全缓解患者之间的差异，而后者本身仅具有部分临床意义。相比于没有显著反应的患者，对前期化疗产生显著反应的患者，无论病理学上是否完全缓解，其预后均有所改善。因此，未来的研究应将重点放在对前期化疗反应明显与不明显的患者区分上。在新诊断的乳腺癌患者中，超声检查的影像组学连续特征，尤其是在治疗第1周和第4周获取的特征，已被证明能够追踪和预测新辅助化疗的反应，但目前还不清楚这种预测能力是否优于传统的影像学特征和体格检查（Quiaeit等，2020）。

正如Guha等所讨论的，多项研究证明了治疗后或连续成像的影像组学特征可以准确地表达接受头颈部肿瘤确定性治疗患者的治疗反应。然而，在大多数肿瘤中，使用不同设计和统计方法导致影像组学的临床相关性或前景的描述仍不清晰，且存在异质性的问题（Guha等，2019）。

4　影像组学作为肿瘤病理信息获取的替代方法

影像组学特征在提供当前仅能通过组织病理学或分子检测获取的信息方面具有潜在优势，不论是临床决策制定还是控制整体医疗成本方面。此外，它还可以识别新的靶向突变，了解肿瘤通过PD-L1表达逃避免疫系统的程度，从而了解患者从免疫检查点抑制中获益的可能性，并确定是否存在新突变。对于判断病变是否代表转移性疾病/转移进展，以及良性病变或第二原发性恶性肿瘤的发展等方面，影像组学在临床中变得日趋重要。然而，在当前临床工作流程中，回答这些问题通常需要获取感兴趣病变的一个或多个新组织，增加了手术成本和相关并发症的发生风险。随着对影像学特征的组织学和分子基础的理解不断提高，这些特征减少或完全替代这些流程的潜力变得越来越有前景。迄今为止，多项研究表明，影像组学能够提供组织病理学水平的诊断信息，可能显著影响临床决策。

在某些恶性肿瘤中，提高无创区分肿瘤亚型或特征的能力至关重要，因为这些亚型或特征会影响患者可选择的治疗方案。例如，在非小细胞肺癌中，患者是否适合靶向治疗对预后和治疗相关并发症都有很大影响。Zhu等发现，来自新诊断的局部晚期或转移性肺腺癌患者治疗前CT成像的影像组学特征可以可靠地区分EGFR阴性、EGFR阳性，但无p53突变或有EGFR和p53突变的肿瘤（Zhu等，2021）。后一种区分非常重要，因为EGFR和p53的突变与EGFR-TKI的疗效降低以及患者整体预后较差有关。因此，总体而言，这些结果表明影像组学能够帮助指导非小细胞肺癌靶向治疗的使用，而无需额外病理学评估所需的时间和费用。此外，研究还表明，对最终诊断为肺腺癌的患者进行CT影像组学特征分析可以预测肿瘤突变负荷状态以及EGFR和p53突变的存在。尽管预测准确性较低，AUC总体小于0.7（Wang等，2019），但这项工作进一步证明了影像组学特征可以预测具有重大临床影响的分子/突变特征。另外，其他研究回顾了术前MRI影像组学特征用于确定新诊断胶质瘤患者的IDH突变、MGMT甲基化和1p/19q共缺失的可能性（Jian等，2021）。这些信息对于患者预后、治疗反应以及选择最佳的全身治疗方案具有重要意义。还有研究证明，基于PET影像组学特征可以预测早期宫颈鳞癌患者发生LVSI的可能性，这是一种对于选择最佳治疗模式具有重要临床意义的病理特征（Li等，2021）。然而，需要注意的是，尽管这些影像组学特征在患者训练集中具有良好的可靠性，但在验证集中，可靠性显著降低，但通过引入关于生腱蛋白-C（TNC）和环氧合酶-2（COX-2）的病理标本信息，这一发现的真正临床效能得到了改善。此外，研究发现，从口咽癌患者治疗前的MRI获取的原发肿瘤区域影像组学特征可以预测HPV病理评估最终为阳性的可能性。然而，值得注意的是，这些特征本身并不比以吸烟状况、T分期肿瘤形态构建的临床模型更好。然而，当临床和影像组学模型相结合时，预测能力显著增加，再次表明，将影像组学与经过验证的临床特征相结合可能为大多数/所有重要临床终点提供最佳预测能力（Bos等，2021）。

在区分良恶性实体肿瘤方面，影像组学已经显现出其独特的潜力。Conti等通过对文献进行全面回顾分析后，撰写了基于乳腺X线和MRI的影像组学在预测乳腺病变良恶性方面的能力与超声引导下活检确定恶性肿瘤的组织类型和分级的能力的比较（Contit等，2021）。通过对文献的全面回顾分析，他们认为影像组学特征有可能根据患者是否患有恶性肿瘤对其进行进一步分类，从而减少女性不必要的临床活检。此外，Abdollahi等指出，基于MRI的T2加权成像的影像组学特征能够以相对可靠的方法预测前列腺癌患者的Gleason评分（AUC为0.74）（Abdollahi等，2019），虽然这本身并不能提供免除活检的最终证据，但再次证明了在进行前列腺MRI成像时具有临床潜在相关性的概念。这种能力可以帮助对患者的紧急状态或危险程度进行分层，以确定是否需要进行后续组织学诊断。

影像组学特征代替组织学评估的概念尚不足以在临床应用，这与本章前面描述的影像组学其他方面一样。然而，随着肿瘤诊断和治疗的发展，人们对各种疾病组织学和分子异质性的理解不断增加，肿瘤诊断和治疗变得越来越复杂，因此影像组学在这方面的潜力也变得越来越重要。尽管迄今为止，影像组学在预测患者预后或预测/跟踪治疗反应方面的研究仍然比较有限，但其无创区分诊断中具有特定临床意义的能力，可能代表了影像组学的最大前景。

5　迄今为止，人工智能在临床影像组学特征开发中的应用现状

与关于影像组学领域作为一个整体跨越四种潜在临床实用途径的讨论相类似，对人工智能在影像组学特征开发中的作用进行评估受到缺乏统一性方法和表达清晰度的阻碍。在本章引用的64篇文献中，有20篇明确指出使用了人工智能的分析方法，而其他的文献要么使用了更传统的技术，要么未明确所使用的技术。

对于明确讨论所使用人工智能方法的研究，其所采用的具体方法不同。总体而言，与各种监督或无监督机器学习方法相比，使用深度学习方法的研究较少（例如：Liu等，2021；Song等，2021）。值得注意的是，在将卷积神经网络的深度学习与随机森林机器学习进行比较时，后者在膀胱肿瘤治疗反应评估中的表现更好（Cha等，2017）。在采用各种机器学习方法生成影像组学特征的研究中，有几项研究使用了一种单一方法，其中大多数使用了随机森林机器学习方法（Sutton等，2020；Zhou等，2020；Li等，2020）。然而，其他研究使用了多种机器学习方法，然后最终选择性能最佳的方法（Ammari等，2021；Chang等，2021；Quiaoit等，2020；Zhu等，2021）。在这些设置中，随机森林或支持向量机始终优于其他方法，这表明其可能是进一步开发影像组学特征的最可靠方法。

6　结论与展望

如上所述，对于影像组学在临床应用方面的研究，特别是在患者预后、治疗策略选择和治疗反应跟踪方面，虽然相对可靠，但仍处于初级阶段。迄今为止的文献应被视为是对概念的初步验证，随着后续论文的增加，这些验证会越来越多。毫无疑问，通过临床常规影像获取的大量信息（在临床上并不明显）隐藏了许多信息，这些信息将提升医务人员治疗和未来观察患者的能力。影像组学领域在这方面的表现既令人兴奋又值得深入研究。

然而，以批判的眼光综合审视当前文献同样可以发现，目前的研究尚未提供在非常具体的背景之外有用的临床上可行的工具。虽然每项研究都试图在其特定数据集中提供最优影像组学特征，但这些特征，甚至其中个别特征，在不同患者群体中的普适性仍然未知。即使在寻求回答高度相似问题的研究中，特定影像组学特征预测能力的一致性以及特定影像组学特征在不同图像和生理背景下的稳健性也是未知的。因此，

为实现影像组学的临床前景，未来必须遵循两个独立的研究途径：（1）在多个不相关的数据集中验证那些预测准确性和临床影响等方面最有前途的影像学特征，以证明能够推广到整个研究人群；以及（2）进一步改进对影像基因组学的理解，以更好地理解特定影像组学特征在组织学、细胞和亚细胞水平上的表现。有了这样的基础，研究人员可以精心选择对个体患者具有最大可能临床影响和一致性的影像组学特征进行未来的研究。同样重要的是，研究人员需要建立起最可靠、一致的影像组学模型开发方法，特别是通过使用人工智能的机器学习或深度学习方法，来提高效率，并为未来项目的最佳实践提供框架（表1）。

表1　影像组学在肿瘤临床治疗中有应用前景的四个领域：辅助预测预后、预测治疗反应、追踪治疗反应、提供进一步的组织学或病理学信息

影像组学有临床前景的四个领域		
预期用途	解释和重要性	举例
辅助预测预后	影像组学有望提供比目前标准临床病理学更可靠的有关患者预后的信息 – 预测治疗后听神经瘤的局部复发。这最终将有助于为后续是否进行更积极的治疗以及非医疗决策（例如有关财务、家庭生活、旅行等）提供信息。	– 预测胶质母细胞瘤的 PFS 和 OS（Oltra–Sastre 等，2019；Ammrai 等，2021） – 预测 SRS 术后听神经瘤局部复发（Langenhuizen 等，2020） – 预测局部晚期直肠癌转移的发展（Liu 等，2021） – 预测 NSCLC 的 DFS（Wang 等，2021） – 预测胃癌的 DFS 和 OS（Jiang 等，2018）
预测治疗反应	通过为个体治疗方案各个方面的反应提供更精确的预测，在特定疗效的治疗方案存在多种选择时，影像组学可以在保证疗效和降低毒性之间实现最有利于个体患者的优化平衡。	– 预测 NSCLC 新辅助 CRT 后的病理缓解率（Khorami 等，2019） – 预测直肠癌新辅助 CRT 后的病理缓解率（Shayesteh 等，2019；Shaish 等，2020） – 预测原发性肝癌 TACE 的治疗反应（Zhao 等，2019） – 预测乳腺癌对新辅助化疗的治疗反应（DiCenzo 等，2020） – 预测霍奇金淋巴瘤化疗的治疗反应（Fan 等，2019）

续表

影像组学有临床前景的四个领域		
预期用途	解释和重要性	举例
追踪治疗反应	影像组学可能提供的对治疗反应的强化评估可能有助于就以下方面做出更优决策：总体治疗持续时间以及患有使用标准临床和医学影像学手段难以评估的疾病的患者的进一步治疗需要和候选方案。	– 预测胰腺癌新辅助化疗后的病理反应和可手术切除率（Zhang 等，2021） – 根据治疗期间的变化预测直肠腺癌新辅助 CRT 后的 PCR（Cusumano 2021） – 预测新诊断乳腺癌的新辅助化疗反应（Quiaoit 等，2020）
提供组织学或病理学信息	由于基于肿瘤特定个体突变或表观遗传改变的存在 / 不存在，以及恶性肿瘤的总体突变负担，治疗决策变得越来越复杂；由于对治疗需求不断增加，与患者相关的并发症治疗成本也随之增加（用于组织分析的进一步活检和医疗保健系统的财务成本增加）。影像组学可以提供替代部分组织病理学检查的能力，并能够仅使用成像特征就可以预测突变状态 / 负荷。	– 预测新诊断 NSCLC 患者中 EGFR 和 p53 的突变状态（Zhu 等，2021） – 预测新诊断的胶质瘤中的 IDH 突变、MGMT 甲基化和 1p19q 联缺失状态（Jian 等，2021） - 预测新诊断早期宫颈癌中是否存在 LVSI（Li 等，2021） - 预测新发乳腺病变是恶性还是良性，以及恶性病变的组织病理学特征（Conti 等，2021）

PFS：无进展生存期，OS：总生存期，SRS：立体定向放射外科，DFS：无病生存期，NSCLC：非小细胞肺癌，CRT：放化疗，TACE：经动脉化疗栓塞术，HCC：肝细胞癌，PCR：病理完全缓解，LVSI：淋巴管间隙侵犯。

参考文献

Abdollahi, H., Mofid, B., Shiri, I., Razzaghdoust, A., Saadipoor, A., Mahdavi, A., Galandooz, H. M., & Mahdavi, S. R. (2019). Machine learning-based radiomic models to predict intensity-modulated radiation therapy response, Gleason score and stage in prostate cancer. *Radiology Medicine*, *124*(6), 555–567. https://doi.org/10.1007/s11547-018-0966-4. Epub 2019 Jan 3. PMID: 30607868.

Ammari, S., Sallé de Chou, R., Assi, T., Touat, M., Chouzenoux, E., Quillent, A., Limkin, E., Dercle, L., Hadchiti, J., Elhaik, M., Moalla, S., Khettab, M., Balleyguier, C., Lassau, N., Dumont, S., & Smolenschi, C. (2021). Machine-learning-based radiomics MRI model for survival prediction of recurrent glioblastomas treated with bevacizumab. *Diagnostics (Basel)*, *11*(7), 1263. https://doi.org/10.3390/diagnostics11071263. PMID: 34359346; PMCID: PMC8305059.

Beig, N., Singh, S., Bera, K., Prasanna, P., Singh, G., Chen, J., Saeed Bamashmos, A., Barnett, A., Hunter, K., Statsevych, V., Hill, V. B., Varadan, V., Madabhushi, A., Ahluwalia, M. S., & Tiwari, P. Sexually dimorphic radiogenomic models identify distinct imaging and biological pathways that are prognostic of overall survival in glioblastoma. *Neuro Oncology*, *23*(2), 251–263. https://doi.org/10.1093/neuonc/noaa231. PMID: 33068415; PMCID: PMC7906064.

Bhatia, A., Birger, M., Veeraraghavan, H., Um, H., Tixier, F., McKenney, A. S., Cugliari, M., Caviasco, A., Bialczak, A., Malani, R., Flynn, J., Zhang, Z., Yang, T. J., Santomasso, B. D., Shoushtari, A. N., & Young, R. J. MRI radiomic features are associated with survival in melanoma brain metastases treated with immune checkpoint inhibitors. *Neuro Oncology*, *21*(12), 1578–1586. https://doi.org/10.1093/neuonc/noz141. PMID: 31621883; PMCID: PMC7145582.

Bian, T., Wu, Z., Lin, Q., Wang, H., Ge, Y., Duan, S., Fu, G., Cui, C., & Su, X. (2021). Radiomic signatures derived from multiparametric MRI for the pretreatment prediction of response to neoadjuvant chemotherapy in breast cancer. *British Journal of Radiology*, *93*(1115), 20200287. https://doi.org/10.1259/bjr.20200287. Epub 2020 Sep 2. Erratum in: Br J Radiol. 2021 Nov 19; bjr20200287c. PMID: 32822542; PMCID: PMC8519645.

Bos, P., van den Brekel, M. W. M., Gouw, Z. A. R., Al-Mamgani, A., Waktola, S., Aerts, H. J. W. L., Beets-Tan, R. G. H., Castelijns, J. A., & Jasperse, B. (2021). Clinical variables and magnetic resonance imaging-based radiomics predict human papillomavirus status of oropharyngeal cancer. *Head Neck*, *43*(2), 485–495. https://doi.org/10.1002/hed.26505. Epub 2020 Oct 7. PMID: 33029923; PMCID: PMC7821378.

Cha, K. H., Hadjiiski, L., Chan, H. P., Weizer, A. Z., Alva, A., Cohan, R. H., Caoili, E. M., Paramagul, C., & Samala, R. K. (2017). Bladder cancer treatment response assessment in CT using radiomics with deep-learning. *Scientific Report*, *7*(1), 8738. https://doi.org/10.1038/s41598-017-09315-w. PMID: 28821822; PMCID: PMC5562694.

Chang, R., Qi, S., Yue, Y., Zhang, X., Song, J., & Qian, W. (2021). Predictive radiomic models for the chemotherapy response in non-small-cell lung cancer based on computerized-tomography images. *Frontiers in Oncology*, *11*, 646190. https://doi.org/10.3389/fonc.2021.646190. PMID: 34307127; PMCID: PMC8293296.

Chen, Y. H., Lue, K. H., Chu, S. C., Chang, B. S., Wang, L. Y., Liu, D. W., Liu, S. H., Chao, Y. K., & Chan, S. C. (2019). Combining the radiomic features and traditional parameters of ^{18}F-FDG PET with clinical profiles to improve prognostic stratification in patients with esophageal squamous cell carcinoma treated with neoadjuvant chemoradiotherapy and surgery. *Annals of Nuclear Medicine*, *33*(9), 657–670. https://doi.org/10.1007/s12149-019-01380-7. Epub 2019 Jun 19. PMID: 31218571.

Chen, X., Chen, X., Yang, J., Li, Y., Fan, W., & Yang, Z. (2020). Combining dynamic contrast-enhanced magnetic resonance imaging and apparent diffusion coefficient maps for a radiomics nomogram to predict pathological complete response to neoadjuvant chemotherapy in breast cancer patients. *Journal of Computer Assisted Tomography*, *44*(2), 275–283. https://doi.org/10.1097/RCT.0000000000000978. PMID: 32004189.

Conti, A., Duggento, A., Indovina, I., Guerrisi, M., & Toschi, N. (2021). Radiomics in breast cancer classification and prediction. *Seminars in Cancer Biology*, *72*, 238–250. https://doi.org/10.1016/j.semcancer.2020.04.002. Epub 2020 May 1. PMID: 32371013.

Cui, Y., Yang, W., Ren, J., Li, D., Du, X., Zhang, J., & Yang, X. (2021). Prognostic value of multiparametric MRI-based radiomics model: Potential role for chemotherapeutic benefits in locally advanced rectal cancer. *Radiotherapy & Oncology*, *154*, 161–169. https://doi.org/10.1016/j.radonc.2020.09.039. Epub 2020 Sep 22. PMID: 32976874.

Cusumano, D., Meijer, G., Lenkowicz, J., Chiloiro, G., Boldrini, L., Masciocchi, C., Dinapoli, N., Gatta, R., Casà, C., Damiani, A., Barbaro, B., Gambacorta, M. A., Azario, L., De Spirito, M., Intven, M., & Valentini, V. (2021). A field strength independent MR radiomics model to predict pathological complete response in locally advanced rectal cancer. *Radiology Medicine*, *126*(3), 421–429. https://doi.org/10.1007/s11547-020-01266-z. Epub 2020 Aug 24. PMID: 32833198; PMCID: PMC7937600.

Cusumano, D., Boldrini, L., Yadav, P., Yu, G., Musurunu, B., Chiloiro, G., Piras, A., Lenkowicz, J., Placidi, L., Romano, A., De Luca, V., Votta, C., Barbaro, B., Gambacorta, M. A., Bassetti, M. F., Yang, Y., Indovina, L., & Valentini, V. (2021). Delta radiomics for rectal cancer response prediction using low field magnetic resonance guided radiotherapy: An external validation. *Physical Medicine*, *84*, 186–191. https://doi.org/10.1016/j.ejmp.2021.03.038. Epub 2021 Apr 23. PMID: 33901863.

Dercle, L., Lu, L., Schwartz, L. H., Qian, M., Tejpar, S., Eggleton, P., Zhao, B., & Piessevaux, H. (2020). Radiomics response signature for identification of metastatic colorectal cancer sensitive to therapies targeting EGFR pathway. *Journal of the National Cancer Institute*, *112*(9), 902–912. https://doi.org/10.1093/jnci/djaa017. PMID: 32016387; PMCID: PMC7492770.

DiCenzo, D., Quiaoit, K., Fatima, K., Bhardwaj, D., Sannachi, L., Gangeh, M., Sadeghi-Naini, A., Dasgupta, A., Kolios, M. C., Trudeau, M., Gandhi, S., Eisen, A., Wright, F., Look Hong, N., Sahgal, A., Stanisz, G.,

Brezden, C., Dinniwell, R., Tran, W. T., Yang, W., Curpen, B., & Czarnota, G. J. (2020). Quantitative ultrasound radiomics in predicting response to neoadjuvant chemotherapy in patients with locally advanced breast cancer: Results from multi-institutional study. *Cancer Medicine*, 9(16), 5798–5806. https://doi.org/10.1002/cam4.3255. Epub 2020 Jun 29. PMID: 32602222; PMCID: PMC7433820.

Du, Q., Baine, M., Bavitz, K., McAllister, J., Liang, X., Yu, H., Ryckman, J., Yu, L., Jiang, H., Zhou, S., Zhang, C., & Zheng, D. (2019). Radiomic feature stability across 4D respiratory phases and its impact on lung tumor prognosis prediction. *PLoS One*, 14(5), e0216480. https://doi.org/10.1371/journal.pone.0216480. PMID: 31063500; PMCID: PMC6504105.

Duan, C., Chaovalitwongse, W. A., Bai, F., Hippe, D. S., Wang, S., Thammasorn, P., Pierce, L. A., Liu, X., You, J., Miyaoka, R. S., Vesselle, H. J., Kinahan, P. E., Rengan, R., Zeng, J., & Bowen, S. R. (2020). Sensitivity analysis of FDG PET tumor voxel cluster radiomics and dosimetry for predicting mid-chemoradiation regional response of locally advanced lung cancer. *Physics in Medicine and Biology*, 65(20), 205007. https://doi.org/10.1088/1361-6560/abb0c7. PMID: 33027064; PMCID: PMC7593986.

Fan, Y., Liu, Z., Hou, B., Li, L., Liu, X., Liu, Z., Wang, R., Lin, Y., Feng, F., Tian, J., & Feng, M. (2019). Development and validation of an MRI-based radiomic signature for the preoperative prediction of treatment response in patients with invasive functional pituitary adenoma. *European Journal of Radiology*, 121, 108647. https://doi.org/10.1016/j.ejrad.2019.108647. Epub 2019 Sep 7. PMID: 31561943.

Giannini, V., Rosati, S., Defeudis, A., Balestra, G., Vassallo, L., Cappello, G., Mazzetti, S., De Mattia, C., Rizzetto, F., Torresin, A., Sartore-Bianchi, A., Siena, S., Vanzulli, A., Leone, F., Zagonel, V., Marsoni, S., & Regge, D. (2020). Radiomics predicts response of individual HER2-amplified colorectal cancer liver metastases in patients treated with HER2-targeted therapy. *International Journal of Cancer*, 147(11), 3215–3223. https://doi.org/10.1002/ijc.33271. Epub 2020 Sep 14. PMID: 32875550.

Guha, A., Connor, S., Anjari, M., Naik, H., Siddiqui, M., Cook, G., & Goh, V. (2020). Radiomic analysis for response assessment in advanced head and neck cancers, a distant dream or an inevitable reality? A systematic review of the current level of evidence. *British Journal of Radiology*, 93(1106), 20190496. https://doi.org/10.1259/bjr.20190496. Epub 2019 Nov 6. PMID: 31682155; PMCID: PMC7055439.

Guo, Z., Zhong, N., Xu, X., Zhang, Y., Luo, X., Zhu, H., Zhang, X., Wu, D., Qiu, Y., & Tu, F. (2021). Prediction of hepatocellular carcinoma response to transcatheter arterial chemoembolization: A real-world study based on non-contrast computed tomography radiomics and general image features. *Journal of Hepatocellular Carcinoma*, 8, 773–782. https://doi.org/10.2147/JHC.S316117. PMID: 34277508; PMCID: PMC8277455.

Hilal, T., Covington, M., Kosiorek, H. E., Zwart, C., Ocal, I. T., Pockaj, B. A., Northfelt, D. W., & Patel, B. K. (2018). Breast MRI phenotype and background parenchymal enhancement may predict tumor response to neoadjuvant endocrine therapy. *Breast Journal*, 24(6), 1010–1014. https://doi.org/10.1111/tbj.13101. Epub 2018 Jul 31. PMID: 30066421.

Huang, L., Chen, J., Hu, W., Xu, X., Liu, D., Wen, J., Lu, J., Cao, J., Zhang, J., Gu, Y., Wang, J., & Fan, M. (2019). Assessment of a radiomic signature developed in a general NSCLC cohort for predicting overall survival of ALK-positive patients with different treatment types. *Clinical Lung Cancer*, 20(6), e638–e651. https://doi.org/10.1016/j.cllc.2019.05.005. Epub 2019 May 11. PMID: 31375452.

Jian, A., Jang, K., Manuguerra, M., Liu, S., Magnussen, J., & Di Ieva, A. (2021). Machine learning for the prediction of molecular markers in glioma on magnetic resonance imaging: A systematic review and meta-analysis. *Neurosurgery*, 89(1), 31–44. https://doi.org/10.1093/neuros/nyab103. PMID: 33826716.

Jiang, Y., Chen, C., Xie, J., Wang, W., Zha, X., Lv, W., Chen, H., Hu, Y., Li, T., Yu, J., Zhou, Z., Xu, Y., & Li, G. (2018). Radiomics signature of computed tomography imaging for prediction of survival and chemotherapeutic benefits in gastric cancer. *EBioMedicine*, 36, 171–182. https://doi.org/10.1016/j.ebiom.2018.09.007. Epub 2018 Sep 14. PMID: 30224313; PMCID: PMC6197796.

Khorrami, M., Jain, P., Bera, K., Alilou, M., Thawani, R., Patil, P., Ahmad, U., Murthy, S., Stephans, K., Fu, P., Velcheti, V., & Madabhushi, A. (2019). Predicting pathologic response to neoadjuvant chemoradiation in resectable stage III non-small cell lung cancer patients using computed tomography radiomic features. *Lung Cancer*, 135, 1–9. https://doi.org/10.1016/j.lungcan.2019.06.020. Epub 2019 Jul 5. Erratum in: Lung Cancer. 2019 Oct; 136:156. PMID: 31446979; PMCID: PMC6711393.

Khorrami, M., Prasanna, P., Gupta, A., Patil, P., Velu, P. D., Thawani, R., Corredor, G., Alilou, M., Bera, K., Fu, P., Feldman, M., Velcheti, V., & Madabhushi, A. (2020). Changes in CT radiomic features associated with lymphocyte distribution predict overall survival and response to immunotherapy in non-small cell lung cancer. *Cancer Immunology Research*, 8(1), 108–119. https://doi.org/10.1158/2326-6066.CIR-19-0476. Epub 2019 Nov 12. PMID: 31719058; PMCID: PMC7718609.

Kirienko, M., Cozzi, L., Antunovic, L., Lozza, L., Fogliata, A., Voulaz, E., Rossi, A., Chiti, A., & Sollini, M. (2018). Prediction of disease-free survival by the PET/CT radiomic signature in non-small cell lung cancer patients undergoing surgery. *European Journal of Nuclear Medicine and Molecular Imaging*, 45(2), 207–217. https://doi.org/10.1007/s00259-017-3837-7. Epub 2017 Sep 24. PMID: 28944403.

Langenhuizen, P. P. J. H., Zinger, S., Leenstra, S., Kunst, H. P. M., Mulder, J. J. S., Hanssens, P. E. J., de With, P. H. N., & Verheul, J. B. (2020). Radiomics-based prediction of long-term treatment response of vestibular Schwannomas following stereotactic radiosurgery. *Otology & Neurotology*, 41(10), e1321–e1327. https://doi.org/10.1097/MAO.0000000000002886. PMID: 33492808.

Larue, R. T. H. M., Klaassen, R., Jochems, A., Leijenaar, R. T. H., Hulshof, M. C. C. M., van Berge Henegouwen, M. I., Schreurs, W. M. J., Sosef, M. N., van Elmpt, W., van Laarhoven, H. W. M., & Lambin, P. (2018). Pre-treatment CT radiomics to predict three year overall survival following chemoradiotherapy of esophageal cancer. *Acta Oncology*, 57(11), 1475–1481. https://doi.org/10.1080/0284186X.2018.1486039. Epub 2018 Aug 1. PMID: 30067421.

Li, Y., Liu, W., Pei, Q., Zhao, L., Güngör, C., Zhu, H., Song, X., Li, C., Zhou, Z., Xu, Y., Wang, D., Tan, F., Yang, P., & Pei, H. (2019). Predicting pathological complete response by comparing MRI-based radiomics pre- and postneoadjuvant radiotherapy for locally advanced rectal cancer. *Cancer Medicine*, 8(17), 7244–7252. https://doi.org/10.1002/cam4.2636. Epub 2019 Oct 22. PMID: 31642204; PMCID: PMC6885895.

Li, Z. Y., Wang, X. D., Li, M., Liu, X. J., Ye, Z., Song, B., Yuan, F., Yuan, Y., Xia, C. C., Zhang, X., & Li, Q. (2020). Multi-modal radiomics model to predict treatment response to neoadjuvant chemotherapy for locally advanced rectal cancer. *World Journal of Gastroenterology*, 26(19), 2388–2402. https://doi.org/10.3748/wjg.v26.i19.2388. PMID: 32476800; PMCID: PMC7243642.

Li, P., Wang, X., Xu, C., Liu, C., Zheng, C., Fulham, M. J., Feng, D., Wang, L., Song, S., & Huang, G. (2020). ^{18}F-FDG PET/CT radiomic predictors of pathologic Complete Response (pCR) to neoadjuvant chemotherapy in breast cancer patients. *European Journal of Nuclear Medicine and Molecular Imaging*, 47(5), 1116–1126. https://doi.org/10.1007/s00259-020-04684-3. Epub 2020 Jan 25. PMID: 31982990.

Li, X., Xu, C., Yu, Y., Guo, Y., & Sun, H. (2021). Prediction of lymphovascular space invasion using a combination of tenascin-C, cox-2, and PET/CT radiomics in patients with early-stage cervical squamous cell carcinoma. *BMC Cancer*, 21(1), 866. https://doi.org/10.1186/s12885-021-08596-9. PMID: 34320931; PMCID: PMC8317359.

Liu, Z., Li, Z., Qu, J., Zhang, R., Zhou, X., Li, L., Sun, K., Tang, Z., Jiang, H., Li, H., Xiong, Q., Ding, Y., Zhao, X., Wang, K., Liu, Z., & Tian, J. (2019). Radiomics of multiparametric MRI for pretreatment prediction of pathologic complete response to neoadjuvant chemotherapy in breast cancer: A multicenter study. *Clinical Cancer Research*, 25(12), 3538–3547. https://doi.org/10.1158/1078-0432.CCR-18-3190. Epub 2019 Mar 6. PMID: 30842125.

Liu, X., Zhang, D., Liu, Z., Li, Z., Xie, P., Sun, K., Wei, W., Dai, W., Tang, Z., Ding, Y., Cai, G., Tong, T., Meng, X., & Tian, J. (2021). Deep learning radiomics-based prediction of distant metastasis in patients with locally advanced rectal cancer after neoadjuvant chemoradiotherapy: A multicentre study. *EBioMedicine*, 69, 103442. https://doi.org/10.1016/j.ebiom.2021.103442. Epub 2021 Jun 20. PMID: 34157487; PMCID: PMC8237293.

Lue, K. H., Wu, Y. F., Liu, S. H., Hsieh, T. C., Chuang, K. S., Lin, H. H., & Chen, Y. H. (2020). Intratumor heterogeneity assessed by ^{18}F-FDG PET/CT predicts treatment response and survival outcomes in patients with Hodgkin Lymphoma. *Academic Radiology*, 27(8), e183–e192. https://doi.org/10.1016/j.acra.2019.10.015. Epub 2019 Nov 21. PMID: 31761665.

Luo, H. S., Huang, S. F., Xu, H. Y., Li, X. Y., Wu, S. X., & Wu, D. H. (2020). A nomogram based on pretreatment CT radiomics features for predicting complete response to chemoradiotherapy in patients with esophageal squamous cell cancer. *Radiation Oncology*, 15(1), 249. https://doi.org/10.1186/s13014-020-01692-3. PMID: 33121507; PMCID: PMC7597023.

Nougaret, S., McCague, C., Tibermacine, H., Vargas, H. A., Rizzo, S., & Sala, E. (2021). Radiomics and radiogenomics in ovarian cancer: A literature review. *Abdominal* Radiology *(NY)*, 46(6), 2308–2322. https://doi.org/10.1007/s00261-020-02820-z. Epub 2020 Nov 11. PMID: 33174120.

Oltra-Sastre, M., Fuster-Garcia, E., Juan-Albarracin, J., Sáez, C., Perez-Girbes, A., Sanz-Requena, R., Revert-Ventura, A., Mocholi, A., Urchueguia, J., Hervas, A., Reynes, G., Font-de-Mora, J., Muñoz-Langa, J., Botella, C., Aparici, F., Marti-Bonmati, L., & Garcia-Gomez, J. M. (2019). Multi-parametric MR imaging biomarkers associated to clinical outcomes in gliomas: A systematic review. *Current Medical Imaging Reviews*, 15(10), 933–947. https://doi.org/10.2174/1573405615666190109100503. PMID: 32008521.

Park, S. H., Hahm, M. H., Bae, B. K., Chong, G. O., Jeong, S. Y., Na, S., Jeong, S., & Kim, J. C. (2020). Magnetic resonance imaging features of tumor and lymph node to predict clinical outcome in node-positive cervical cancer: A retrospective analysis. *Radiation Oncology*, 15(1), 86. https://doi.org/10.1186/s13014-020-01502-w. PMID: 32312283; PMCID: PMC7171757.

Parr, E., Du, Q., Zhang, C., Lin, C., Kamal, A., McAlister, J., Liang, X., Bavitz, K., Rux, G., Hollingsworth, M., Baine, M., & Zheng, D. (2020). Radiomics-based outcome prediction for pancreatic cancer following stereotactic body radiotherapy. *Cancers (Basel)*, 12(4), 1051. https://doi.org/10.3390/cancers12041051. PMID: 32344538; PMCID: PMC7226523.

Quiaoit, K., DiCenzo, D., Fatima, K., Bhardwaj, D., Sannachi, L., Gangeh, M., Sadeghi-Naini, A., Dasgupta, A., Kolios, M. C., Trudeau, M., Gandhi, S., Eisen, A., Wright, F., Look-Hong, N., Sahgal, A., Stanisz, G., Brezden, C., Dinniwell, R., Tran, W. T., Yang, W., Curpen, B., & Czarnota, G. J. (2020). Quantitative ultrasound radiomics for therapy response monitoring in patients with locally advanced breast cancer: Multi-institutional study results. *PLoS One*, 15(7), e0236182. https://doi.org/10.1371/journal.pone.0236182. PMID: 32716959; PMCID: PMC7384762.

Shaish, H., Aukerman, A., Vanguri, R., Spinelli, A., Armenta, P., Jambawalikar, S., Makkar, J., Bentley-Hibbert, S., Del Portillo, A., Kiran, R., Monti, L., Bonifacio, C., Kirienko, M., Gardner, K. L., Schwartz, L., & Keller, D. (2020). Radiomics of MRI for pretreatment prediction of pathologic complete response, tumor regression grade, and neoadjuvant rectal score in patients with locally advanced rectal cancer undergoing neoadjuvant chemoradiation: An international multicenter study. *European Radiology*, 30(11), 6263–6273. https://doi.org/10.1007/s00330-020-06968-6. Epub 2020 Jul 14. PMID: 32500192.

Shayesteh, S. P., Alikhassi, A., Fard Esfahani, A., Miraie, M., Geramifar, P., Bitarafan-Rajabi, A., & Haddad, P. (2019). Neo-adjuvant chemoradiotherapy response prediction using MRI based ensemble learning method in rectal cancer patients. *Physical Medicine*, 62, 111–119. https://doi.org/10.1016/j.ejmp.2019.03.013. Epub 2019 May 15. PMID: 31153390.

Shi, L., Rong, Y., Daly, M., Dyer, B., Benedict, S., Qiu, J., & Yamamoto, T. (2020). Cone-beam computed tomography-based delta-radiomics for early response assessment in radiotherapy for locally advanced lung cancer. *Physics in Medicine and Biology*, 65(1), 015009. https://doi.org/10.1088/1361-6560/ab3247. PMID: 31307024.

Song, J., Wang, L., Ng, N. N., Zhao, M., Shi, J., Wu, N., Li, W., Liu, Z., Yeom, K. W., & Tian, J. (2020). Development and validation of a machine learning model to explore tyrosine kinase inhibitor response in patients with stage IV EGFR variant-positive non-small cell lung cancer. *JAMA Network Open*, 3(12), e2030442. https://doi.org/10.1001/jamanetworkopen.2020.30442. Erratum in: JAMA Netw Open. 2021 Feb 1;4(2):e211634. PMID: 33331920; PMCID: PMC7747022.

Sutton, E. J., Onishi, N., Fehr, D. A., Dashevsky, B. Z., Sadinski, M., Pinker, K., Martinez, D. F., Brogi, E., Braunstein, L., Razavi, P., El-Tamer, M., Sacchini, V., Deasy, J. O., Morris, E. A., & Veeraraghavan, H. (2020). A machine learning model that classifies breast cancer pathologic complete response on MRI post-neoadjuvant chemotherapy. *Breast Cancer Research*, 22(1), 57. https://doi.org/10.1186/s13058-020-01291-w. PMID: 32466777; PMCID: PMC7254668.

Valentinuzzi, D., Vrankar, M., Boc, N., Ahac, V., Zupancic, Z., Unk, M., Skalic, K., Zagar, I., Studen, A., Simoncic, U., Eickhoff, J., & Jeraj, R. (2020). [18F]FDG PET immunotherapy radiomics signature (iRADIOMICS) predicts response of non-small-cell lung cancer patients treated with pembrolizumab. *Radiology & Oncology*, *54*(3), 285–294. https://doi.org/10.2478/raon-2020-0042. PMID: 32726293; PMCID: PMC7409607.

van Griethuysen, J. J. M., Lambregts, D. M. J., Trebeschi, S., Lahaye, M. J., Bakers, F. C. H., Vliegen, R. F. A., Beets, G. L., Aerts, H. J. W. L., & Beets-Tan, R. G. H. (2020). Radiomics performs comparable to morphologic assessment by expert radiologists for prediction of response to neoadjuvant chemoradiotherapy on baseline staging MRI in rectal cancer. *Abdominal Radiology (NY)*, *45*(3), 632–643. https://doi.org/10.1007/s00261-019-02321-8. PMID: 31734709.

Wang, X., Kong, C., Xu, W., Yang, S., Shi, D., Zhang, J., Du, M., Wang, S., Bai, Y., Zhang, T., Chen, Z., Ma, Z., Wang, J., Dong, G., Sun, M., Yin, R., & Chen F. (2019). Decoding tumor mutation burden and driver mutations in early stage lung adenocarcinoma using CT-based radiomics signature. *Thoracic Cancer*, *10*(10), 1904–1912. https://doi.org/10.1111/1759-7714.13163. Epub 2019 Aug 14. PMID: 31414580; PMCID: PMC6775017.

Wang, P. P., Deng, C. L., & Wu, B. (2021). Magnetic resonance imaging-based artificial intelligence model in rectal cancer. *World Journal of Gastroenterology*, *27*(18), 2122–2130. https://doi.org/10.3748/wjg.v27.i18.2122. PMID: 34025068; PMCID: PMC8117733.

Wang, J. H., Wahid, K. A., van Dijk, L. V., Farahani, K., Thompson, R. F., & Fuller, C. D. (2021). Radiomic biomarkers of tumor immune biology and immunotherapy response. *Clinical and Translational Radiation Oncology*, *28*, 97–115. https://doi.org/10.1016/j.ctro.2021.03.006. PMID: 33937530; PMCID: PMC8076712.

Wu, M., Zhang, Y., Zhang, Y., Liu, Y., Wu, M., & Ye, Z. (2019). Imaging-based biomarkers for predicting and evaluating cancer immunotherapy response. *Radiology Imaging Cancer*, *1*(2), e190031. https://doi.org/10.1148/rycan.2019190031. PMID: 33778682; PMCID: PMC7983749.

Yang, Z., He, B., Zhuang, X., Gao, X., Wang, D., Li, M., Lin, Z., & Luo, R. (2019). CT-based radiomic signatures for prediction of pathologic complete response in esophageal squamous cell carcinoma after neoadjuvant chemoradiotherapy. *Journal of Radiation Research*, *60*(4), 538–545. https://doi.org/10.1093/jrr/rrz027. PMID: 31111948; PMCID: PMC6640907.

Yuan, Z., Frazer, M., Zhang, G. G., Latifi, K., Moros, E. G., Feygelman, V., Felder, S., Sanchez, J., Dessureault, S., Imanirad, I., Kim, R. D., Harrison, L. B., Hoffe, S. E., & Frakes, J. M. (2020). CT-based radiomic features to predict pathological response in rectal cancer: A retrospective cohort study. *Journal of Medical Imaging and Radiation Oncology*, *64*(3), 444–449. https://doi.org/10.1111/1754-9485.13044. Epub 2020 May 9. PMID: 32386109.

Zhang, N., Liang, R., Gensheimer, M. F., Guo, M., Zhu, H., Yu, J., Diehn, M., Loo, B. W. Jr, Li, R., & Wu, J. (2020). Early response evaluation using primary tumor and nodal imaging features to predict progression-free survival of locally advanced non-small cell lung cancer. *Theranostics*, *10*(25), 11707–11718. https://doi.org/10.7150/thno.50565. PMID: 33052242; PMCID: PMC7546006.

Zhang, Y., Huang, Z. X., & Song, B. (2021). Role of imaging in evaluating the response after neoadjuvant treatment for pancreatic ductal adenocarcinoma. *World Journal of Gastroenterology*, *27*(22), 3037–3049. https://doi.org/10.3748/wjg.v27.i22.3037. PMID: 34168406; PMCID: PMC8192284.

Zhao, L., Gong, J., Xi, Y., Xu, M., Li, C., Kang, X., Yin, Y., Qin, W., Yin, H., & Shi, M. (2020). MRI-based radiomics nomogram may predict the response to induction chemotherapy and survival in locally advanced nasopharyngeal carcinoma. *European Radiology*, *30*(1), 537–546. https://doi.org/10.1007/s00330-019-06211-x. Epub 2019 Aug 1. PMID: 31372781.

Zhong, J., Hu, Y., Si, L., Jia, G., Xing, Y., Zhang, H., & Yao, W. (2021). A systematic review of radiomics in osteosarcoma: Utilizing radiomics quality score as a tool promoting clinical translation. *European Radiology*, *31*(3), 1526–1535. https://doi.org/10.1007/s00330-020-07221-w. Epub 2020 Sep 2. PMID: 32876837.

Zhou, X., Yi, Y., Liu, Z., Cao, W., Lai, B., Sun, K., Li, L., Zhou, Z., Feng, Y., & Tian, J. (2019). Radiomics-based pretherapeutic prediction of non-response to neoadjuvant therapy in locally advanced rectal cancer.

Annals of Surgical Oncology, 26(6), 1676–1684. https://doi.org/10.1245/s10434-019-07300-3. Epub 2019 Mar 18. PMID: 30887373; PMCID: PMC6510882.

Zhou, J., Lu, J., Gao, C., Zeng, J., Zhou, C., Lai, X., Cai, W., & Xu, M. (2020). Predicting the response to neoadjuvant chemotherapy for breast cancer: Wavelet transforming radiomics in MRI. *BMC Cancer*, 20(1), 100. https://doi.org/10.1186/s12885-020-6523-2. PMID: 32024483; PMCID: PMC7003343.

Zhu, Y., Guo, Y. B., Xu, D., Zhang, J., Liu, Z. G., Wu, X., Yang, X. Y., Chang, D. D., Xu, M., Yan, J., Ke, Z. F., Feng, S. T., & Liu, Y. L. A Computed Tomography (CT)-derived radiomics approach for predicting primary co-mutations involving *TP53* and Epidermal Growth Factor Receptor (*EGFR*) in patients with advanced Lung Adenocarcinomas (LUAD). *Annals of Translational Medicine*, 9(7), 545. https://doi.org/10.21037/atm-20-6473. PMID: 33987243; PMCID: PMC8105857.

第 14 章
人工智能如何帮助我们理解和降低肿瘤放射治疗中的错误传递

Ed Kline[*] and Srijan Sengupta[†]

> **摘要**
>
> 肿瘤放射治疗的工作流程涉及一系列临床和技术步骤，包括很多子系统、多个供应商和各种医疗专业人员。这种复杂的工作流程必须根据患者肿瘤的大小和位置进行个体化定制，而这些在治疗过程中可能发生变化。因此，医疗错误有可能发生，而最重要的是，除非立即检测到并解决这些错误，否则这些错误可能会传递到未来的工作步骤中。深入了解错误的传递是积极进行错误管理的关键。本章旨在讨论这些问题，并为基于人工智能（AI）的分析框架提供指导，以分析结构化和非结构化的事件报告。这样的分析框架可用于模拟错误传递，并主动识别肿瘤放射治疗工作流程中的薄弱环节。通过在该模型中纳入统计学习和人工智能工具，可以提前识别错误及预测发展趋势，并给出防止错误再次发生应采取措施的建议。

1 概述

美国医学研究所（Institute of Medicine，IOM）作为医学与社会交叉领域的权威机构于1999年11月发布了一份题为《人都会犯错：建立更安全的卫生系统》的报告，

---

* RadPhysics Services LLC, Albuquerque NM, USA
† North Carolina State University, Raleigh NC, USA

旨在打破医疗卫生领域的不作为循环，并通过采取纠正错误的综合方法以确保患者安全。根据1984年至1992年开展的两项研究，IOM得出结论，美国医院每年因医疗错误导致44 000至98 000名患者死亡，仅医疗错误成本每年约为376亿美元，其中大约有170亿美元与可预防的错误有关（Kohn等，2000）。由于公众和科学界对该报告的强烈反应，各利益攸关方迅速采取行动。2000年2月，克林顿总统宣布了一项国家行动计划，旨在五年内将可预防的医疗差错减少50%。国会要求监测预防患者伤害的进展。2004年7月，一项Healthgrades质量研究指出，实际上IOM大大低估了因医疗失误造成的死亡人数，每年约有195 000人死亡（Smith，2005）。2013年9月，一项涵盖2008年至2011年期间的研究估计，可预防医疗错误每年导致210 000至400 000名患者死亡（James，2013）。在2009年用于医疗保健成本的2.5万亿美元中，有7650亿美元（或30%）归因于可预防性错误（Olsen等，2010）。2016年5月，约翰·霍普金斯大学发布的一项研究表明，美国每年有超过250 000人死于医疗错误，使医疗错误成为美国患者第三大死因（Makary & Daniel，2016）。如今，由于医疗错误导致的预期死亡人数比IOM根据质量调整生命年估计的人数高出10倍。2012年的一项研究估计，可预防的医疗错误可能给美国经济造成高达1万亿美元的潜在人为损失（Andel等，2012）。

为了减少医疗差错，政府不断完善法规。联邦和州立法通过建立安全标准阻止医疗保健提供者的不良表现。医疗提供者和医疗保健组织花费大量资源和金钱来遵守联邦的质量和安全要求，以避免罚款或减少保险报销金额。许多联邦机构和法规旨在提高医疗质量和患者安全：

（1）《医疗保健研究和质量法案》要求医疗保健研究与质量局（Agency for Healthcare Research and Quality，AHRQ）支持研究和建立公私合作伙伴关系。

（2）患者安全和质量改进法案要求各州患者安全组织收集数据并报告医疗差错。

（3）成立患者安全咨询小组，促进患者安全。

（4）联合委员会（Joint Commission，JC）修订的标准要求所有认证的医院实施持续的医疗差错减少计划（Frankel等，2013）。

（5）创建了哨兵事件政策，要求识别哨兵事件、制定预防措施、分析根本原因和确行动计划（Levinson & General，2010）。

（6）国家质量基金会公布了一份严重（"从未"）可报告事件清单，其中州联邦保险计划不再为事件的上报者提供补偿（编辑委员会，2009）。

（7）AHRQ建立了安全指标，而JC宣布了现场突击评估。

最近，美国颁布了影响医院或医疗保健提供者财务的法规。根据《健康保险市场质量计划–患者保护和评价医疗法案》，健康计划保险公司必须验证医院使用患者安全评估系统（PSES），否则医疗保险和医疗补助服务中心（CMS）将不会向医院支付费用。政府还推出了激励措施，以提供更好的医疗质量和患者安全。CMS宣布了"按绩效付费"和医师质量报告计划（PQRI）等质量激励措施，以经济奖励的形式鼓励良好的表现。根据《医疗保险准入和CHIP重新授权法案》，这些激励措施已在当今市场进一步扎根。2015年的MACRA（Medicare Access and CHIP Reauthorization Act）和质量付款计划（QPP）将CMS的付款计划与质量和价值挂钩。根据绩效激励支付系统（MIPS），财务处罚（–4至–9%）和奖金（+4至+9%）适用于该计划。CMS进一步提出了肿瘤放射治疗（RO）模型，以测试基于事件的前瞻性付款是否能够减少CMS支出，同时保持或提高医疗保险政策受益人的治疗质量。RO模型有实力成为CMS的QPP下的高级替代支付模型（高级APM）和MIPS的APM。

尽管有大量法规、资源、培训课程、网络研讨会和标准，但某些哨兵事件仍然以惊人的频率发生。尽管二十年来，提高美国的药物安全性一直受到强烈关注，但似乎没有做出任何改进（Farokhzadian等，2018）。

2　肿瘤放射治疗中的患者安全

放射治疗的目标是尽可能精确地向肿瘤提供致死辐射的处方剂量，同时保护周围的健康组织。精确放疗剂量测定的优势可以提高不同类型肿瘤（如乳腺癌、前列腺癌、肺癌、头颈部肿瘤、脑肿瘤等）的治疗质量。曾经用于神经系统肿瘤治疗的立体定向放射治疗可用于通过放疗进行神经调节以治疗心脏疾病（室性心动过速）、三叉神经痛（缓解疼痛）和难治性特发性震颤（运动障碍）。

放射治疗涉及为患者个体定制的一连串工作流程，这些患者肿瘤的大小和位置在治疗过程中可能会发生变化。该过程可由多达300个或更多步骤组成，涉及来自多个供应商和医务人员（例如肿瘤放射治疗医师、护士、剂量师、医学物理学家和管理人员）的众多子系统。此过程中使用的专用计算机系统和设备通常在不同子系统间以数字方式传输数据。子系统之间的数据自动传输可以减少手动数据输入的错误；然而，这并不能从整体上消除数据使用和传输的错误。整个系统因其与数字传输固有信任相关的复杂性，可能会导致无法识别数据传输错误（Siochi等，2011）。放射治疗程序要求准确和及时的复杂性进一步增加了出错风险。然而，各种定期检查通常是使用纸张和电子表格手动执行。随着放射治疗复杂性的不断发展，为确保检查质量来识别整个治疗过程中的差错非常困难。

就对人类健康的负面影响而言，导致可预防性差错的人为因素与一些最显著的疾病不相上下（Weintraub等，2021）。减少涉及肿瘤放射治疗领域人机交互可避免的医疗差错，对于越来越多的利益相关者来说是一个高度优先的事项。2020年，美国估计有180万新发肿瘤病例，相当于每天约4950例新发病例（Siegel等，2020）。此外，在美国，约50%的肿瘤患者在2322个放射治疗中心之一接受放射治疗，作为其治疗的一部分（Bajaj，2020）。从全球范围来看，到2030年，低收入国家的肿瘤确诊率预计将增加80%，而高收入国家的肿瘤确诊率将增加40%。预计到2027年底全球放射治疗市场将达到115亿美元，复合年增长率7.3%。美国和全球对肿瘤放射治疗安全可靠治疗的需求将继续增长。

在美国，肿瘤放射治疗的最新数据表明，大约0.04%～4.7%接受放射治疗的患者会出现一些操作和临床差错。大约0.003%～0.01%的患者每次治疗时都会受到一定程度的伤害。在美国和世界各地，每年分别大约有100名和500名患者遭受伤害。这一数字相当于每百万次治疗中约有6～100起严重事件，其中一些会导致死亡（Howell等，2019；Ford等，2012）。尽管治疗错误相关的风险估计很小，但差错的后果可能很严重（Ford & Terezakis，2010）。然而，根据《纽约时报》2010年1月发表的一篇文章显示，长期以来美国放射治疗事故报告不足，而且一些州不要求任何错误报告。

患者安全报告系统（PSRS）是一个风险管理平台，用于收集、调查、检查和学习与未遂事故和事故相关的安全问题（Ford等，2012；Hutchinson等，2009；Mazur等，2015；Ford和Evans等，2018）。在过去的15年里，专业团体、认证组织、政府和其他机构已经做出了回应，开发了PSES或使用公共数据库的类似报告系统，例如制造商和用户设施设备体验（MAUDE）系统、疫苗不良事件报告系统（VAERS）和FDA不良事件报告系统（FAERS）。更具体地说，在肿瘤放射治疗领域，美国和多个国家已经创建了不良事件自愿报告系统。美国的许多报告系统都是基于本地、本国的项目。

肿瘤放射治疗更广泛的目标是通过在各国和世界各地共享安全相关事件和安全分析报告来改善放射治疗的安全规划和实施。全球肿瘤放射治疗领域最著名的报告系统如下：

- ASTRO：肿瘤放射治疗–事件学习系统（RO–ILS）（美国）
- 肿瘤放射治疗安全教育和信息系统（罗塞斯）（爱尔兰）
- 国际原子能机构（IAEA）：辐射安全肿瘤学（SAFRON）（奥地利）
- 放射治疗事故报告和分析系统（RIRAS）（美国）
- RelirOthea（法国）
- 国家报告和学习系统（NRLS）（英国）
- 国家放射治疗事故报告系统（NSIRRT）（加拿大）

尽管在识别和纠正肿瘤放射治疗临床路径中的差错方面已经取得了进展，但PSRS仍存在重大弱点。大多数（如果不是全部）PSRS都是反应性报告系统，灵活性和利用率有限。如果有差错，会被下游发现（Mullins等，2020；Mullins等，2019；Ford等，2009；Clark等，2013）。当用户发现错误时，错误已经发生并产生了破坏性影响。该策略希望依赖于通过使用自由文本描述来制定行动计划，以防止类似错误再次发生。此外，这些计划中没有故障模式和影响分析（FMEA）或全面的风险优先级。在肿瘤放射治疗领域，人为因素导致的可预防性错误对人类健康产生的负面影响与一些最常见的疾病相类似。每年新诊断出肿瘤病例数量巨大，并且放射治疗作为肿瘤治疗的重要手段之一，在全球范围内的需求不断增长。然而，放射治疗也存在一定风险，可能导致临床操作上的错误，其中一些错误可能对患者造成伤害甚至死亡。

为了改善肿瘤放射治疗的安全性，各国和行业组织开发了一系列患者安全报告系统（PSRS）。这些系统旨在收集、调查和学习与放射治疗相关的安全问题和事件，以提高放射治疗的安全性。一些著名的PSRS包括肿瘤放射治疗–事件学习系统（RO–ILS）、肿瘤放射治疗安全教育和信息系统（IRL）、辐射安全肿瘤学（SAFRON）、放射治疗事故报告和分析系统（RIRAS）、RelirOthea、国家报告和学习系统（NRLS）以及国家放射治疗事故报告系统（NSIRRT）。

然而，目前的PSRS还存在一些弱点。大多数PSRS是反应性的报告系统，依赖于患者或医务人员发现错误后进行报告。这种策略无法预防错误的发生，也无法提供针对本质问题的分析和制定纠正错误的路线图。此外，PSRS之间的数据共享和报告能力有限，缺乏步骤指导和全面的报告机制。

为了提高肿瘤放射治疗的质量和安全，一些方法和工具被提出并应用于临床实践中。美国医学物理学家协会（AAPM）的任务组100号报告（TG-100）研究了放射治疗过程中的错误和失败。TG-100提出了设计质量管理活动的一种框架，其中包括前瞻性的质量管理技术，如失效模式和影响分析（FMEA）。FMEA是一种主动方法，用于识别流程中可能出错的方式，并提出相应整改措施（Spath，2003）。

另外，一种名为系统理论过程分析（STPA）的危害分析模型已经在肿瘤放射治疗中应用（Pawlicki等，2016）。STPA利用系统理论事故模型和过程（STAMP）进行危险演绎分析，将安全视为系统控制问题。STPA扩展了传统的故障模式和影响分析，通过检测不安全行为和因果场景，识别可能导致危险发生的因素。

然而，要实施基于风险管理的质量计划和灾害分析技术，仍然面临一些挑战。工作流程的复杂性使得建立适当的工具和方法来预测和纠正错误变得困难。历史上反应性的错误缓解方法和主动的预测风险管理工具的开发成为未来的关键领域。

总体而言，虽然PSRS在肿瘤放射治疗领域取得了一些进展，但仍需进一步改进和完善，以提高放射治疗的质量和安全性。通过采用前瞻性的质量管理技术和基于风险的方法，可以提高患者治疗质量、预防错误，提高放射治疗工作流程的效率。

3　肿瘤放射治疗工作流程：参考时间表的构建

预测整个治疗过程中发生错误的时间和地点可以增强对患者安全和治疗质量风险管理的系统了解（Pillai 等，2019；Potters 等，2016；Weidlich & Weidlich，2018；Change 等，2017；Kalet 等，2015）。

为了确保临床工作的安全，我们选择了一个已建立的、商业上可用的减少和监管错误的合规计划，称为医疗错误减少计划（MERP©）（https：//www.radphysicals.com）。MERP有助于减少肿瘤放射治疗中可预防的医疗相关系统错误。MERP产品应用于肿瘤中心的工作流程，通过识别错误、衡量改进情况并通过行动计划纠正因果因素，以最大限度地降低风险并提高患者安全。在这个计划中，错误被定义为工作流程或过程中未能及时和/或正确执行特定操作。失败可能包括但不限于未遂事件、事件和违规行为。为了达到目的，错误来自MERP中多个机构收集的数据，并存储在数据库中的各个独立区域中。这些区域由深层次、多维度的类别组成。每条数据都具有MERP数据库字段中的特定标识符和属性。

图1展示了一个过程树，介绍了肿瘤放射治疗步骤的主要时间轴。该过程树以接受外照射放射治疗的典型患者为例，展示了每个步骤之间的时间关系，并在主时间轴上显示了典型的检查点。主时间轴上的位置表示按时间顺序排列的事件，但未考虑从患者咨询到成像（在模拟定位之前获得）和诊断的时间。流程树展示了该参考时间轴的第一部分，以进行说明。由于篇幅限制，后续步骤未展示。

粗体中心箭头表示患者进入该过程，主要步骤以粗体框标示。较小的垂直箭头从每个步骤指向中心箭头。每个步骤都标有步骤名称和代表步骤的处理过程中大致时间顺序的数字。子步骤在每个步骤下方的常规框中显示更多详细信息。其显示了患者进入每个步骤的流程，并显示了从较小的垂直箭头水平出现的分支，指向标有"步骤时间"的框。步骤时间框以粗体显示，并显示了通常应在治疗过程中执行该步骤的特定时间间隔（最佳日期的天数范围）。标准治疗〔例如EBRT（2D）、3D-CRT和IMRT〕的典型检查（例如初始图表检查、剂量计算检查等）和高剂量治疗（例如SBRT、SRS）的非常规检查分别在标记为"常规检查"和"非常规检查"的粗体框中显示。每种类型的检查都显示了执行检查的负责人以及时间点。

使用颜色框将MERP流程树中的关键步骤与取自TG-100（Huq等，2016）的流程树中的关键步骤进行了比较。橙色阴影框表示MERP工作流程中的步骤和子步骤。黄色框表示TG-100工作流程中的步骤。MERP工作流程中的绿色阴影框表示通常应执行步骤的时间。MERP中标准治疗和高剂量治疗的常规及非常规检查分别以亮绿色和红色阴影框表示。MERP中例行检查和非例行检查下的浅绿色阴影框表示执行检查的负责人以及应在流程中执行检查的一般时间。

MERP中的步骤流程树与TG-100中的类似步骤相比毫不逊色，并为我们工作流程中使用的路径提供外部验证。TG-100（黄色框）中的步骤与MERP（橙色阴影框）中的类似步骤相匹配，彼此垂直并排显示。例如，TG-100中名为"1患者数据库信息输入"的步骤与MERP中名为"1注册"和"2调度"的类似步骤相匹配。TG-100和MERP中剩余步骤的比较显示了两个流程树中的相似匹配。

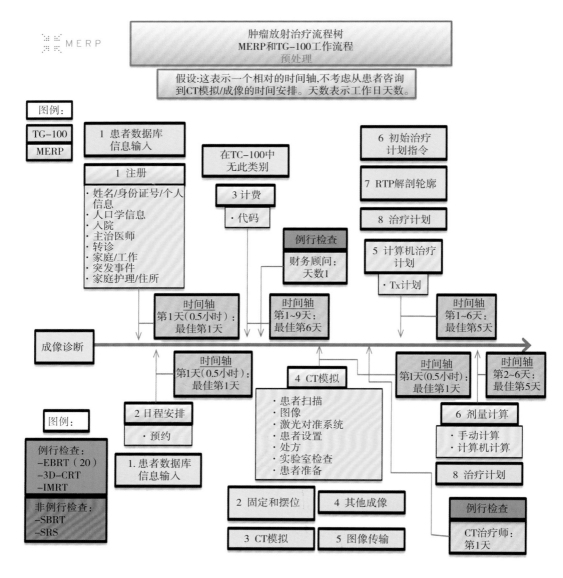

图 1　肿瘤放射治疗过程不同阶段的部分时间轴示意图

　　我们的MERP工作流程设计和架构将流程树中的"步骤"和"子步骤"级别扩展为更深层次的文件夹，称为"类别、子类别和属性"。引入了治疗前和治疗后分类，并在MERP中添加了称为辐射安全、质量保证（QA）和收费的新分组。

　　MERP软件设计包括1级层次结构（第一级文件）的24个类别、2级层次结构（第二级文件）的182个子类别和3级层次结构的1872个属性的预处理和后处理时间轴。每个这样的类别、子类别和属性指的是放射治疗过程中发生错误的位置。当发现错误时（例如，特定任务没有及时或正确完成），用户（例如治疗师、剂量师、医学物理学家、放射治疗医生、护士、前台、财务顾问等）通过以下方式输入错误：从类别和子类别的层次结构显示中选择错误属性，这些类别和子类别扩展为错误属性的各种示例。如果该属性未显示在列表中，则可以创建自定义属性。在选择或创建错误属性时，MERP用户选择错误发生的日期（上游实际发生错误的日期）和识别错误的日期（下游发现错误的日期）。请注意，在撰写本文时，MERP并未询问用户错误发生的日期。随后使用NLP从错误数据中获得该日期（在下文中讨论）。每个属性和位置都映射到MERP数据库。属性以专业医疗标准［例如，美国放射学会（ACR）、美国放射肿瘤协会（ASTRO）、美国放射肿瘤学院（ACRO）等］和监管要求（即放射控制主任会议，辐射控制国家建议法规，https：//www.crcpd.org）为基准。MERP使用评分系统（FMEA）分析预先配置和选择行动计划（短期和长期）的错误，可以制定新的行动计划。根据错误性质，可以执行根本原因分析（RCA）来确定事件的原因。MERP可以启动剂量分析、警示事件报告和医疗事件报告系统，以供地方和州报告。错误通过网络服务器传送到中级的客户端工作站。提醒责任方审查和批准拟议的行动计划。MERP允许跟踪，使用仪表板和报告编写功能进行趋势分析和图表绘制，可以为行动计划和再培训生成处理流程。

4　创建原型统计模型

为了说明MERP，我们创建了一个错误传播模型，该模型对类别和子类别中捕获任何单个错误的可能性进行建模。该模型将在特定流程开始或在工作流程下游进行之前，自动标记治疗、质量保证、辐射安全和计费流程等特定阶段中的潜在高风险故障点和错误。为了说明建模策略，我们将使用2006年2月至2008年3月的MERP数据集，其中总共有1121个错误事件。每个错误事件都有多个字段，例如类别级别1、类别级别2和属性。前两个字段帮助确定肿瘤放射治疗过程中在下游发现错误的精确步骤。此外，我们从每个错误事件中提取了两个日期：（a）来源于自由文本叙述（使用NLP）的错误发生日期（上游实际发生错误的日期），和（b）错误检测日期（假设与报告日期相同）。请注意，上游发生错误的日期是事件发生的实际日期，与下游随后发现事件的日期存在一定间隔。通过对错误流的日常监督，将错误检测和报告之间的时间差保持在最低限度。对于（a）和（b）描述的两个日期差异，我们称之为"检测滞后"，用于衡量错误发生和错误检测之间的延迟效应。

　　显然，较大的检测滞后是有问题的，因为这意味着错误在被检测到并采取纠正措施之前已经传播了很长时间。另一方面，较小的检测滞后意味着错误可以很快被检测到。最优选的结果是在第一次例行检查时或期间检测到错误。次优结果是错误传播在第一次例行检查期间未被发现，但在第二次例行检查时或期间被检测到。最坏的可能结果是错误在未检测到的情况下通过了旨在捕获错误的第一次和第二次例行检查。为了形式化这一点，我们可以使用以下三个标签之一来标记每个记录：

　　检查1：检测滞后是否小于或等于第一次例行检查与发生日期之间的差距。

　　检查2：检测滞后是否大于第一次例行检查与发生日期之间的差距，但小于或等于第二次例行检查与发生日期之间的差距。

　　两者都不是：如果检测滞后大于第二次例行检查与发生日期之间的差距。

　　我们现在着手构建错误传播的统计模型，其中"标志"作为响应变量，其他字段作为潜在预测变量/解释变量或特征。在这里，"标志"变量既不是数字也不是分类的，而在本质上是有次序的。最佳结果是"检查1"，次优结果是"检查2"，"检查3"是最差的结果。因此，我们采用logit有序模型，这是一种众所周知的有序结果变量回归模型。为了分析模型的全部范围，我们考虑了一个具有聚合三个级别的分层框架：

　　（a）第1级模型将第1类级别视为多变量的唯一解释。

　　（b）第2级模型同时考虑分类1和分类2水平作为解释变量。

　　（c）第3级模型考虑分类1和分类2水平以及属性和分类2作为解释变量。

　　我们使用统计编程语言R中的比例赔率逻辑回归（POLR）方法来拟合这些模型。我们简要报告了第1级和第2级模型的结果，并出于篇幅考虑略过了部分细节。

　　第1级模型的结果：我们观察到拟合概率显示出几种有趣模式。例如，与患者治疗相关的文档或笔记相关的错误非常严重，第一次例行检查（2.4%）或第二次例行检查（9.6%）不太可能检测到。与剂量计算相关的错误也存在类似表现（检查1为5.3%，检查2为18.4%）。另一方面，与登记（检查1为80.8%、检查2为15.1%）和辐射安全（100%检查1）相关的错误很可能在前两次检查中被发现。这有助于我们识别错误检测过程的弱点和优势。

第2级模型的结果：现在，我们在组合中添加第2级类别。这些结果使我们对错误检测过程有了更深入了解。例如，从第1级模型中我们看到剂量计算错误很可能未被发现，但第2级模型告诉我们更多与计算机相关的剂量计算错误可能被检测到，但其他情况可能没有被及时发现。因此，第2级模型为我们提供了有关肿瘤放射治疗治疗过程中更多风险点的详细信息。下表显示了该模型的一些选定结果。

第 1 级类别	第 2 级类别	检查 1（%）	检查 2（%）	两者都不是（%）
排程（预约）	预约	89.0	7.5	3.5
治疗计划设计	治疗计划	57.8	24.6	17.6
剂量计算	计算机计算	35.1	29.7	35.1
治疗（患者摆位）	治疗计划	12.2	19.9	67.9

这个说明示例展示了我们建模方法的价值。建模框架高度灵活，可以轻松集成附加功能（例如治疗阶段、专业角色、严重程度）。通过严格量化由各种特征引起的风险模式，可以客观、高效、有效地确定治疗系统中的薄弱点。

5　了解系统中错误报告的数据：过去和现在

图2显示了一个肿瘤放射治疗典型系统的简单示例，该系统具有各种子系统和外部成像接口、PACS、电子病历系统、CT模拟定位机、治疗计划系统、记录和验证系统、直线加速器和其他软件服务。其中许多系统可能来自不同供应商。这些来自多个制造商的组件子系统必须正确通信，以确保治疗的安全性和质量。如果通信缺陷在特定条件下未被发现而传播，系统错误可能会成为一个重大问题。数据传输是众多错误起源之一，可能导致生产效率低下（Zietman等，2012；Hendee&Herman，2011；Siochi等，2011）。改进数据传输的努力一直在进行。医疗保健企业-肿瘤放射治疗合作组织（IHE-RO）（https：//aapm.org/IHERO/）是一个非营利组织，由AAPM/ASTRO赞助，旨在开发共享数据的流程和数据库标准，帮助消除数据传输问题。

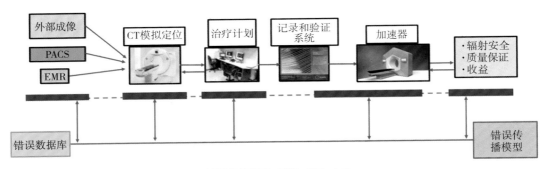

图2　肿瘤放射治疗网络系统示例

在我们的工作中，错误传播模型展示了在子系统中捕获任何单个错误的可能性。在风险管理方面，我们感兴趣的是分析未能检测到的风险，这可以计算为1减去之前讨论的统计模型估计的概率。未能在第一次、第二次以及后续定期检查时或之前检测到错误的情况被确定为患者治疗通量的乘积。主要的子系统包括外部成像、CT模拟定位、治疗计划系统、记录和验证系统以及直线加速器。次要的子系统包括辐射安全（患者和工人的监管合规性和安全）、质量保证（机器、设备）、仪器和临床过程的质量要求，例如物理和治疗师的各种检查（图表检查、图表查房等）和计费（分辨及收取提供专业和技术服务的费用）。正如上一节所示，通过使用从现有中心收集的MERP数据，我们的错误传播模型可以识别每个阶段的类别、子类别、属性和子属性的某些特定组合中存在的风险模式。

6　了解错误报告数据：未来会怎样？

上游失效路径对治疗传输和任务系统（例如决策、程序、时间表和检查）的所有阶段的工作流程都会产生影响。纠正措施通常受到上游潜在失效路径（可能长时间处于休眠状态的影响因素）和主动失效路径（例如错误或疏忽）的影响。高度可靠的组织使用"上游失效路径"这个概念来识别系统中的潜在和主动失效路径（Marks & Mazur，2015）。在预期或发生之前识别潜在和主动的失效路径可以最大限度地减少和防止因错误而降低效率。对于一个或多个路径中超出预期活动的可疑迹象，可以将该行为标记为可能的薄弱环节或下游其他时间点将发生的待处理失效。一旦安全屏障（例如检查点）被破坏（检测到错误），捕获错误的可靠性就会受到损害，并且路径中发生失效的风险就会增加。可量化的错误通常会出现在一个或多个潜在的和主动的失效路径，下游的某个点交互作用，并在治疗实施过程中扩大，导致医疗事故或医疗行为违反法规。

能够系统地了解错误发生概率的工具可以显著提高放射治疗行业的患者安全性、合规性和效率。治疗过程中对事件的前瞻性识别可以更有效地减轻危害和风险。通过将专业标准验证和监管合规性与放射治疗过程结合起来，最大限度地降低质量保证、辐射安全和计费失败的可能性，可以扩展为风险管理模型。

如果模型旨在从错误检测、错误传播、错误减少和预防的角度整合各种子系统，那么错误传播模型在肿瘤放射治疗中将非常有效。

理想情况下，错误传播模型将位于临床工作流程中的各种子系统之上。这些子系统可以通过使用HL7框架与每个机器或设备进行信息交换。HL7是医疗应用程序之间交换信息的公认标准。这些子系统将使错误传播模型清楚了解患者或任务在整个临床路径中的确切位置。

错误传播模型可以设计为识别每个阶段对于类别、子类别、属性和子属性的某些特定组合存在哪些风险模式。由于具有此功能，该模块可以在特定流程开始或在到达下游之前，自动标记治疗、辐射安全、质量保证和计费流程的特定阶段中潜在的高风险故障点和真实错误。对于高风险故障点，警报可以提示用户是否要评估潜在风险并采取纠正措施或继续下一步操作。在自动标记预测的真实错误的情况下，可以自动评估风险，然后使用FMEA进行优先级排序。评分可以使用称为风险优先级数的替代指标来定量表达。

真正严重的错误可能会被硬性停止并发出警告，然后才允许用户进一步继续该过程。接下来可以将真正的错误转换到自动处理纠正措施计划。将任何错误升级为具有高度重要性的状态，例如哨兵事件或医疗事件，可以自动启动具有报告功能的原因分析程序。

在错误传播模型未捕捉到而由用户发现错误的情况下，用户可以使用错误传播模型中提供的分步路线图手动输入错误和制定行动计划。如果肿瘤放射治疗EMR系统（即记录和验证）将错误识别为验证检查过程的一部分，则可以通过HL7接口向错误传播模型发出警报消息并自动捕获错误。然后开始如上所述的相同过程。错误传播模型可能会让操作者决定是否要在继续工作之前更正错误，并允许自动采取处理纠正措施计划。

错误传播模型可以采用开发的自动触发工具，该工具由复杂决策算法的概率论方法支持。我们对这些算法的使用如下面的"错误传播的统计模型"部分所示。

放射治疗过程的可靠性是触发工具的主要功能之一。当出现高风险模式时，触发工具可以向用户自动发送通知，指出已识别出的弱点或潜在失效点。错误传播模型可以通过自动分析和可视化系统（仪表板）展示以下结果：（1）每个子系统内每个临床阶段的每个检查点的"检测失败"比率的估计和预测，以函数形式表示；（2）每个检查点的"检测失败"比率的估计，使用分级标色展示，范围从高到低，以显示检测错误的差异。我们使用现有的MERP（医学错误记录和处理）错误数据库中估计的"检测失败"比率来实现过程的可靠性预测。这样可以预测未遂事件、可能错误和已发生错误，并确定每个阶段估计和预测的"检测失败"的比率。错误传播模型的自动分析和可视化系统（仪表板）可以显示以下结果：（1）在放射治疗过程的各个阶段中产生的错误、被识别（捕获）的错误和被忽略的错误；（2）在每个阶段传播的错误可能会导致患者受到伤害。

有了这些知识，错误传播模型可以实时执行两个关键角色：（1）显示检查点有效性，以及每个子系统内每个阶段估计和预测的"检测失败"比率；（2）通过确定哪些错误会传播到每个子系统的各个阶段成为未遂事件、可能错误或已发生错误，从而显示放射治疗过程处理的可靠性，可以根据每个临床阶段或阶段组合即时调整"检测失败"比率的置信区间。

用户验证这一过程可以通过比较每个检查点估计的"检测失败"比率与预测的"检测失败"比率，结合每个临床阶段的患者数量进行。过程可靠性的预测是通过使用由实际MERP数据组成的现有数据库，并在每个检查点应用预测的"检测失败"比率来确定。根据每个临床阶段的患者数量，可以比较预测和记录的未遂事件、可能错误和已发生的错误。此外，可以通过路径和错误传播模型发送带有嵌入错误的实例，以评估模型检测错误的准确性。

过去的统计回归模型可以帮助我们确定治疗工作流程中的促进因素和薄弱点。这对于理解操作层面的模式和系统问题非常有用。此外，还需要开发自动化工具来分析以自由文本形式描述的单个事件报告。在下一节中，我们将讨论这一主题并概述当前的研究以及未来的发展方向。

7　人工智能驱动的错误解决系统的设想

传统工作中，医疗错误以自由文本描述的方式进行报告，这导致产生不同的反应，因为报告者使用程度不同的细节和词汇类型，并且可能存在关于错误本身观点的冲突。在检查流程中，错误报告的主要障碍之一是对错误本身的看法（Soydemir等，2017）。考虑到与错误报告分析和报告本身相关的这些问题，机器学习，特别是处理人类语言和语音的机器学习分支NLP，已成为开发改进错误检测、报告和分类/分析方法的关键工具。先前的研究已经证明卷积神经网络和多组分类模型能够准确地对医学文本中的错误进行分类并揭示其发生模式（Young等，2019；Yahia等，2021）。

NLP模型为医务工作人员提供的主要帮助是通过简化流程，减少报告医疗错误所需时间，并且尽管报告者的视角有限，但无需从根本上预测导致错误的原因。在这种情况下，记录者最终可能会使用启发式方法来节省时间，并在报告中引入经验或情境偏见。NLP提供了一种使错误报告和分析过程更高效的方法，其根据自然语言模型以从先前的报告中学到的知识向报告者提供建议，让报告者有更多时间专注于治疗和患者健康。模型提出建议的另一个好处是在提出这些建议时消除了错误报告中的启发式偏差。这是基于所有报告中观察到的模式，而不仅仅是一个工作人员的经验。

由于临床实践的性质，肿瘤放射治疗领域特别容易出错。由于广泛的工作规划和工作流程涉及多个步骤，每个步骤都涉及多个人员，因此高度准确的规划和治疗传输本质上造成了容易出错的工作环境。由于沟通不畅、措施不准确和时间延长而导致的错误很常见，并且可能对患者治疗结果产生巨大影响。迄今为止，在探索NLP作为减少医疗错误的工具时，肿瘤放射治疗领域的应用受到的关注有限。研究表明，NLP有望开发出在错误标记/分类方面有效的模型（Mathew等，2021；Syed等，2020）。

总体模型框架如下。对于每个事件报告，我们有兴趣预测某个变量，例如y。输入数据x由事件报告的自由文本叙述组成，利用NLP将其转换为数值向量。目标变量y对于训练数据来说是由人类专家手动标记为"已知"。目标是通过集成NLP和统计建模，构建y作为x函数的预测模型。最近有两篇论文使用了该模型框架（Mathew等，2021；Syed等，2020）。我们现在简要描述他们的工作并为该主题确定未来的方向。

在Mathew等（2021）的研究中，他们从自己的安全和事故学习系统（SaILS）以及加拿大健康信息研究所（CIHI）管理的国家事故报告–放射治疗系统（NSIR–RT）中收集了约6000份事故报告的数据库。研究中存在三个目标（y）变量：（1）事件发生的流程步骤，（2）事件的问题类型，以及（3）事件的影响因素。之所以选择这三个变量是因为人类专家通常可以从事件描述本身得出这些标签，而不需要额外信息。为了将自由文本叙述转换为数值向量，他们使用了词频–逆文档频率（TF–IDF）向量化器，其中包含一元组（即单个单词）以及选定的二元组（单词对）和三元组（三个单词组成的组）。预测任务采用了许多多标签分类的模型，其中选择了最好的三个。研究中观察到，这种基于NLP的策略比基于标签频率的基准方法更准确。图3提供了建模策略的示意图。

在Syed等（2020）的研究中，他们收集了来自美国退伍军人健康事务部（VHA）和弗吉尼亚联邦大学（VCU）肿瘤放射治疗部门的约1000份事件报告的数据集。在这项工作中，感兴趣的目标变量是事件严重性，分为四个可能的值：A、B、C和D，其中A最严重，D最不严重。与之类似，作者还使用词频–逆文档频率（TF–IDF）向量化器将自由文本转换为数值向量。接下来，他们测试了四种分类模型：k近邻（kNN）、逻辑回归（LR）、支持向量机（SVM）和随机森林（RF）。

未来的研究方向：利用NLP从数据中提取信息、将NLP与机器学习结合、开发可靠的错误分类模型，以及使用NLP进行报告的综合分析。肿瘤放射治疗错误事件报告的研究仍处于起步阶段。迄今为止的研究前景广阔，有几个重要的方向可供探索。接下来我们概述一些未来的研究方向。

- 迄今为止，在现有文献中，将自由文本作为数值向量表示是通过文本文档矩阵完成的。然而，众所周知，文本文档矩阵是有噪声、稀疏和高维的。更好的方法是使用成熟的向量嵌入，例如word2vec、GLOVE或BERT（Mikolov等，2013；Pennington等，2014；Devlin等，2018）。

- 迄今为止，神经网络还没有被用作研究分类模型。鉴于深度神经网络在其他类似分类任务中取得的显著成功（Ker等，2017；Bakator和Radosav，2018；Mohsen等，2018），深度神经网络很可能会胜过传统模型被用于该任务。

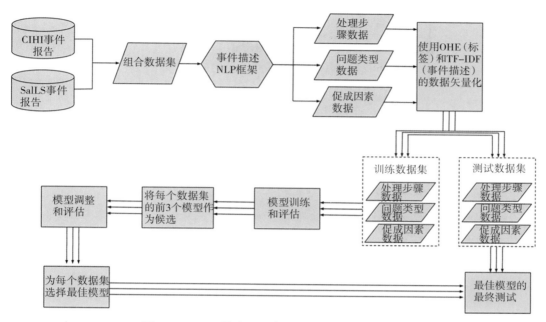

图 3　Mathew 等（2021）提供的建模策略示意图

- 到目前为止，文献中考虑的预测目标变量相当简单，例如工作步骤或严重程度。将下游纠正措施设置为目标变量会更有用，因为这会导致一个真正错误自动化的处理系统。如果能够实现这一点，那么基于NLP的系统就可以直接预测下游正确的动作来解决错误。纠正措施可分为两类：（i）即时或短期纠正措施和（ii）长期或持久纠正措施。第一组纠正措施出现在设置过程中断的情况下，需要撤销该中断。例如，这可能是因为个人没有执行分配给自己的任务，这是一种无意的疏忽。当需要为未来改进患者工作流程本身时，就会出现第二组纠正措施。目前，每个事件报告都经过人工分析，以确定采取短期还是长期纠正措施。能够自动确定这一点很有用。一个密切相关的任务是自动识别合适的人来采取纠正措施。

- 严重缺乏可用于比较不同方法测试平台的公开、高质量可用的大型数据集。到目前为止，这些方法已应用于小型和临时专有数据集。目前尚不清楚一种方法在特定数据集上的性能是否可以推广到其他数据集。最明显的是不同数据集引起模型泛化的变化。对于不同机构，错误分布可能不同。例如，误差数据可能由于不同类型的设备、扫描仪、EMR系统和用户类型（例如，医生、物理师、剂量师、治疗师等）而变化。与企业用户相比，使用开发人员数据集训练的模型在本地用户的工作流程上的表现可能非常不同。开发通用模型可能是一个挑战。国家级肿瘤放射治疗错误报告数据集的管理对于人工智能系统的培训和开发至关重要。

8 人工智能的挑战和陷阱

设想人工智能驱动系统具有几个非常理想的用处，因为其比当前基于人类行为的错误解决系统更加高效、更具计算可扩展性。此外，有潜力成为一个真正客观、可量化、不受人为主观影响的风险管理系统。这一重要的优势可以帮助将医疗错误的观点由指责文化转变为安全文化。

同时，我们也要清醒地认识到面临的挑战和陷阱，以便能够主动规避。

1. 数据质量：肿瘤放射治疗中的医学数据信息量非常丰富，但也极其复杂。在构建人工智能模型时，牢记"垃圾进垃圾出"的原则非常重要。输入数据的质量决定了输出信息的可靠性。构建模型进行预测的结果很大程度上受到数据结构和数据格式的影响。稀疏或不完整的数据会降低人工智能算法的预测能力。缺失数据可能会引入偏差和错误结论。因此，我们必须主动建立健全的数据质量检查策略。

2. 隐性偏见：有充分证据表明人工智能可能会遭受偏见（Panchetal.，2019）。事实证明，医疗保健领域的人工智能工具不仅反映了社会不平等，而且最终可能会使情况变得更糟（Panch等，2019）。人工智能工具必须理解并解释工具本身的潜在偏差来源，主动寻找和评估模型中的偏差，并随着时间推移监控结果。

3. 可解释性：惯例和术语的使用会在定义数据池中确定术语时引入问题。不同机构之间术语的使用及其理解有所不同。这导致训练数据集中使用的术语的准确性发生变化。最终的结果是产生混杂，而基于人工智能的算法缺乏可靠性。肿瘤放射治疗中的不同技术可以引入改变临床过程模式的不同实践。这会加剧人工智能输出已存在的可解释性问题。评估机器学习模型的质量可能具有挑战性。因此，某些协议的频率分布会发生变化，从而影响人工智能算法的基本假设。人工智能模型必须不断发展和持续学习，以反映各种技术和临床路径发展带来的变化。

4. 统计原则：人工智能驱动的系统因"先数据，后理论"的方法而臭名昭著，这种方法违反了基本的统计原则。例如，人工智能工具常忽略多重比较的统计原理，俗称"德克萨斯神枪手谬误"（Smith，2018）。在构建医疗保健人工智能工具时，确保遵循统计原则至关重要。这包括算法开发的所有步骤：从设计、采样到建模和推理。此外，我们应该在统计分析的各个步骤中严格量化不确定性。

人工智能应该能够帮助医疗专业人员做出最佳决策，最终有利于治疗结果和过程。如果用户不知道数据如何预测结果以及如何组合信息，那么用户可能不清楚要采取操作的建议，从而使决策变得困难（接受或拒绝）。

9　结论

美国医疗保健系统面临的关键问题之一是杜绝可预防的医疗错误。尽管医疗失误在医疗保健各个方面都可能出现，但在放射治疗中尤其令人担忧，因为复杂的治疗工作流程涉及多个相互关联的脆弱系统。随着复杂性的增加，数据传输质量更容易出现错误。为了解决这些问题，首先需要捕获高质量的事件报告数据，以便从过去的错误中吸取教训。通过对此类数据进行统计建模，可以帮助我们洞悉整个治疗工作流程的操作，并有助于主动识别薄弱点。

错误传播模型在肿瘤放射治疗中非常有效。关于这个问题的研究尚处于起步阶段，未来有几个方向可以探究。未来的错误传播模型应该从错误检测、错误传播、错误减少和错误预防的角度集成各个子系统。错误传播模型可以设计为识别每个阶段对于类别、子类别、属性和子属性的某些特定组合存在哪些风险模式。错误传播模型可以利用开发的自动触发工具，该工具使用复杂决策算法的概率论来提供支持。

由于医疗错误大多以自由文本叙述的形式进行报告，因此使用NLP技术可以在追求高效、自动化错误解决工具的过程中带来变革。NLP模型为医务人员提供的主要好处之一是通过简化流程减少报告医疗错误所需的时间，而且不需要报告者从本源上预测导致错误的原因，尽管他们的视角有限。到目前为止，该领域的研究已经可以预测简单的目标变量，例如流程步骤或严重性。未来，将纠正下游措施和指定角色设置为目标变量将更加有用，因为这可以形成真正的自动化系统来处理错误。最近的词嵌入模型（例如BERT）和基于深度学习的分类方法可以成为这一领域的有用工具。

参考文献

Andel, C., Davidow, S. L., Hollander, M., & Moreno, D. A. (2012). The economics of health care quality and medical errors. *Journal of Health Care Finance*, 39(1), 39.

Bajaj, A. (2020). The impact of COVID-19 on radiation oncology department workflow in the United States. *Application Radiation Oncology*, 9(2), 6–7.

Bakator, M. & Radosav, D. (2018). Deep learning and medical diagnosis: A review of literature. *Multimodal Technologies and Interaction*, 2(3), 47.

Chang, X., Li, H., Kalet, A., & Yang, D. (2017). Detecting external beam radiation therapy physician order errors using machine learning. *International Journal of Radiation Oncology, Biology, Physics*, 99(2), S71.

Clark, B. G., Brown, R. J., Ploquin, J., & Dunscombe, P. (2013). Patient safety improve- ments in radiation treatment through five years of incident learning. *Practical Radiation Oncology*, 3(3), 157–163.

Consensus recommendations for incident learning database structures in radiation oncology. *Medical Physics*, 39(12), 7272–7290.

Devlin, J., Chang, M. W., Lee, K., & Toutanova, K. (2018). Bert: Pre-training of deep bidirectional transformers for language understanding. arXiv preprint arXiv:1810.04805.

Editorial Board. (2009). A national survey of medical error reporting laws. *Yale Journal of Health Policy, Law, and Ethics*, 9(1), 201–286.

Ekaette, E. U., Lee, R. C., Cooke, D. L., Kelly, K. L., & Dunscombe, P. B. (2006). Risk analysis in radiation treatment: Application of a new taxonomic structure. *Radiotherapy and Oncology*, 80(3), 282–287.

Farokhzadian, J., Dehghan Nayeri, N., & Borhani, F. (2018). The long way ahead to achieve an effective patient safety culture: Challenges perceived by nurses. *BMC Health Services Research*, 18(1), 1–13.

Ford, E. C. & Evans, S. B. (2018). Incident learning in radiation oncology: A review. *Medical Physics*, 45(5), e100–e119.

Ford, E. C. & Terezakis, S. (2010). How safe is safe? Risk in radiotherapy. *International Journal of Radiation Oncology, Biology, Physics*, 78(2), 321–322.

Ford, E. C., Fong de Los Santos, L., Pawlicki, T., Sutlief, S., & Dunscombe, P. (2012).

Ford, E. C., Gaudette, R., Myers, L., Vanderver, B., Engineer, L., Zellars, R., & DeWeese, T. L. (2009). Evaluation of safety in a radiation oncology setting using failure mode and effects analysis. *International Journal of Radiation Oncology* Biology* Physics* 74(3), 852–858.

Frankel, A., Federico, F., Frush, K., Haraden, C., & Kaplan, G. S. (2013). *The Essential Guide for Patient Safety Officers*. M. Leonard (Ed.). Oakbrook Terrace, IL: Joint Commission Resources [and] Institute for Healthcare Improvement.

Hendee, W. R. & Herman, M. G. (2011). Improving patient safety in radiation oncology. *Medical Physics*, 38(1), 78–82.

Howell, C., Tracton, G., Amos, A., Chera, B., Marks, L. B., & Mazur, L. M. (2019). Predicting radiation therapy process reliability using voluntary incident learning sys- tem data. *Practical Radiation Oncology*, 9(2), e210–e217.

Huq, M. S., Fraass, B. A., Dunscombe, P. B., Gibbons Jr, J. P., Ibbott, G. S., Mundt, A. J., ... & Yorke, E. D. (2016). The report of Task Group 100 of the AAPM: Application of risk analysis methods to radiation therapy quality management. *Medical Physics*, 43(7), 4209–4262.

Hutchinson, A., Young, T. A., Cooper, K. L., McIntosh, A., Karnon, J. D., Scobie, S., & Thomson, R. G. (2009). Trends in healthcare incident reporting and relationship to safety and quality data in acute hospitals: Results from the National Reporting and Learning System. *BMJ Quality & Safety*, 18(1), 5–10.

James, J. T. (2013). A new, evidence-based estimate of patient harms associated with hos- pital care. *Journal of Patient Safety*, 9(3), 122–128.

Kalet, A. M., Gennari, J. H., Ford, E. C., & Phillips, M. H. (2015). Bayesian network models for error detection in radiotherapy plans. *Physics in Medicine & Biology*, 60(7), 2735.

Ker, J., Wang, L., Rao, J., & Lim, T. (2017). Deep learning applications in medical image analysis. *IEEE Access*, 6, 9375–9389.

Kohn, L. T., Corrigan, J. M., & Donaldson, M. S. (Eds.). (2000). To Err is Human: Building a Safer Health System. Institute of Medicine (US) Committee on Quality of Health Care in America. National Academies Press (US).

Levinson, D. R. & General, I. (2010). Adverse events in hospitals: Methods for identifying events. Office of Inspector General, Department of Health and Human Services.

Makary, M. A. & Daniel, M. (2016). Medical error — the third leading cause of death in the US. *BMJ*, 353, i2139.

Marks, L. & Mazur, L. (2015). *Engineering Patient Safety in Radiation Oncology*. New York, NY: CRC Press, Taylor & Francis Group.

Mathew, F., Wang, H., Montgomery, L., & Kildea, J. (2021). Natural language processing and machine learning to assist radiation oncology incident learning. *Journal of Applied Clinical Medical Physics*.

Mazur, L., Chera, B., Mosaly, P., Taylor, K., Tracton, G., Johnson, K., ... & Marks, L. B. (2015). The association between event learning and continuous quality improvement programs and culture of patient safety. *Practical Radiation Oncology*, 5(5), 286–294.

Mikolov, T., Chen, K., Corrado, G., & Dean, J. (2013). Efficient estimation of word representations in vector space. arXiv preprint arXiv:1301.3781.

Mohsen, H., El-Dahshan, E. S. A., El-Horbaty, E. S. M., & Salem, A. B. M. (2018). Classification using deep learning neural networks for brain tumors. *Future Computing and Informatics Journal*, 3(1), 68–71.

Mullins, B. T., Mazur, L., Dance, M., McGurk, R., Schreiber, E., Marks, L. B., & Chera, B. S. (2020). Common error pathways in CyberKnife™ radiation therapy. *Frontiers in Oncology*, 10, 1077.

Mullins, B. T., McGurk, R., McLeod, R. W., Lindsay, D., Amos, A., Gu, D., & Mazur, L. (2019). Human error bowtie analysis to enhance patient safety in radiation oncology. *Practical Radiation Oncology*, 9(6), 465–478.

Olsen, L., Saunders, R. S., & Yong, P. L. (Eds.). (2010). The healthcare imperative: Lowering costs and improving outcomes: Workshop series summary. Roundtable on Evidence-Based Medicine — Institute of Medicine; National Academy of Sciences. pp. 2–3, 51.

Panch, T., Mattie, H., & Atun, R. (2019). Artificial intelligence and algorithmic bias: Implications for health systems. *Journal of Global Health*, 9(2), 010318. https://doi. org/10.7189/jogh.09.020318.

Panch, T., Mattie, H., & Celi, L. A. (2019). The "inconvenient truth" about AI in health- care. *NPJ Digital Medicine*, 2(1), 1–3.

Pawlicki, T., Samost, A., Brown, D. W., Manger, R. P., Kim, G. Y., & Leveson, N. G. (2016). Application of systems and control theory-based hazard analysis to radiation oncology. *Medical Physics*, 43(3), 1514–1530.

Pennington, J., Socher, R., & Manning, C. D. (2014, October). Glove: Global vectors for word representation. In *Proceedings of the 2014 Conference on Empirical Methods in Natural Language Processing (EMNLP)* (pp. 1532–1543).

Pillai, M., Adapa, K., Das, S. K., Mazur, L., Dooley, J., Marks, L. B., ... & Chera, B. S. (2019). Using artificial intelligence to improve the quality and safety of radiation therapy. *Journal of the American College of Radiology*, 16(9), 1267–1272.

Potters, L., Ford, E., Evans, S., Pawlicki, T., & Mutic, S. (2016). A systems approach using big data to improve safety and quality in radiation oncology. *International Journal of Radiation Oncology, Biology, Physics*, 95(3), 885–889.

Rooney, J. J. & Heuvel, L. N. V. (2004). Root cause analysis for beginners. *Quality Progress*, 37(7), 45–56.

Siegel, R. L., Miller, K. D., & Jemal, A. (2020). Cancer statistics, 2020. *CA: A Cancer Journal for Clinicians*, 70(1), 7–30.

Siochi, R. A., Balter, P., Bloch, C. D., Santanam, L., Blodgett, K., Curran, B. H., ... & Zhu, X. R. (2011). A rapid communication from the AAPM Task Group 201: Recommendations for the QA of external beam radiotherapy data transfer. AAPM TG 201: Quality assurance of external beam radiotherapy data transfer. *Journal of Applied Clinical Medical Physics*, 12(1), 170–181.

Smith, D. S. (2005). Patient safety. *The Case Manager*, 16(3), 74–79.

Smith, G. (2018). *The AI Delusion*. Oxford University Press.

Soydemir, D., Seren Intepeler, S., & Mert, H. (2017). Barriers to medical error reporting for physicians and nurses. *Western Journal of Nursing Research*, 39(10), 1348–1363. Young, I. J. B., Luz, S., & Lone, N.

(2019). A systematic review of natural language pro- cessing for classification tasks in the field of incident reporting and adverse event analysis. *International Journal of Medical Informatics*, *132*, 103971.

Spath, P. L. (2003). Using failure mode and effects analysis to improve patient safety. *AORN Journal*, *78*(1), 15–37.

Syed, K., Sleeman, W., Hagan, M., Palta, J., Kapoor, R., & Ghosh, P. (2020, September). Automatic incident triage in radiation oncology incident learning system. In *Healthcare* (Vol. 8, No. 3, p. 272). Multidisciplinary Digital Publishing Institute.

Weidlich, V. & Weidlich, G. A. (2018). Artificial intelligence in medicine and radiation oncology. *Cureus*, *10*(4), 1–5.

Weintraub, S. M., Salter, B. J., Chevalier, C. L., & Ransdell, S. (2021). Human factor associations with safety events in radiation therapy. *Journal of Applied Clinical Medical Physics*, *22*(10), 288–294.

Yahia, H. S. & Abdulazeez, A. M. (2021). Medical text classification based on convolu- tional neural network: A review. *International Journal of Science and Business*, *5*(3), 27–41.

Zietman, A. L., Palta, J. R., Steinberg, M. L., Blumberg, A., Burns, R., & Cagle, S., . . . Wazer, D. E. (2012). Safety is no accident: A framework for quality radiation oncology and care. *American Society for Radiation Oncology*.

第五篇

评估和结果

第 15 章
肿瘤放射治疗中的人工智能与伦理

Megan Hyun[*] and Alexander Hyun[†]

摘要

本章旨在阐述医学中使用人工智能（AI）产生的主要伦理问题，特别是在肿瘤放射治疗领域。然后，作者会详细地探究人工智能在开发与实施阶段中，该如何适用于尊重自主、有利、非伤害和公正等伦理原则。随着人工智能在肿瘤放射治疗的应用越来越普遍，这些思考可以为开发一个更全面、更稳健的伦理框架提供一些基础。

1 医学伦理的基本原则

在考虑人工智能研究或医学实践中的道德决策之前，特别是在肿瘤放射治疗领域，需要先了解驱动当代生物医学伦理的基本道德原则。在这里，作者很难提出一个全面的伦理框架来指导肿瘤放射治疗中人工智能的所有研究和应用，部分原因是由于该领域正在蓬勃飞速发展中，会不断出现新的困境。但这些基本的伦理原则应该能够指导科学家、医生和医疗人工智能的其他利益攸关者的伦理决策。在本章中，作者概述了在当代生物医学伦理学中被广泛接受的四项基本伦理原则。在本章的其余部分，作者将把这些原则运用于一些会影响当前或者未来人工智能在肿瘤放射治疗中应用的相关困境。接着，随着技术进步和人工智能在该领域的普及，作者将谈论未来使用人工智能可能产生的一些困境。作者希望对这些困境的处理可以作为读者进一步探索了

---

* Department of Radiation Oncology, University of Nebraska Medical Center, Omaha NE, USA

† Department of Arts and Humanities, Minerva University, San Francisco CA, USA

解和更广泛地理解如何应用这些原则的示例。

如Beauchamp和Childress（2009）所述，当代生物医学伦理学中被广泛接受的四项伦理原则如下：

（1）尊重自主原则；

（2）有利原则；

（3）不伤害原则；

（4）公正原则。

尽管这些原则在其他地方可能以不同的术语表述（例如，在《Belmont Report》中，将有利原则和不伤害原则结合在一起，并将自主原则归于"尊重原则"），但伦理框架往往是相同的（《Belmont Report》，1978）。这些基本原则奠定了西方医学伦理学的基础，也是许多医学协会、组织和委员会遵守的道德准则的核心（Skourou等，2019；Donaldson，2017；Riddick，2003）。在本章中，当作者探讨肿瘤放射治疗中人工智能的伦理时，将借鉴这四项原则。因此，作者首先将对每个原则进行简述。

1.1　尊重自主原则

尊重自主原则认为，医护人员有"促进自主决策"的道德义务（Beauchamp和Childress，2009）。为了使患者的决策具有自主性，患者在做决策时必须充分地不受到强制的影响（例如，来自主治医生的影响），并充分理解与该决策相关的事实。由于患者理解水平和免受强制影响的程度高低不同，决策的自主程度也有差异。据作者了解，尊重自主原则意味着医疗保健提供者有道德义务去执行那些可以提高患者做出医疗决策自主程度的行动，其中包括加强患者对相关医学事实的理解。该原则还意味着医疗保健提供者有道德责任避免采取那些可能降低患者做出医疗决策自主程度的行动，例如旨在强迫患者做出特定医疗决策的行为。

1.2　有利原则和不伤害原则

有利原则认为，医疗保健提供者有道德义务为患者谋求利益。而不伤害原则源自Hippocratic Oath（希波克拉底誓言）中的"do no harm（不伤害）"：该原则认为医疗保健提供者有道德义务避免对患者造成伤害。这两个原则有时会被合并成一个伦理原则，因为伤害风险必须与治疗或研究的潜在利益一起考虑。总的来说，提供者和研究人员应该致力于患者或研究对象的利益最大化、伤害最小化。

1.3　公正原则

最后一项原则，即公正原则，是医学上最复杂的原则。根据Beauchamp和Childress颇具影响力的描述，公正原则包含很多方面：已有的对公正原则的多种描述都可"按理接受"，每一种公正原则都确定了一种分配（患者）利益的方法，且这个方法至少存在一些让人遵循的道德理由（Beauchamp & Childress，2009），在接下来的讨论中，Beauchamp和Childress（2009）称之为"公平机会规则"的公正原则尤其重要。该原则规定，"任何人都不应因不公平的有利属性而获得社会福利（因为没有人可以对这些属性负责），任何人都不得因不公平的不利属性而被剥夺社会福利（同样因为没有人可以对这些属性负责）。"

举例来说，假设存在一个只为高智商的公民提供医疗保健的社会。先天的高智商是一种不公平的有利属性，因为那些拥有这种属性的人不用对此负责。而医疗保健只是社会福利的其中一个例子。因此，假设这个假想社会有这么一项政策，一些人基于某种不公平的有利属性，能够获得某种社会福利。那么，公平机会规则意味着社会有道德责任去改变这一政策。

值得注意的是，这四项原则所确定的道德义务是显见道德义务。执行一项行为的显见道德义务是指从道德上考虑该行为后果有益但可能会被与之矛盾的道德考虑压制。举个例子，假设医生知道如果他们向患者提供一些有关可行治疗的信息，患者可能会做出不明智的医疗决策。出于对患者健康的担忧，医生选择不向患者透露该信息。这可能是医生在履行有利原则的显见道德义务而做出保密行为，从而让患者做出明智的医疗决策。从道德角度来看，这是有理由支撑医生做这样的保密行为的。但这种显见道德义务与另一种显见道德义务，即不隐瞒信息的行为相冲突。相冲突的道德义务源于尊重自主原则：因为医生的保密行为，导致患者的医疗决策不够自主。

显见道德义务应与经常所说的道德义务的全盘考虑区分开来。当某个行为符合某人最看重的显见道德义务，那么这人的行为会被视为全盘考虑的道德义务。在上一段的例子里，不向患者隐瞒相关信息的显见道德义务比隐瞒这些信息的显见道德义务看起来更合理。因此，尽管医生做了显见道德义务之一，但没有做出全盘考虑的道德义务。

当我们试图用Beauchamp和Childress的道德框架（2009）来解决一个麻烦的道德困境时，第一步是先确定所有与之有关的显见道德义务。第二步是考虑当前情况下，哪一个显见道德义务是最重要或应该优先考虑的。

2   人工智能在医学和肿瘤放射治疗中的伦理问题

在生物伦理学相关文献中，很多作者已经考虑到了当前或未来人工智能在医学应用中的潜在影响，在深入探讨与肿瘤放射治疗特别相关的一些问题之前，作者将对这些问题进行概述。但我们必须先在伦理问题和法律问题之间做个区分，因为这两者经常被混为一谈。伦理问题涉及人工智能研究或其在医学中应用的对错，根据作者在第1节中提出的伦理框架，其也涉及研究人员和提供者的显见道德义务和责任。当涉及现有法律或未来应该制定的法律时，这些问题可能会产生一系列法制层面的后果，但作者只关注伦理框架的应用。在本章中，作者将把法律问题放在一边，但作者鼓励读者考虑并进一步阅读这里讨论的伦理问题的法律后果。

目前有两项研究回顾了与医学人工智能相关的重要伦理文献。这两项研究都分析了100多篇论文，对伦理问题进行总结和分类。虽然这些回顾非常有帮助，但也侧面反映了为新技术制定伦理框架的困难。例如，Murphy等在2021年发表了他们对103篇论文的荟萃分析，但只分析了2018年之前发表的论文（Murphy等，2021）。由于该领域的快速发展，随后三年中可能出现的其他重要的伦理问题可能会被忽略。

尽管荟萃分析难以跟上人工智能发展的步伐，但其对于医学中使用人工智能的相关伦理问题的结论仍值得深入研究。在Murphy等（2021）分析的大多数论文中考虑的人工智能用途包括"看护"机器人、诊断和精准医学。对于这些用途，人工智能生物伦理学文献的主要关注点是与隐私、信任、问责/责任和偏见有关的问题。重要的是，他们指出了那时文献中主要缺失的领域是与全球卫生有关的问题，特别是低收入和中等收入国家（LMICs）。在第三部分中，作者将探讨一些与肿瘤放射治疗特别相关的全球卫生问题。

Morley等在对156篇论文的荟萃分析中，将人工智能健康相关的伦理风险分为六个子类，包括不确定的证据、难以理解的证据、误导性证据、不公平的结果、变革性影响和可追溯性问题（Morley 等，2020）。作者将对每一个子类别进行简要概述，并将其与第1节框架中的原则联系起来。

2.1　不确定的证据

在大数据时代，机器学习等技术能够比人类从业者更高效地解析患者大量信息，所以这是支撑"我们应该可以依赖适当开发的AI工具做出临床决策或提供支持"的理由。然而，这些算法检测到的结果不一定能表明因果关系或得出有意义的结论。Morley等指出，在当前人工智能健康解决方案中，结果普遍存在不确定性、缺乏再现性及外部有效性（Morley等，2020）。

有利原则和不伤害原则适用于这类伦理问题。如果一个算法未经充分验证，或仅是用小样本数据集进行训练，亦或是不能适用于所关注的情境，那么基于该算法进行诊断或治疗的患者可能会受到伤害。任何工具使用的潜在好处必须与其可能的损害风险进行权衡，而这种风险可能很难量化。

2.2　难以理解的证据

目前在医学中使用的人工智能技术往往是"黑匣子"似的解决方案，尤其是对那些诊疗可能会受到其生成的信息或决策影响的患者，但很可能对许多使用或依赖于它们的临床医生来说亦是如此。

这类伦理问题涉及到不伤害原则和尊重自主原则。如果医护人员不了解他们所依赖的人工智能工具的算法或局限性，就很难确定或者说无法确定该工具是否产生了错误结果，从而导致患者受到伤害。此外，由于医护人员缺乏理解，患者的自主权可能受到限制。作者将在第4节中进一步探讨这种潜在缺乏自主性的问题。

2.3　误导性证据

人工智能算法的质量很大程度上取决于其基础数据。Morley等（2020）指出，当前的方法"由于样本数量较少而容易出现过拟合，这意味着大多数结果（例如疾病危险因素模式或疾病的存在）都是不确定的。"此外，许多研究缺乏对其他场景或人群的可重复性和可解释性（Morley等，2020）。例如，如果使用来自美国患者数据创建的一个模型，然后将其应用于中国患者，那么由于患者人群之间的差异，可能会产生意想不到的伤害。

因为这个伦理问题涉及到潜在伤害，所以有利原则和不伤害原则适用于该问题。从业人员需要评估患者在诊疗时使用这些工具的潜在益处是否大于危害风险。

2.4　不公平的结果

即使努力拓宽用于创建新的人工智能工具的数据，数据集中白人男性的医疗试验数据量仍然比其他人群大得多。这意味着作者已经讨论过的可解释性问题也会产生与公正原则有关的显见义务。如果出于潜在伤害考虑，将人工智能工具限制在只应用于模型训练数据的人群（例如白人男性），那么其他人群将被剥夺享受这些工具潜在益处的机会。作者将在第3节中进一步探讨这一问题。

2.5　变革性影响

人工智能在多个层面上有潜力改变医疗保健行为，这强化了对大量患者数据的重要性和依赖性，将研究和临床实践更加紧密地联系在一起，并可能改变人类医疗保健提供者和患者之间的关系（Morley等，2020）。人工智能在医学应用中的这些变革性影响可能会推动该领域的快速变化，但也会产生涵盖作者讨论过的所有伦理原则在内的道德问题。作者将在第4节中进一步考虑人类从业者的角色。

2.6　可追溯性问题

最后，Morley等（2020）确定了与可追溯性相关的伦理问题。随着人工智能工具对医疗保健行业的改变，当患者或患者群体受到伤害时，划分责任可能会变得很有挑战性。例如，开发了一种人工智能工具，该工具旨在通过磁共振图像检测胰腺癌进而提高医学影像科医生的决策能力。如果此工具在非癌组织中识别出胰腺癌，导致医学影像科医生对患者做出错误的肿瘤诊断结果，那么最终由谁来对这个误诊负责？如果没有明确的责任渠道来对不良结果负责，那么诸如此类的错误还将继续发生，对患者造成伤害，这违反了不伤害原则。

与医学领域中更广泛的人工智能研究相比，肿瘤放射治疗中关于人工智能发表的成果要少得多。然而，该领域还是提出了一些特定问题，包括"黑匣子问题"，人类从业者角色，以及偏见和公平问题（Smith & Bean，2019；Bridge & Bridge，2019）。

Smith和Bean（2019）认为，由于卷积神经网络（CNNs）等深度学习工具的"黑匣子"性质，临床医生可能不愿意采用这些技术，因为对CNN的准确性缺乏信任，或者担心如果人工智能推荐的临床决策造成伤害，其需承担责任。Smith和Bean还声称，虽然医学影像科中的许多诊断任务可以通过人工智能实现自动化（如结节检测），但"临床判断"仍需要人类临床医生来完成，他们表示人工智能无法完成这一判断

（Smith & Bean，2019）。Bridge和Bridge（2019）也强调了肿瘤放射治疗中人类参与的重要性，可提供创造力、创新和安全监督。作者将在第4节中使用尊重自主原则和有利原则来考虑黑匣子问题的影响，以及人工智能是否应该取代人类从业者。

Smith和Bean（2019）讨论了人工智能使用中的偏见和公平问题，指出机器学习工具的设计中减轻偏见的重要性，以及仔细解释与边缘化人群有关信息的重要性。作者将在第3节中使用有利原则和公平原则来讨论结果的偏差和分布。

关于如何解决肿瘤放射治疗中人工智能的伦理困境，相关研究人员已经提出了一些建议。Smith和Bean（2019）建议研究人员和从业人员使用"生命周期方法"，将伦理问题逐步融入到新技术的开发和实施中。他们提出的一个生命周期工具是TREE方法，包含透明（Transparency）、可复制（Replicability）、道德（Ethics）和有效性（Effectiveness），该方法提出了20个问题，涉及人工智能发展的每个阶段（Vollmer等，2020）。Erkal等（2021）建议使用"四个主题"方法评估人工智能在肿瘤放射治疗中的应用，该方法与使用Beauchamp和Childress（2009）提出的原则方法类似。该方法由Jonsen等（2010）提出，以一种更易于肿瘤放射治疗专家理解的方式重新组织成伦理原则（Erkal等，2021）。另外，澳大利亚和新西兰皇家放射学家学院（RANZCR）提出了九项原则（人工智能伦理原则，2019），用以指导人工智能在医学影像学和肿瘤放射治疗中的开发和应用，该九项原则包括：

（1）安全；

（2）数据隐私和保护；

（3）偏见规避；

（4）透明度和可解释性；

（5）人文价值的应用；

（6）诊断和治疗决策；

（7）团队合作；

（8）决策责任；

（9）管理治理。

同样，发表在《Radiology》上的一份多组织的联合声明（Geis 等，2019）强调了给患者带来福祉、最大限度地减少伤害、公平分配利益和透明度的价值。虽然本声明侧重于人工智能在医学影像学中的应用，但这些建议与肿瘤放射治疗也高度相关。

这些建议中的许多方法都来源于Beauchamp和Childress（2009）提出的基本伦理原则。在本章中，作者将模拟这四个简单原则的使用，以及它们产生的显见道德义务，以便在肿瘤放射治疗中开发和使用人工智能时做出伦理决策。

3   肿瘤放射治疗中新兴的人工智能工具

3.1   采用具有潜在偏见的人工智能工具

人工智能工具依赖于用于生成模型的数据，该模型会被用于患者的潜在利益中（例如，图像分割）。在许多情况下，这些数据集可能包含有限的人口统计信息，尤其是患者信息来自于单个机构或地区的情况下。例如，Obermeyer等（2019）认为，一个广泛使用的算法——保险公司用于确定患者"健康状况"的算法——通常会错误地将黑人患者识别为比同样生病的白人患者更健康。这种限制会给考虑使用这些工具的医疗机构或从业者提出了一个伦理三难问题：

A. 将这些工具提供给所有患者人群；

B. 只向符合数据集中人群统计学特征的患者提供这些工具；

C. 避免使用这些工具。

每一种选择似乎都在某些方面存在伦理问题。如果选择了A，那么非数据集代表人群的患者可能会受到伤害。如果选择了B，那么使用这个工具似乎不公平，因为只有一部分人获得了特权，但他们并不比其他人群更值得享有特权。如果选择了C，那么就剥夺了一些患者（特别是符合数据集人群统计数据特征的患者）的重要医疗权益。由于这三个选项都存在缺点，我们很难知道基于有限人群统计数据的数据集的人工智能工具该怎么去使用。

在肿瘤放射治疗中，由于缺乏人工智能应用方面的相关示例，让我们来看一个来自遗传学领域的例子，其展现了一个上述三难问题的方例。Ambry Genetics Corporation提供了一种名为AmbryScore的基因筛查测试工具，用以评估乳腺癌或前列腺癌患者的遗传风险。用于开发AmbryScore的患者人群缺乏种族多样性，因此，这种测试仅对部分白人患者可靠。这个例子与肿瘤放射治疗中人工智能应用的实际情况类似，就像该基因测试的开发一样依赖于有限的患者数据（例如，在人口多样性方面），很多人工智能工具也是在有限的数据上研发的。Ambry Genetics面临的决策与肿瘤放射治疗中人工智能开发人员和从业人员在不久的将来可能面临的决策困境类似。考虑到这一遗传学案例的伦理影响，将使我们更好地了解肿瘤放射治疗中使用人工智能工具的偏见问题。

Ambry Genetics面临着在上述三个选项之间做出决策抉择的困境。（A）首先，其可以为所有人群提供AmbryScore使用。（B）第二，其仅向结果已知且可靠的白种人群患者提供AmbryScore使用。（C）第三，其可完全不提供AmbryScore的使用。最初，Ambry Genetics倾向于第二个选项（"Ambry Genetics"，2018；"NorthShore University"，2018）。最近，它开始倾向于第三个选项，决定除了临床试验的患者以外，不再向任何患者提供这种筛查，因为其"尚未被验证可用于不同背景的患者"（"AmbryScore discontinuation notice"，2021）。关于AmbryScore应该采取什么样的策略这一伦理问题很有挑战性，因为Ambry Genetics所面临的所有选项都存在很大的道德问题。其最初策略面临着对于非白人患者不公平的问题，而其当前的策略则面临着剥夺白人患者获得重要医疗福利的问题。

第1部分提出的道德框架有助于阐明使用AmbryScore或相关类似的人工智能工具的道德考虑维度。Ambry Genetics每个可选的选项都会与四项伦理原则中的一种相对立。选项A违反了不伤害原则，因为该选项会对一些非白人患者造成伤害。由于AmbryScore对非白人患者的可靠性尚不确定，因此向他们提供可能会带来两个潜在问题：一些非白人患者可能会认为他们没有增加患癌风险，但实际上是有的；而另外一些非白人患者可能会认为他们有患癌风险，但实际上是没有的。前者可能会使患者不积极采取特殊措施来降低患乳腺癌或前列腺癌的风险，并监测这些类型肿瘤的症状，从而伤害了患者，而后者可能会通过促使患者接受不必要的预防性治疗而对患者造成伤害。例如，一名患者被误导，认为自己患乳腺癌的风险很高，最终可能会进行不必要的预防性双乳切除手术。另一种非白人患者可能会受到伤害的方式是，他们被错误地认为患癌风险高，造成不必要的健康焦虑。

选项B似乎与公正原则相冲突。具体而言，似乎与公平机会规则相冲突。如Beauchamp和Childress（2009）所观察到的，"美国的很多研究表明，与白人男性相比，黑人和女性获得各种形式医疗保健的机会更少。"如此看来，在当前社会背景下，白人是一种有利属性。因为一个人无法选择自己的种族，那么"白色人种"就是一种不公平的有利属性。但公平机会规则要求我们社会中没有人应该因为是白色人种而获得社会福利。而上述示例中能够了解到自己患乳腺癌或前列腺癌的风险信息是一种社会福利。因此综合而言，公平机会原则意味着，在我们的社会中，没有人应该因为是白种人而获得其患乳腺癌或前列腺癌风险的有关信息。实施选项B会使一些患者因为是白色人种而获得此类信息。因此，公平机会规则意味着人们有道德义务不去选择B。

最后，选项C违背有利原则，因为选择这一选项将无法使一些白色人种获得重要医疗利益。具体而言，这将意味着未能向一些白色人种提供他们患乳腺癌或前列腺癌的风险更高的提示信息。了解这些信息是有益的，因为这将使他们能够采取特殊措施来降低患癌风险，并提醒他们特别注意这些类型肿瘤的症状。

要想解决这一伦理三难的问题，需要弄清楚在这种情况下，上述确定的显见道德义务中哪一项最重要。让我们考虑一种论点，即最重要的显见道德义务有利于选项B，在这种情况下，Ambry Genetics可以有一个全盘考虑的道德义务来扭转局面。论点如下：

想象一下，在一个案例中，一名医生对AmbryScore（或类似的人工智能工具）感兴趣，并决定用当天晚些时候会见的一名白人患者的医疗资料进行测试。使用了AmbryScore后，他得知该患者患癌的风险高。很明显，医生不与患者分享这些信息是不对的。请注意，医生不分享信息的这一举动与Ambry Genetics停止使用AmbryScore的决定非常相似。反对医生不分享信息的主要道德原因（源自有利原则）与反对Ambry Genetics决定停用Ambryscore的主要道德原因相似。而支持医生不分享信息的主要道德原因（源自公正原则）与支持Ambry Genetics决定停用Ambryscore的主要道德原因相似。鉴于这种道德平等，我们有充分的理由认为，既然医生不分享信息是错误的，那么Ambry Genetics停止AmbryScore也是错误的。在这种情况下，最重要的显见道德义务是支持为白人患者提供利益。

有很多方法可以反驳这一论点。也许Ambry Genetics的支持者可以辩称，医生个人与公司有着本质上不同，即使他们在显见道德义务上有很多相似之处，但两者之间全盘考虑的道德义务可能出现分歧。或者在这场争论中还存在着我们没确定或没考虑到的反对选项B的伦理问题。这些建议都值得进一步研究。但在这里作者的主要目标不是解决这一道德难题或其他类似的问题，而是说明如何使用第1节中列出的道德框架来理解这些问题。

想在这些互相冲突的显见道德义务之间取得合理平衡，可能需要分别看待发展链中各方的责任。例如，在研究端，决定如何收集数据以及如何构建模型。也许在这个阶段，公正原则会占上风：开发人员应该从包括广泛人群数据的数据集中构建人工智能工具。对于从业人员而言，主要的决策点集中于是否使用可能有益于某些患者的工具。也许在这个实施阶段，有利原则应该占上风：从业人员应该利用人工智能工具来造福那些适合使用该工具的患者。这种思考方式强调了Bridge和Bridge（2019）提出的使用"生命周期方法"伦理框架的必要性。

3.2　肿瘤放射治疗和全球卫生领域的人工智能

全球卫生问题在人工智能相关的医学生物伦理学文献中很大程度上被忽视，因此肿瘤放射治疗界迫切需要强调这种技术对世界可能产生的影响（Murphy 等，2021）。虽然填补这一空白的讨论超出了本章的范围，但作者可以提出一个与公正原则相关的潜在问题。

Zubizarreta等（2015）表明，在低收入国家接受放射治疗的机会极其有限，截止到2015年，超过90%的人口无法获得肿瘤治疗中的放射治疗。Jaffray等（2015）指出，如果不进行干预，这种放疗缺乏的情况会随着全球肿瘤负担的增加而继续恶化。显而易见，全球的放射治疗资源分配并不公平。

一般而言，新的技术工具最先被富裕国家采用。类似的，随着人工智能工具在医学领域中的使用越来越广泛，其潜在利益也可能会分配不均。对此，Jaffay等提出的干预措施之一（2015），简化"fault-proof"治疗提供系统，可以确保世界各地获得高质量治疗。对于低收入和中等收入国家（LMICs）来说，放射治疗本身已经是一种稀缺资源，如果上述简化措施限制了人工智能工具等新研发的复杂技术在这些国家的实施，那么，人工智能在富裕国家的使用可能会进一步扩大国家间的差距。这可能表明，根据公正原则产生的显见义务，在更公平地分配这些工具之前，富裕国家应避免使用这些工具。

作者在关于偏见的这一节中认为，即使人工智能工具及其产生的利益仅适用于部分人群，根据有利原则，从业人员也有显见道德义务向患者提供这些工具。类似的论证也可应用于这种情况，建议富裕国家（或至少在这些国家的从业人员）要有更强的道德理由来提供新的、有益的技术，而不是因为公正原则而不提供。

此外，实际上人工智能可能有助于缩小诊疗方面的差距，这将改变公正原则所产生的道德责任。考虑像自动分割这样的工具，可以潜在地提高机构之间的轮廓分割的一致性。这类工具特别是对资源有限、工作人员可能培训不足的中低收入国家（LMICs）非常有利。人工智能工具可以使富裕国家多年累积的经验在中低收入国家中得以运用，从而促进Jaffray等（2015）所设想的简化"fault-proof"系统。主要挑战在于如何减少数据集中的偏见，以便工具在应用的地方具有普适性。在作者看来，根据公正原则和有利原则，全球肿瘤放射治疗界有很强的道德理由投资人工智能工具，并将其运用于中低收入国家，以增加这些国家获得拯救生命的治疗机会，并在世界各地公平分配利益。

4   肿瘤放射治疗中人工智能的伦理展望

在第3节中，作者考虑了目前或未来两个影响在肿瘤放射治疗中使用人工智能的伦理问题——即偏见和全球卫生问题。现在，作者将考虑一个未来可能出现的潜在伦理影响，即人工智能工具可能替代肿瘤放射治疗科医生执行某些特定任务。

随着人工智能技术的发展，将有可能设计一种人工智能来为肿瘤患者提供可靠的治疗建议。那么，这些患者将面临是否接受人工智能建议的医疗决策。有人认为，在医学上这样使用人工智能存在道德问题，因为存在与患者自主权有关的各种原因（Morley等，2020）。为了使患者的医疗决策里具有自主性，他们必须基于对与这些医疗决策相关信息的理解来做决策。患者对这些信息的理解越差，医疗决策就越不自主。如何确定治疗建议似乎与是否接受该建议的医学决定有关。因此，任何使患者更难理解治疗建议是如何确定的方法都将使这些患者的医学决策比本该拥有的自主性更低。使用人工智能生成治疗建议的方法使患者更难以理解这些建议背后的原因。这是因为许多患者缺乏理解生成人工智能产生的治疗建议涉及的"基础数据、过程和技术可能性"的能力（Morley等，2020）。因此，这样的方法使得许多患者医疗决策比本该拥有的自主性更低。作者认为，尊重自主原则意味着，医疗保健提供者有一项显见道德义务，即避免采取会降低患者医疗决策自主权水平的做法。因此，尊重自主原则意味着，医疗保健提供者有避免使用人工智能提出医疗建议的显见道德义务。

然而，这种对使用人工智能制定治疗建议的伦理反对并非决定性的。首先，值得考虑的是，人工智能生成的治疗建议中涉及的"基本数据、过程和技术可能性"是否真的与是否接受这些建议的医学决策"直接相关"或"间接相关"。这一点很重要，因为根据Beauchamp和Childress（2009）对尊重自主原则颇具影响力的解读中，只有了解与医疗决策相关的信息后才是对医疗决策的自主权有重要意义的。与医疗决策相关的关键信息包括患者的预后、建议治疗策略的预期副作用以及放弃治疗带来的风险。

关于人工智能如何从基础数据中生成治疗建议的技术例子似乎与一些相关的典型例子大不相同。请注意，如果患者对人工智能生成的治疗建议的获益和风险、该建议的替代方案等有很好的了解，那么就不会担心患者接受该治疗建议的决定会由于缺乏了解而缺乏自主权。由于人工智能生成建议的医疗决策的技术细节与是否接受其建议的事实不具有相关性，所以尊重自主原则并不意味着有一项要避免依赖人工智能产生治疗建议的显见道德义务。

此外，假设这些人工智能如何产生建议的技术细节实际上与患者医疗决策有关。这仍然无法说明尊重自主原则意味着我们应该避免使用人工智能来制定肿瘤放射治疗的医疗建议。相反，这一原则只是意味着，如果确实以这种方式使用人工智能，那么也应该采取措施确保患者有机会获得对这些技术事实的正确理解。正如在之前一篇论文中所讨论的那样（Hyun&Hyun，2019），解决这一问题的一种方法是向患者提供医学物理师咨询。因此，无论人工智能的技术是否与患者的医疗决策相关，使用人工智能生成的治疗建议似乎都不会违反尊重自主原则。

在考虑人工智能工具未来可能取代人类从业人员执行某些肿瘤放射治疗任务时，患者自主原则并不是唯一相关的原则。例如，想象一下，人工智能不仅提供治疗建议，还提供传统方法中由人类从业者担任的面向患者的角色。这个例子既适用于放射肿瘤学家提供初步咨询或治疗访问，也适用于医学物理学家的专门咨询。

在《Compassionomics》一书中，Trzeciak等（2019）用了100多页的篇幅来证明同理心可以改善患者的治疗效果。他们用大量的支持数据论证说明，将同理心融入到诊疗过程中会给病人带来生理和心理上的获益，激励病人自我诊疗，提高医疗质量。因此，有利原则表明，医院有义务确保患者得到富有同理心的医疗。

Bridge 和 Bridge （2019）认为，缺乏对"自我"和"使我们能够理解另一个人感受的独一无二的人类视角"的知识，人工智能"永远无法理解道德行为意味着什么"，这"阻碍了同理心的发展"。由于同理心和同理心的表达密切相关，因此很有可能即使是最先进的人工智能也永远无法达到与人类从业者相同的同理心。这表明医院有显而易见的责任避免使用人工智能取代人类从业者直接进行患者的诊疗。

结合尊重自主和有利原则，医院似乎有充分的伦理理由采用人工智能技术来辅助治疗（可能需要向患者提供额外的宣教，让他们了解与诊疗决策相关的技术）。然而，基于作者目前对人工智能局限性的了解，也有充足的伦理理由避免使用人工智能工具来完全取代人类从业者。

致谢

非常感谢Dandan Zheng博士在修订过程中提供的有益意见。

参考文献

Ambry Genetics. (2018, March 14). Ambry Genetics launches AmbryScore™ to assist health care providers in determining lifetime breast cancer risk. https://www.ambrygen.com/company/press-release/101/ambry-genetics-launches-ambryscoretm-to-assist-health-care-providers-in-determining-lifetime-breast-cancer-risk.

Ambry Genetics. (2021, May 20). AmbryScore discontinuation notice. https://info.ambrygenetics.com/take-a-brief-survey-for-entryinto-amazon-gift-card-drawing.

Beauchamp, T. & Childress, J. (2009). *Principles of Biomedical Ethics.* 6th ed. New York: Oxford University Press.

Bridge, P. & Bridge, R. (2019). Artificial intelligence in radiotherapy: A philosophical perspective. *Journal of Medical Imaging and Radiation Sciences, 50*(4), S27–S31. http://dx.doi.org/10.1016/j.jmir.2019.09.003.

Donaldson, S. S. (2017). Ethics in radiation oncology and the American Society for radiation oncology's role. *International Journal of radiation oncology Biology Physics, 99*(2), 247–249. https://doi.org/10.1016/j.ijrobp.2017.06.2446.

Erkal, E. Y., Akpinar, A., & Erkal, H. Ş. (2021). Ethical evaluation of artificial intelligence applications in radiotherapy using the four topics approach. *Artificial Intelligence in Medicine, 115*(102055), 1–5. https://doi.org/10.1016/j.artmed.2021.102055.

Geis, J. R., Brady, A. P., Wu, C. C., Spencer, J., Ranschaert, E., Jaremko, J. L., Langer, S. G., Kitts, A. B., Birch, J., Shields, W. F., van den Hoven van Genderen, R., Kotter, E., Gichoya, J. W., Cook, T. S., Morgan, M. B., Tang, A., Safdar, N. M., & Kohli, M. (2019). Ethics of artificial intelligence in radiology: Summary of the joint European and North American multiscociety statement. *Radiology, 293*(2), 436–440. https://doi.org/10.1148/radiol.2019191586.

Hyun, M. A. & Hyun, A. B. (2019). Respecting patient autonomy in radiation oncology and beyond. In F. Allhoff & S. Borden (Ed.). *Ethics and Error in Medicine* (1st ed., pp. 103–117). New York, NY: Routledge.

Jaffray, D. A., Atun, R., Barton, M., Baumann, M., Gospodarowicz, M., Hoskin, P., Knaul, F. M., Lievens, Y., Rosenblatt, E., Torode, J., Van Dyk, J., & Vikram, B. (2015). Radiation therapy and the global health agenda. *Clinical Oncology, 27*(2), 67–69. http://dx.doi.org/10.1016/j.clon.2014.11.025.

Jonsen, A. R., Siegler, M., & Winsade, W. J. (2010). *Clinical Ethics: A Practical Approach to Ethical Decisions in Clinical Medicine.* 7th ed. New York, NY: McGraw-Hill.

Morley, J., Machado, C. C. V., Burr, C., Cowls, J., Joshi, I., Taddeo, M., & Floridi, L. (2020). The ethics of AI in health care: A mapping review. *Social Science & Medicine, 260*(113172), 1–14. https://doi.org/10.1016/j.socscimed.2020.113172.

Murphy, K., Ruggiero, E. D., Upshur, R., Willison, D. J., Malhotra, N., Cai, J. C., Malhotra, N., Lui, V., & Gibson, J. (2021). Artificial intelligence for good health: A scoping review of the ethics literature. *BMC Medical Ethics, 22*(14), 1–17. https://doi.org/10.1186/s12910-021-00577-8.

National Commission for the Protection of Human Subjects of Biomedical and Behavioral Research. (1978). *The Belmont Report: Ethical Principles and Guidelines for the Protection of Human Subjects of Research.* Bethesda, MD: The Commission.

Northshore University Healthsystem. (2018, September 25). NorthShore University HealthSystem, Ambry Genetics announce new prostate cancer risk test. https://www.eurekalert.org/news-releases/501950.

Obermeyer, Z., Powers, B., Vogell, C., & Mullainathan, S. (2019). Dissecting racial bias in an algorithm used to manage the health of populations. *Science, 366*(6464),447–453.

Riddick, F. A., Jr (2003). The code of medical ethics of the American Medical Association. *The Ochsner Journal, 5*(2), 6–10.

Skourou, C., Sherouse, G. W., Bahar, N., Fairobent, L., Freedman, D. J., Genovese, L. M., Halvorsen, P. H., Kirby, N. A., Mahmood, U., Ozturk, N., Osterman, K. S., Serago, C. F., Svatos, M. M., & Wilson, M. L. (2019). Code of ethics for the American Association of Physicists in Medicine (Revised): Report of Task Group 109. *Medical Physics, 46*(4), e79–e93. https://doi.org/10.1002/mp.13351.

Smith, M. J. & Bean, S. (2019). AI and ethics in medical radiation sciences. *Journal of Medical Imaging and Radiation Sciences, 50*(4), S24–S26. https://doi.org/10.1016/j.jmir.2019.08.005.

The Royal Australian and New Zealand College of Radiologists. (2019). Ethical principles for Artificial Intelligence in medicine. Sydney, Australia: The Royal Australian and New Zealand College of Radiologists. https://www.ranzcr.com/documents/4952-ethical-principles-for-ai-in-medicine/file.

Trzeciak, S., Mazzarelli, A., & Booker, C. (2019). *Compassionomics: The Revolutionary Scientific Evidence that Caring Makes a Difference.* Pensacola, FL: Studer Group.

Vollmer, S., Mateen, B. A., Bohner, G., Kiraly, F. J., Ghani, R., Jonsson, P., Cumbers, S., Jonas, A., McAllister, K. S. L., Myles, P., Granger, D., Birse, M., Branson, R., Moons, K. G. M., Collins, G. S., Ioannidis, J. P. A., Holmes, C., & Hemingway, H. (2020). Machine learning and AI research for patient benefit: 20 critical questions on transparency, replicability, ethics and effectiveness. *British Medical Journal, 368*(l6927), 1–12. https://doi.org/10.1136/bmj.l6927.

Zubizaretta, E. H., Fidarova, E., Healy, B., & Rosenblatt, E. (2015). Need for radiotherapy in low and middle income countries — the silent crisis continues. *Clinical Oncology, 27*(2), 107–114. https://doi.org/10.1016/j.clon.2014.10.006.

第 16 章
人工智能在肿瘤放射治疗中应用的评价

Gretchen Purcell Jackson[*, †] and Roy Vergis[†, §, ¶]

摘要

人工智能（Artificial Intelligence，AI）已经被用于肿瘤放射治疗的诸多方面，包括患者病情评估、治疗计划设计和疗效预测等。为了确保AI应用的效果值得信赖，进一步促进AI在临床实践中的普及，技术供应商和患者都希望有科学证据能够证明AI的安全性、有效性。本章从性能、可用性和临床影响等方面出发，依托大量严谨、科学的案例，介绍了医疗领域中应用AI效果的评估框架，并分析了此评估框架与药物和医疗器械的临床试验的相似点与区别。

1 AI在肿瘤放射治疗中应用的概述

鉴于肿瘤放射治疗具有多学科融合和技术高度依赖性的特点，且在很大程度上依赖于数字化的数据处理和软件应用，因此AI在这一领域的应用会为其带来巨大的变革。AI可以有效识别出医疗数据中复杂的变化模式，并给出定量和定性的结论。目前，已经有大量的AI程序可用于治疗计划设计和放疗设备质量保证，展现出了可以提高肿瘤放射治疗的准确性、精度、效率和整体质量的潜力。

* Intuitive Surgical, Sunnyvale CA, USA

† Associate Professor of Surgery, Pediatrics, and Biomedical Informatics, Vanderbilt University Medical Center, Nashville TN, USA

‡ Associate Partner and Clinical Leader, IBM Healthcare Consulting, London, UK

§ Honorary Consultant in Clinical Oncology, Mount Vernon Cancer Centre, London, UK

¶ Expert in Digital Health, World Health Organization, Geneva

2 医疗领域中AI应用的评估框架

当创新技术被引入到医疗领域时，所有利益相关人员都会寻找科学证据来证明这些创新为临床工作带来了益处并限制了危害。因此，需要开展严格的科学研究来评估AI工具的性能及可能带来的影响。

评估AI工具的第一步是进行技术测试。开发人员应该证明其设计的算法能够准确执行预定任务，如疗效预测或疾病分类等。这种评估类似于性能测试，通过灵敏度、特异性和受试者工作特征曲线下面积（Area Under the ROC Curve，AUC）等指标来评估准确性。在这一步中，需要让临床医生参与设定可接受的性能阈值，他们可以使用专业知识来评估假阳性和假阴性结果的后果，进而确定可接受的阈值。

对AI工具进行评估的下一步是确保该工具能在适当的临床环境中被预期用户理解和使用。这一阶段涉及临床可及性、可学习性和满意度等方面的研究，以及AI的可解释性或工作流程转换的各个方面。这一步研究通常需要具有心理学、社会学、人类学和人因工程专业知识的定性研究方法和研究团队。

在确保技术性能和可用性方面足够优良后，应当进一步对AI工具可能带来的影响进行评估。早期评估可能侧重于中间步骤的表现，例如工具是否会影响临床决策或节省决策时间。为了评估其是否会影响最终的临床结果，通常需要开展更加长时间的基于随机对照试验设计的研究。对于辅助临床医生工作的AI工具来说，可在是否具有AI工具辅助的医生之间进行对比。

对AI工具的评估与对药物、医疗器械的评估有一些相似之处（Park等，2020）。临床前和I期临床研究涉及算法训练，这个阶段通常使用有限的数据集，并对初始模型进行测试。II期研究应在增强的数据集上测试算法性能，并在真实临床环境中与相关临床用户一起改进模型，以提升解决方案的安全性和有效性。在这个阶段，特别重要的是要考虑底层算法设计、用于训练的基础数据或界面设计中的误差来源，以确保AI工具不会导致或恶化现有的健康差距（Dankwa-Mullan I，2021）。需要注意的是，临床医生使用的AI工具不同于药物和设备，后者往往以较为一致的方式发挥作用。相比之下，AI算法的输出必须能被临床医生理解、认可并应用于特定的临床环境。III期研究通常是规模较大的随机对照临床试验，可能使用实施前-实施后的研究设计来提供疗效证据。所有的AI工具都需要开展IV期评估，即在应用后继续进行监测，以评估其性能稳定性，尤其是当算法随着时间推移而不断改进时（Petersen等，2021）。

3　肿瘤放射治疗中AI应用的评估

本节将重点介绍AI在肿瘤放射治疗中的一些常见应用及其性能评估。AI技术已被应用于放射治疗计划设计过程中的各项任务，其中包括肿瘤靶区及正常器官的自动勾画。在治疗计划设计中，前十大高危误差中有三个源于对肿瘤靶区与危及器官的错误勾画、对肿瘤靶区的不适当外放以及不准确的剂量轮廓显示（Ford等，2020）。根据AAPM-275号报告，虽然自动化程序不能完全取代人类决策，但其可以提高工作效率和精度，从而使物理学家能够更多地关注需要依赖人类判断的任务（Ford等，2020）。此外，自动化工具可以引入标准化流程及操作，进而防止错误的发生。目前临床使用的智能计划设计工具可以概括为三大类：应用自动化规则和逻辑推理、基于临床实践中的先验知识建模、多目标优化（Wang等，2019）。最近，基于卷积神经网络（Convolutional Neural Network，CNN）的自动分割模型已被证明可以提高危及器官及肿瘤靶区分割的一致性和效率（van der Veen等，2019；Lustberg等，2018）。在一些技术性能研究中，这些深度学习模型的表现已经超越了传统分割方法，达到了专家手动分割的精度（Savenije等，2020）。AI研究还涉及放疗计划设计的各个步骤，如剂量计算、剂量分布显示、剂量体积直方图（Dose-Volume Histogram，DVH）、患者个体化剂量计算、调强放疗（Intensity Modulated Radiotherapy，IMRT）区域确定、射束角度确定、肿瘤实时跟踪和自适应放疗的重新计划设计（Zhu等，2020）等。

肿瘤靶区勾画是放射治疗计划设计流程中一个非常耗费人力和时间的工作步骤。手动勾画的差异源于轮廓之间的可变性、肿瘤放射治疗知识培训或影像质量的差异等。当前的自动分割方法旨在减少手动工作量并提高分割的一致性，但是其结果仍然需要经过大量的人工修改方可达到临床可用标准（La Macchia等，2012）。首个获得美国食品和药物管理局510（k）许可的基于深度学习的商业化轮廓勾画工具是Mirada公司的DLCExpert。目前，其他可用的AI软件包括RaySearch公司的深度学习分割软件、Varian公司的Ethos放射治疗系统（Archambault等，2020），以及由MD Anderson肿瘤中心开发的基于AI的治疗计划设计平台——放射计划助手（RPA）（Court等，2018）。基于用户需求的技术性能和工作流程（即工作量）的研究也应该作为医疗器械监管过程的一部分。

译者注：美国FDA 510（k）注册是指在美国食品药品监督管理局（U.S. Food and Drug Administration，简称FDA）的监管下，针对某些类别的医疗器械，需要向FDA提交一份名为"510（k）预先市场通知"的申请，以获得在美国市场上销售的许可。这个过程是为了确保医疗器械在市场上的安全性和有效性。通过510（k）注册，制造商需要证明所申请的医疗器械与已经获得FDA批准的"预市场许可"（Premarket Approval，PMA）器械或"已经获准"的器械相似，具有相似的安全性和有效性。

计算机辅助检测（CAD）是另一种在治疗计划设计中常用的AI技术。低剂量率（LDR）近距离放射治疗广泛应用于前列腺癌治疗。在治疗过程中，植入放射性粒子的精确定位是治疗成功的关键。CAD已被证实可以为LDR近距离放射治疗制定与人工计划准确度相当的治疗计划，从而协助提高治疗精度（Nicolae等，2017）。

一些治疗方式，如基于光子的容积旋转弧形调强放疗（VMAT），在治疗实施前需要进行大量的计划设计工作，特别是要考虑复杂的剂量沉积效应。机器学习算法已被证明有助于预测肿瘤靶区和危及器官的剂量分布，使计划设计者能够在更短的时间内做出更好的治疗决策。其中一种算法的准确性在69个肺癌立体定向放射治疗（SBRT）计划和121个头颈部肿瘤治疗计划设计中得到了验证，平均误差小于2.5 Gy，这显示出了在肺癌SBRT和头颈部肿瘤放射治疗中应用自动化治疗计划设计的巨大潜力（Valdes等，2017）。

肠道内气腔的检测对图像引导前列腺癌放射治疗至关重要，深度学习卷积神经网络已经被用于解决这个问题（Miura等，2019）。Kajikawa等对3D卷积神经网络与传统的仅使用轮廓勾画计算前列腺癌调强放疗剂量分布的预测精度进行了比较，结果表明神经网络模型预测的剂量分布优于RapidPlan™方法生成的剂量分布（Kajikawa等，2019）。

质量控制（QA）在评估放射治疗计划、识别并报告误差方面起着至关重要的作用。AI在放射治疗流程和放射治疗设备的QA项目中，如误差检测、预防等方面有着巨大的应用潜力（Valde等，2017）。这使得自动化预处理验证工作流程的开发成为可能，并提供治疗质量虚拟化评估的结果。AI可以改进现有治疗流程中的非人工智能步骤，并对模型结果进行合理性或完整性检查。例如，可以使用独立的二次算法对临床AI模型的性能和点发散行为进行基准测试，并识别任何不同的行为。此外，针对特定案例的自动QA工具可用于检测异常值（Vandewinckele等，2020）。最后，AI输出的不确定性结果，可以作为一个用来标记需要额外验证项目的有价值工具。值得注意的是，这些方法目前正在研究中，异常检测仍然是目前主要的应用（Bragman等，2018）。

在治疗过程中，由于在线因素（如患者治疗时的体位）或与解剖变化和治疗反应相关的长期因素发生变化，可能需要对放射治疗计划进行适当调整，以确保治疗计划的准确实施。将治疗前获取的患者影像与模拟定位CT影像进行配准并保证对齐非常重要。针对患者解剖和剂量发生的变化，如肿瘤缩小、患者虚弱或水肿，科学家已经开发了可以预测哪些患者将从分次放疗的更新计划中获益的更多分类和聚类算法（Guidi等，2016）。然而，值得注意的是，这些算法主要是模仿过去的工作流程，从既往的患者、治疗计划和自适应放疗等数据中学习，而不是确定重新设计计划的最佳时间。

AI也有可能彻底改变肿瘤放射治疗家通过监测选择患者最终的治疗方式。通过应用AI算法，可以将基于图像的特征与生物学观察或临床疗效相关联。例如，Tseng等针对非小细胞肺癌（NSCLC）患者开展了一项研究，通过对历史治疗计划进行强化学习开发了自适应放射治疗的自动化解决方案，以在降低放射性肺炎发病率的情况下，实现最优的肿瘤局部控制。虽然类似的研究表明，AI在实现与临床医生选择相似的结果方面具有很大的潜力，但这一过程需要个体化定制，并且需要在更大的多机构数据集上进一步验证，以开发一个可完全信赖的临床决策自主支持系统（Tseng等，2017）。Cha等的另一项研究展示了基于影像组学构建疗效预测模型的可行性，该模型使用治疗前和治疗后CT图像帮助评估治疗反应（Ha等，2017）。

AI技术在评估患者放射治疗反应和预测生存期方面的应用，为进一步改进决策支持系统、客观评估患者各种治疗方案的相对效益提供了一个重要的手段（Tseng等，2017）。

AI在肿瘤放射治疗中还有其他几个方面的潜在应用。一些研究已经证明利用AI可以显著节省某些工作流程操作的时间。具体而言，CNN和深度学习方法为传统方法提供了基于AI的替代方案，在模拟定位过程中增强了合成CT的创建，以优化患者体位固定（Yakar和Etiz，2021）。在治疗计划设计流程中，手动分割危及器官（OAR）不仅耗时，而且重复性很差，深度学习和AI有望彻底改变图像配准和分割的工作方式，简化工作流程，并提高图像配准精度（Roques，2014）。通过使用AI进行自动分割，可以避免临床医生之间的差异性，缩短放射治疗计划设计过程所需时间（Sharp

等，2014）。值得注意的是，AI，特别是CNN的使用，不仅可以减轻医生的工作量，而且可以进行标准化的器官分割。近年来，深度学习方法已被广泛应用于医学领域，如头颈部肿瘤、肺癌、脑瘤和前列腺癌放射治疗的危及器官分割（Liang等，2019；Savenije等，2020）。然而，在将这些方法引入放射治疗的实际工作流程之前，需要在实际临床环境中进一步验证算法的鲁棒性，并采用最新的质量保证方法。

因为工业界和学术界正在开发的大多数放射治疗计划设计工具的模型都依赖于监督学习方法，因此高质量数据的可用性将推动AI和深度学习的进一步发展。随着越来越多的AI工具商业化，其在临床实践中的整合可能在很大程度上取决于已标注数据集的可访问性和计算能力。

4　结论

AI具有实现工作流程自动化，加速放射治疗计划设计、治疗实施和患者随访过程的潜力。为了在放射治疗环境中安全有效地应用AI解决方案，必须有科学证据证明解决方案的性能和准确性、临床工作流程中的可用性以及对临床结果的影响。

尽管初步研究表明，AI在技术性能、节省时间方面展现出了非常大的潜力，但很少有解决方案经过了严格的临床环境测试，同时对短期和长期临床结果的影响研究也很有限。此外，许多AI学习方法需要大量带标注的数据集，而这些数据集往往是非公开的，有些数据集非常昂贵，并且受到知识产权或隐私保护法规的约束。AI在肿瘤放射治疗中的临床转化应用仍需要更多的研究来提供更可靠的证据。

参考文献

Archambault, Y., Boylan, C., Bullock, D., Morgas, T., Peltola, J., Ruokokoski, E., *et al.* (2020). Making on-line adaptive radiotherapy possible using artificial intelligence and machine learning for efficient daily re-planning. *Medical Physics International Journal*, 8(2), 77–82.

Bragman, F. J. S., Tanno, R., Wenqi, Z. E., David, L., Ourselin, S., Alexander, D. C., *et al.* (2018). Quality control in radiotherapy-treatment planning using multi-task learning and uncertainty estimation. Proceedings from 1st Conference on Medical Imaging with Deep Learning (MIDL 2018). Amsterdam, the Netherlands.

Court, L. E., Kisling, K., McCarroll, R., Zhang, L., Yang, J., Simonds, H., *et al.* (2018). Radiation planning assistant — a streamlined, fully automated radiotherapy treatment planning system. *Journal of Visualized Experiments*, 134, 57411.

Dankwa-Mullan I, S. E., Matheny, M. E., Quintana, Y., Chapman, W. W., Jackson, G., & South, B. R. (2021). A proposed framework on integrating health equity and racial justice into the artificial intelligence development lifecycle. *JHCPU, 32*(2), 300–317. https://doi.org/10.1353/hpu.2021.0065.

Ford, E., Conroy, L., Dong, L., Fong de Los Santos, L., Greener, A., Kim, G. G., *et al.* (2020). Strategies for effective physics plan and chart review in radiation therapy: Report of AAPM task group 275. *Medical Physics, 47*(6), e236–e272.

Guidi, G., Maffei, N., Meduri, B., D'Angelo, E., Mistretta, G. M., Ceroni, P., Ciarmatori, A., Bernabei, A., Maggi, S., Cardinali, M., Morabito, V. E., Rosica, F., Malara, S., Savini, A., Orlandi, G., D'Ugo, C., Bunkheila, F., Bono, M., Lappi, S., Blasi, C., Lohr, F., & Costi, T. (2016). A machine learning tool for re-planning and adaptive RT: A multicenter cohort investigation. *Physical Medicine, 32*, 1659–1666.

Ha, K. H., Hadjiiski, L., Chan, H. P., Weizer, A. Z., Alva, A., Cohan, R. H., Caoili, E. M., Paramagul, C., & Samala, R. K. (2017). Bladder cancer treatment response assess- ment in CT using radiomics with deep-learning. *Scientific Report, 7*, 8738.

Kajikawa, T., Kadoya, N., Ito, K., Takayama, Y., Chiba, T., Tomori, S., Nemoto, H., Dobashi, S., Takeda, K., & Jingu, K. (2019). A convolutional neural network approach for IMRT dose distribution prediction in prostate cancer patients. *Journal of Radiation Research, 60*(5), 685–693.

La Macchia, M., Fellin, F., Amichetti, M., Cianchetti, M., Gianolini, S., Paola, V., Lomax, A. J., & Widesott, L. (2012). Systematic evaluation of three different commercial software solutions for automatic segmentation for adaptive therapy in head-and-neck, prostate and pleural cancer. *Radiation Oncology, 7*, 160.

Liang, S., Tang, F., Huang, X., Yang, K., Zhong, T., Hu, R., Liu, S., Yuan, X., & Zhang, Y. (2019). Deep-learning-based detection and segmentation of organs at risk in nasopha- ryngeal carcinoma computed tomographic images for radiotherapy planning. *European Radiology, 29*, 1961–1967.

Lustberg, T., van Soest, J., Gooding, M., Peressutti, D., Aljabar, P., van der Stoep, J. *et al.* (2018). Clinical evaluation of atlas and deep learning based automatic contouring for lung cancer. *Radiotherapy & Oncology, 126*(2), 312–317.

Mirada. Mirada announces FDA clearance for its AI-powered Cancer Treatment Planning product DLCExpertTM | Mirada [Internet]. (2020 April, 21). https://mirada-medical. com/mirada-announce-fda-clearance-for-their-ai-powered-cancer-treatment-planning-product-dlcexpertold/.

Miura, H., Ozawa, S., & Doi, Y. (2019). Automatic gas detection in prostate cancer patients during image-guided radiation therapy using a deep convolutional neural network. *Physical Medica, 64*(1), 24–28. https://doi.org/10.1016/j.ejmp.2019.06.009.

Nicolae, A., Morton, G., & Chung, H. (2017). Evaluation of a machine-learning algorithm for treatment planning in prostate low-dose-rate brachytherapy. *International Journal of Radiation Oncology, Biology, Physics, 97*(4), 822–829. https://doi.org/10.1016/j. ijrobp.2016.11.036.

Park, Y., Jackson, G. P., Foreman, M. A., Gruen, D., Hu, J., & Das, A. K. (2020). Evaluating artificial intelligence in medicine: Phases of clinical research. *JAMIA Open, 3*(3), 326–331. https://doi.org/10.1093/jamiaopen/ooaa033.

Petersen, C., Smith, J., Freimuth, R. R., Goodman, K. W., Jackson, G. P., Kannry, J., ... Wright, A. (2021). Recommendations for the safe, effective use of adaptive CDS in the US healthcare system: An AMIA position paper. *Journal of the American Medical Informatics Association, 28*(4), 677–684. https://doi.org/10.1093/jamia/ocaa319.

Roques, T. W. (2014). Patient selection and radiotherapy volume definition — can we improve the weakest links in the treatment chain? *Clinical Oncology (R Coll Radiol), 26*, 353–355.

Savenije, M. H. F., Maspero, M., Sikkes, G. G., Van Der Voort Van Zyp, J. R. N., Alexis, A. N., Bol, G. H., *et al.* (2020). Clinical implementation of MRI-based organs-at-risk auto-segmentation with convolutional networks for prostate radiotherapy. *Radiation Oncology, 15*, 104.

Sharp, G., Fritscher, K. D., Pekar, V., Peroni, M., Shusharina, N., Veeraraghavan, H., & Yang, J. (2014). Vision 20/20: Perspectives on automated image segmentation for radiotherapy. *Medical Physics, 41*, 050902.

Tseng, H. H., Luo, Y., Cui, S., Chien, J. T., Ten Haken, R. K., & Naqa, I. E. (2017). Deep reinforcement learning for automated radiation adaptation in lung cancer. *Medical Physics, 44*, 6690–6705.

Valdes, G., Chan, M. F., Lim, S. B., Scheuermann, R., Deasy, J. O., & Solberg, T. D. (2017). IMRT QA using machine learning: A multi-institutional validation. *Journal of Applied Clinical Medical Physics*, *18*, 279–284.

Valdes, G., Wojtowicz, L., & Pattison, A. J. (2017). OC-0253: Machine learning-based enables data-driven radiotherapy treatment planning decision support. *Radiotherapy & Oncology*, *123*, S127–S128. https://doi.org/10.1016/s0167-8140(17)30696-5.

van der Veen, J., Willems, S., Deschuymer, S., Robben, D., Crijns, W., Maes, F. *et al.* (2019). Benefits of deep learning for delineation of organs at risk in head and neck cancer. *Radiotherapy & Oncology*, *138*, 68–74.

Vandewinckele, L., Claessens, M., Dinkla, A., Brouwer, C., Crijns, W., Verellen, D., & van Elmpt, W. (2020). Overview of artificial intelligence-based applications in radio- therapy: Recommendations for implementation and quality assurance. *Radiotherapy and Oncology*, *153*, 55–66.

Wang, C., Zhu, X., Hong, J. C., & Zheng, D. (2019). Artificial Intelligence in radiotherapy treatment planning: Present and future. *Technology in Cancer Research & Treatment*, *18*, 1–11.

Yakar, M. & Etiz, D. (2021). Artificial intelligence in radiation oncology. *Artificial Intelligence in Medical Imaging, 2*(2), 13–31.

Zhu, J., Liu, X., & Chen, L. (2020). A preliminary study of a photon dose calculation algorithm using a convolutional neural network. *Physics in Medicine and Biology*, *65*, 20NT02.

中英文词汇对照

action plans	行动计划
AI in radiation oncology	肿瘤放射治疗中的人工智能
AI tools	人工智能工具
AI transformation of RT	AI向放射治疗的转化
algorithm	算法
amplification	放大
Artificial Intelligence	人工智能
augmentation	增强
auto-contouring	自动勾画
automation	自动化
automation bias	自动化引入的偏差
autonomy	自主
benefit/risk	收益/风险
bias	偏差
bioethics	生命伦理学
Cancer Imaging Archive (TCIA)	肿瘤影像数据库（TCIA）
causal interference-based planning	基于因果关系驱动的计划设计
chemotherapy	化疗
clinical complete response	临床完全反应
clinical integration	临床整合
clinical phenotyping	临床表型
clinical trials	临床试验
clinical workflow	临床工作流程
collaborative intelligence (CI)	协作智能

error detection	错误检测
error propagation model	误差传播模型
ethics	伦理
evidence-based treatment	基于循证医学的治疗
explainable AI	可解释的人工智能
FAIR principle	FAIR原则
framework	框架
GDPR	通用数据保护条例
generalization error	普遍误差
Generative Adversarial Neural network	生成式对抗神经网络
genome-wide association studies	全基因组关联研究
global health	全球卫生
Health Insurance Portability and Accountability Act (HIPAA)	健康保险可携性与责任法案
histopathology	组织病理学
IBSI (Image Biomarker Standardization Initiative)	影像生物标记物标准化倡议
image defacing	影像损毁
implementation	实施
justice	公平
Knowledge-Based Planning (KBP)	基于先验知识的计划设计（KBP）
knowledge representation	知识表达
labeled data	标注的数据
latent and active failure pathways	潜在和主动失效途径
library data	数据库
long short-term memory	长短期记忆
machine learning	机器学习
medical physics	医学物理
MRI	磁共振成像

named entity recognition	命名实体识别
natural language processing	自然语言处理
natural language understanding	自然语言理解
no-fault culture	无差错文化
normal tissue complication probability	正常组织并发症发生概率
observer variation	观测者之间的差异
ontology	本体论
Open Access	开放获取
organ-at-risk	危及器官
outlier detection	异常检测
OVH	重叠体积直方图
pathologic complete response	病理完全反应
patient-generated heath data	基于患者生成的健康数据
patient safety	患者安全
patient safety reporting systems(PSRS)	患者安全报告系统
positron emission tomography (PET)	正电子发射断层成像
Posda tools	Posda工具
precision medicine	精准医学
pre-conditioned random forest regression	预条件随机森林回归
predicative model	预测模型
prediction	预测
principal component analysis	主成分分析
proactive error management	主动差错管理
prognosis	预后
quality assurance	质量保证
radiation oncology	放射肿瘤学
radiation oncology pathways	放射肿瘤学路径
radiation therapy (RT)	放射治疗
radio-genomics	放射基因组学

Radio-genomics Consortium	放射基因组联盟
radiology productivity	医学影像学工作效率
radiology workflow	医学影像学工作流程
radiomic feature extraction	影像组学特征提取
radiomic feature selection	影像组学特征选择
radiomic feature stability	影像组学特征稳定性
radiomics	影像组学
radiotherapy	放射治疗
radiation therapy (RT) planning	放射治疗计划设计
recurrent neural networks	循环神经网络
Reinforcement Learning	强化学习
relations	关系
relationship extraction	关系提取
responsibility	责任
risk management	风险管理
RQS (radiomics quality score)	影像组学质量分数
segmentation	分割
semi-automation	半自动
single nucleotide polymorphisms	单核苷酸多态性
statistical regression modeling	统计回归建模
supervised principal component analysis	监督主成分分析
TCIA (The Cancer Imaging Archive)	TCIA（癌症影像数据库）
technology evaluation	技术评估
tracking	跟踪
training	训练
Transfer Learning	迁移学习
transformer networks	变换网络
treatment	治疗
treatment planning	治疗计划设计

treatment planning system	治疗计划系统
treatment response	治疗反应
TRUST principle	TRUST原则
Unified Medical Language System (UMLS)	统一医学语言系统
validation	验证